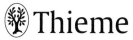

Klinische Tests an Knochen, Gelenken und Muskeln

Untersuchungen – Zeichen – Phänomene

Klaus Buckup

3., erweiterte und aktualisierte Auflage
535 Abbildungen

Georg Thieme Verlag
Stuttgart · New York

Dr. med. Klaus Buckup
Klinikum Dortmund gGmbH
Orthopädische Klinik
Beurhausstr. 40
44137 Dortmund
www.Klaus.Buckup.de
info@Klaus.Buckup.de

Bibliografische Information Der Deutschen Bibliothek
Die Deutsche Bibliothek verzeichnet diese Publikation in der Deutschen Nationalbibliographie; detaillierte bibliographische Daten sind im Internet über http://dnb.ddb.de abrufbar

1. deutsche Auflage 1995
1. italienische Auflage 1997
1. spanische Auflage 1997
2. deutsche Auflage 2000
1. polnische Auflage 2002
1. portugiesische Auflage (Brasilien) 2002
2. spanische Auflage 2002
1. französische Auflage 2003
1. englische Auflage 2004
2. italienische Auflage in Vorbereitung
1. russische Auflage in Vorbereitung

Wichtiger Hinweis: Wie jede Wissenschaft ist die Medizin ständigen Entwicklungen unterworfen. Forschung und klinische Erfahrung erweitern unsere Erkenntnisse, insbesondere was Behandlung und medikamentöse Therapie anbelangt. Soweit in diesem Werk eine Dosierung oder eine Applikation erwähnt wird, darf der Leser zwar darauf vertrauen, dass Autoren, Herausgeber und Verlag große Sorgfalt darauf verwandt haben, dass diese Angabe **dem Wissensstand bei Fertigstellung des Werkes** entspricht.
Für Angaben über Dosierungsanweisungen und Applikationsformen kann vom Verlag jedoch keine Gewähr übernommen werden. **Jeder Benutzer ist angehalten,** durch sorgfältige Prüfung der Beipackzettel der verwendeten Präparate und gegebenenfalls nach Konsultation eines Spezialisten festzustellen, ob die dort gegebene Empfehlung für Dosierungen oder die Beachtung von Kontraindikationen gegenüber der Angabe in diesem Buch abweicht. Eine solche Prüfung ist besonders wichtig bei selten verwendeten Präparaten oder solchen, die neu auf den Markt gebracht worden sind. **Jede Dosierung oder Applikation erfolgt auf eigene Gefahr des Benutzers.** Autoren und Verlag appellieren an jeden Benutzer, ihm etwa auffallende Ungenauigkeiten dem Verlag mitzuteilen.

© 2005 Georg Thieme Verlag KG
Rüdigerstraße 14
D- 70469 Stuttgart
Telefon: + 49/ 0711/ 8931-0
Unsere Homepage: http://www.thieme.de

Printed in Germany

Zeichnungen:
Detlev Michaelis, Barbara Junghähnel
Umschlaggestaltung: Thieme Verlagsgruppe
Umschlagsgrafik: Martina Berge, Erbach
Satz: Satzpunkt Ewert GmbH, Bayreuth, gesetzt in FrameMaker
Druck: Druckhaus Götz, Ludwigsburg

ISBN 3-13-100993-4   1 2 3 4 5 6

Geschützte Warennamen (Warenzeichen) werden **nicht** besonders kenntlich gemacht. Aus dem Fehlen eines solchen Hinweises kann also nicht geschlossen werden, dass es sich um einen freien Warennamen handele.
Das Werk, einschließlich aller seiner Teile, ist urheberrechtlich geschützt. Jede Verwertung außerhalb der engen Grenzen des Urheberrechtsgesetzes ist ohne Zustimmung des Verlages unzulässig und strafbar. Das gilt insbesondere für Vervielfältigungen, Übersetzungen, Mikroverfilmungen und die Einspeicherung und Verarbeitung in elektronischen Systemen.

Vorwort zur 3. Auflage

Die Orthopädie hat sich in den letzten Jahren rapide fortentwickelt. Das Spektrum der Diagnostik ist immer weiter angewachsen.

Sonographie, Computertomographie und Kernspintomographie helfen uns heute schneller zu exakten orthopädischen Diagnosen zu gelangen. Nach wie vor bleiben die Erhebung der genauen Anamnese und die eingehende klinische Untersuchung die unentbehrliche Grundlage und der Beginn weitergehender diagnostischer Verfahren. Jede Disziplin in der Medizin hat ihre speziellen Untersuchungsmethoden. Für die Orthopädie sind das u. a. die Gelenkuntersuchungen, die mit exakten Bewegungsprüfungen an Rumpf- und Gliedmaßen und mit der Beurteilung der Muskulatur verbunden werden. Es gibt eine Vielzahl von standardisierten Untersuchungsmethoden, sogenannte Tests, die bei der Beurteilung von Funktionsstörungen des Bewegungsapparates helfen können. Mein Anliegen war es, die große Zahl derart beschriebener Tests nach meiner Erkenntnis und Erfahrung zusammenzustellen und nach Körperregionen zu ordnen. Darüber hinaus wurden Kapitel mit Tests zur Beurteilung von Haltungsstörungen, Thrombosen und arteriellen Durchblutungsstörungen aufgenommen.

Jeder Test wird im Verlauf, ausgehend von der Lage und Position des Patienten, Schritt für Schritt erläutert. Die Bewertung und mögliche Diagnose, die sich aus dem Test ergibt, wird jeweils dargelegt. Zu jedem Test wurden Zeichnungen angefertigt, die die Untersuchungsschritte verdeutlichen sollen. Manche zu einem Krankheitsbild gehörende Tests unterscheiden sich nur unwesentlich. Sie wurden dennoch aufgeführt, da aus eigener Erfahrung oft erst mehrere, für eine Erkrankung typische Tests zur Diagnose führen.

Nach den erfolgreichen, bisherigen Auflagen wurde in der 3. Auflage zusätzlich Wert auf die Zuordnung der Tests zu bestimmten Krankheitsbildern gelegt und in Form von Diagrammen den Kapiteln vorangestellt. Die einzelnen Kapitel wurden überarbeitet, neue Tests aufgenommen und Anregungen aus dem Leserkreis berücksichtigt.

Das Buch soll als praktischer Leitfaden helfen, die Untersuchung unserer Patienten zu erleichtern, um schneller zur Diagnose von Erkrankungen des Bewegungssystems zu kommen.

Dem Thieme Verlag, besonders Frau Antje Richter, Frau Silvia Haller und Frau Elke Plach, danke ich für die hervorragende Zusammenarbeit.

Dortmund, im Frühjahr 2005　　　　　　　　　　　　　　　　　Klaus Buckup

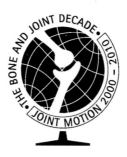

Bone and Joint Decade 2000-2010

Am 13. Januar 2000 wurde in Genf am Hauptsitz der Weltgesundheitsorganisation das erste Jahrzehnt des neuen Jahrtausends als „Bone and Joint Decade" ausgerufen. Die Ärztin Gro Harlem Brundtland, ehemalige norwegische Ministerpräsidentin und Generaldirektorin der Weltgesundheitsorganisation (WHO), betonte bei der Eröffnungsveranstaltung, dass bereits heute weltweit Knochen- und Gelenkerkrankungen die Hauptursache für lang anhaltende Schmerzen und körperliche Beeinträchtigungen sind.

Aufgrund der demographischen Entwicklung wird sich die Zahl der Erkrankten im Alter von mehr als 50 Jahren in den kommenden 20 Jahren verdoppeln. Mit der Initiative der WHO sollen das Bewusstsein, die Prävention und das Management für die Erkrankungen des Haltungs- und Bewegungsapparates geschärft und die Weiterbildungs- und Forschungsmöglichkeiten verstärkt werden.

Die Initiative der WHO „Bone and Joint Decade 2000 bis 2010" möchte ich mit diesem Buch unterstützen.

Klaus Buckup

Inhaltsverzeichnis

1 Wirbelsäule 1
Bewegungsumfang der Wirbelsäule (Neutral-0-Methode) 3
   Fingerspitzen-Boden-Abstand-Test (FBA) 6
   Ott-Zeichen 6
   Schober-Zeichen 7
   Kibler-Hautfaltentest 7
Thoraxtests 8
   Sternumkompressionstest 8
   Rippenkompressionstest 9
   Brustumfangstest 9
   Schepelmann-Test 10
Halswirbelsäulentests 11
   HWS-Rotations-Screening 11
   Kopfrotationstest bei maximaler Extension 12
   Kopfrotationstest bei maximaler Flexion 13
   Segmentaler Funktionstest der Halswirbelsäule 14
   Soto-Hall-Test 14
   Perkussionstest 15
   O'Donoghues-Test 15
   Valsalva-Test 17
   Spurling-Test 17
   HWS-Distraktionstest 18
   Schulterkaudalisierungstest 19
   Maximaler Foramina-intervertebralia-Kompressionstest .. 19
   Jackson-Kompressionstest 20
   Foramina-intervertebralia-Kompressionstest 21
   Flexionskompressionstest 21
   Extensionskompressionstest 22
Brust- und Lendenwirbelsäulentests 23
   Adam-Zeichen 23
   Rutschhaltetest 24
   Segmentaler Funktionstest der Brustwirbelsäule
   in Extension/Flexion 24
   Nachlasstest 25
   Dornfortsatz-Klopftest 25

Psoaszeichen 26
Loslasstest nach Lasègue 26
Federtest (Springing Test) 28
Hyperextensionstest 28
Unterstützter Vorbeugetest (Gürteltest) 30
Hoover-Zeichen 31
Kreuzbein-Darmbein-Gelenk (Iliosakralgelenk, ISG) 31
  Bändertests 32
  Federungstest 34
  Patrick (Fabere)-Test-Viererzeichen 34
  3-Phasen-Test (3-Stufen-Hyperextensionstest) 36
  Spine-Test 38
  Vorlaufphänomen (Standing-Flexion-Test) 39
  Federungstest des Kreuzbein-Darmbein-Gelenks
  cum femore 40
  Iliosakralgelenks-Mobilisationstest
  (Schüttel-, Rüttel-, Hebetest) 41
  Derbolowsky-Zeichen 41
  Gaenslen-Test (2. Zeichen nach Mennell) 43
  Ileum-Drucktest 44
  1. Mennell-Zeichen 44
  Yeoman-Test 45
  Laguerre-Test 46
  Iliosakral-Dehntest 46
  Abduktionsbelastungstest 47
Nervenwurzelkompressionssyndrom 48
  Lasègue-Zeichen (Straight-Leg-Raising-Test) 50
  Bonnet-Zeichen (Piriformis-Zeichen) 51
  Lasègue-Test im Sitzen (Reklinationstest) 52
  Lasègue-Moutaud-Martin-Zeichen (gekreuzter Lasègue) ... 53
  Bragard-Zeichen 54
  Differenzialtest nach Lasègue 55
  Zeichen nach Duchenne 56
  Thomsen-Zeichen 57
  Kernig-Test 57
  Fersengang-Zehengang-Test 58
  Bruzinski-Zeichen 59
  Femoralis-Lasègue-Test (umgekehrter Lasègue) 59

2 Schultergelenk 61
Bewegungsumfang Schultergelenk (Neutral-0-Methode) 63
Orientierungstests 66
    Kombinationsbewegungsschnelltest 66
    Codman-Griff 66
    Handflächenzeichen-Test und Fingerzeichen-Test 68
Bursitistests 68
    Bursae (Schleimbeutel) 68
    Bursitiszeichen 69
    Dawbarn-Test 70
Rotatorenmanschette (Impingement-Symptomatik) 70
    Null-Grad-Abduktions-Test 74
    Musculus-supraspinatus-Test nach Jobe (Empty-can-Test) ... 74
    Musculus-subscapularis-Test 76
    Lift-off-Test nach Gerber 77
    Napoleon-Zeichen („Belly-Press-Test") 78
    Musculus-infraspinatus-Test 79
    Abduktions-Außenrotations-Test 79
    Musculus-teres-Test 80
    Unspezifischer Supraspinatus-Test 81
    Drop-Arm-Zeichen 81
    Hornblower-Zeichen nach Walch 82
    Ludington-Zeichen 82
    Apley's Scratch-Test 83
    Schmerzhafter Bogen (Painful Arc) 83
    Impingement-Test nach Neer 85
    Impingement-Test nach Hawkins und Kennedy 85
    Impingement-Injektions-Test nach Neer 86
    Akromioklavikulargelenk 87
    Schmerzhafter Bogen (Painful Arc) 88
    Forcierter Horizontaladduktionstest 89
    Forcierter Adduktionstest am hängenden Arm 89
    Horizontalverschiebetest der lateralen Klavikula 90
    Gekreuzter Adduktionstest (Cross Body Action – Dugas-Zeichen) 91
Lange Bizepssehne 91
    Unspezifischer Bizepssehnentest 92
    Abott-Saunders-Test 93
    Palm-up-Test (Speed-Test) 93
    Schnapptest 94
    Yergason-Test 94

Hueter-Zeichen	95
Ligamentum-transversum-humeri-Test	96
Horizontalflexionstest nach Thompson und Kopell („Cross Body Action")	96
Ludington-Test	97
Lippman-Test	97
DeAnquin-Test	97
Gilcrest-Test	97
Beru-Zeichen	98
Duga-Zeichen	98
Active-Compression-Test nach O'Brien	98
Dehnungstest	99
Schulterinstabilität	100
Kompressionstest	101
Anteriorer Apprehensiontest	101
Apprehensiontest (liegend)	103
Rowe-Test	104
Werfertest	104
Leffert-Test	104
Vorderer und hinterer passiver Schubladentest	105
Anterior-Drawer-Test nach Gerber-Ganz (vordere Schublade)	106
Posteriorer Apprehensiontest (posteriorer Shift-and-Load-Test)	107
Posterior-Drawer-Test nach Gerber-Ganz (hintere Schublade)	108
Hinterer Apprehensiontest im Stand	109
Fukuda-Test	109
Sulkuszeichen, untere Schublade	110
Inferiorer Apprehensiontest	111
Relokationstest (Fulcrum-Test)	112

3 Ellenbogengelenk ... 113

Bewegungsumfang Ellenbogengelenk (Neutral-0-Methode)	116
Funktionstests	116
Orientierungstests	116
Hyperflexionstest	116
Supinationsstresstest	117
Stabilitätstests	117
Varusstresstest	117
Valgusstresstest	118

    Epikondylitistests 118
        Chair-Test 118
        Bowden-Test 119
        Thomson-Test (Tennisellenbogen-Zeichen) 119
        Mill-Test 120
        Bewegungsstresstest 121
        Cozen-Test 121
        Umgekehrter Cozen-Test 122
        Golferellenbogen-Zeichen 123
        Unterarmstrecktest 123
    Engpasssyndromtests 124
        Tinel-Test 124
        Ellenbogenbeugetest 125
        Supinatorkompressionstest 126

4 Handgelenk, Hand und Finger 127
    Bewegungsumfang Hand (Neutral-0-Methode) 128
    Funktionstests 132
        Hand-/Beugesehnentests 132
        Musculus flexor digitorum profundus 132
        Musculus flexor digitorum superficialis 132
        Musculus flexor pollicis longus und Musculus extensor
        pollicis longus 133
        Muckard-Test 134
        Finkelstein-Test 134
        Grind-Test 135
        Linburg-Test 135
        Bunnell-Littler-Test 136
        Watson-Test (Skaphoid-Shift-Test) 137
        Skapholunarer Ballottement-Test 137
        Reagen-Test (lunotriquetraler Ballottement-Test) 139
        Stabilitätstest bei ulnarer Kollateralbandruptur
        am Daumengrundgelenk 140
    Kompressionssyndrome der Armnerven 140
        Pronator-Logen-Syndrom 140
        Kompressionssyndrom der Loge de Guyon 141
        Karpaltunnelsyndrom (KTS) 141
        Sulcus-ulnaris-(Kompressions-)Syndrom 142
    Motorische Funktionstests an der Hand 142
        Prüfung des Spitzgriffes 142
        Prüfung des Schlüsselgriffes 142

Prüfung des Grobgriffes 143
Prüfung des Hohlhandgriffes 144
Prüfung der Griffstärke 144
Radialis-Schnelltest 144
Daumenstrecktest 145
Supinationstest 146
Hoffmann-Tinel-Zeichen 147
Medianus-Schnelltest 148
Ochsner-Test 148
Karpaltunnelzeichen 149
Phalen-Test 149
Zirkelzeichen (Nagelzeichen) 150
Flaschentest nach Lüthy 151
Umgekehrter Phalen-Test 151
Pronationstest 151
Froment-Zeichen 153
Ulnaris-Schnelltest 153
Intrinsic-Test 154
O-Test 155
Handgelenkbeugetest 155

5 Hüftgelenk 157
Funktionstests 162
Fingerspitzentest 162
Musculus-rectus-femoris-Kontraktur-Test 163
Hüftgelenkextensionstest 164
Thomas-Handgriff 165
Kompressionstest nach Noble 165
Ober-Test 168
Drehmann-Zeichen 169
Anvil-Test 169
Axialer Beinstauchungsschmerz 171
Trendelenburg-Duchenne-Zeichen 172
Fabere-Patrick-Zeichen
(Hinweis auf einen Morbus Perthes) 174
Teleskopzeichen 174
Roser-Ortolani-Barlow-Test 176
Galeazzi-Ellis-Test 178
Beinlängendifferenz-Test 179
Zeichen der Hüft-Lenden-Strecksteife 181
Trochanter-Irritationszeichen 181

Hinterrand-Test 182
Hüftdysplasie-Tests nach Kalchschmidt 184

6 Kniegelenk 187
Bewegungsumfang Kniegelenk (Neutral-0-Methode) 189
Muskeldehnungstests 189
    Quadrizeps-Dehnungstest (Rigiditätstest) 189
    Musculus-rectus-Dehnungstest 192
    Hamstring-Dehnungstest (ischiokrurale Muskulatur) 193
Patella 193
    Chondropathia patellae (Chondromalacia patellae – Retropatellararthrose) 193
    „Tanzende-Patella"-Test 194
    Patella-Verschiebetest (Glide-Test) 194
    Zohlen-Zeichen 196
    Facettendruckschmerztest 196
    Krepitationstest („Knirschtest") 197
    Apprehensiontest nach Fairbank (Smillie-Test) 198
    McConnell-Test 199
    Subluxationssuppressionstest 201
    Tilt-Test 202
    Dreyer-Test 203
Meniskus 203
    Apleyscher Distraktions- und Kompressionstest (Grinding-Test) 204
    McMurray-Test (Fouche-Zeichen) 205
    Bragard-Test 207
    Payr-Zeichen 208
    Payr-Test 208
    Steinmann-I-Zeichen 210
    Steinmann-II-Zeichen 211
    Böhler-Krömer-Test 211
    Merke-Test 213
    Cabot-Test 215
    Finoschietto-Zeichen (Signo del Salto) 216
    Childress-Zeichen 217
    Turner-Zeichen 217
    Medialer und lateraler Kompressionstest nach Anderson .. 218
    Rotationskompressionstest nach Pässler 218
    Tschaklin-Zeichen 220
    Wilson-Test 221

Kniebänder-Stabilitätstests 222
  Abduktions-Adduktions-Test (Valgus-Varus-Test) 222
  Funktionstests zur Prüfung des vorderen Kreuzbandes 224
  Lachmann-Test (extensionsnahe Schublade) 224
  Prone-Lachmann-Test 225
  Stabiler Lachmann-Test 226
  No-Touch-Lachmann-Test 227
  Aktiver Lachmann-Test 227
  Vorderer Schubladentest in 90° Kniebeugung 229
  Maximaler Schubladentest nach Jakob 231
  Pivot-Shift-Test (Galway-Test) 232
  Graded Pivot-Shift-Test nach Jakob 234
  Modifizierter Pivot-Shift-Test 236
  Medialer Shift-Test 238
  Soft Pivot-Shift-Test 239
  Martens-Test 240
  Losee-Test 241
  Slocum-Test 242
  Cross-over-Test nach Arnold – Überkreuzungstest 243
  Noyes-Test 243
  Giving-Way-Test nach Jakob 244
  Lemaire-Test 245
  Jerk-Test nach Hughston 246
  Funktionstests zur Prüfung des hinteren Kreuzbandes 247
  Hinterer Schubladentest in 90° Kniebeugung –
  hinterer Lachmann-Test 247
  Reversed Pivot-Shift-Test nach Jakob –
  umgekehrter Pivot-Shift-Test 248
  Quadrizepskontraktionstest 249
  Dorsaler Durchhangtest 250
  Gravity-Sign-Rekurvatum-Test 250
  Außenrotationsrekurvatumtest nach Hughston 252
  Godfrey-Test 253
  Dynamischer posteriorer Shift-Test 254

7 Fuß 255
Bewegungsumfang Sprunggelenk – Fuß (Neutral-0-Methode) . 256
Funktionstests 260
  Grifka-Test 260
  Strunsky-Test 260
  Zehenverschiebetest 261

	Knirschtest	262
	Gänsslen-Handgriff	262
	Mittelfußklopftest	263
	Thompson-Drucktest (Wadenkneiftest)	264
	Hoffa-Zeichen	265
	Achillessehnenklopftest	265
	Coleman-Seitenblocktest	266
	Fußflexibilitätstest	267
	Vorfuß-Adduktionskorrekturtest	268
	Lateraler (medialer) Sprunggelenkstabilitätstest	269
	Schubladentest	271
	Mulder-Klicktest	272
	Fersendrucktest	272
	Tinel-Zeichen	273
	Tourniquet-Zeichen	274
8	**Haltungsstörung**	**275**
	Kraus-Weber-Test	276
	Haltungsleistungstests nach Matthiaß	278
9	**Venenthrombose**	**281**
	Lowenberg-Test	282
	Trendelenburg-Test	283
	Perthes-Test	283
	Homans-Test	285
10	**Arterielle Durchblutungsstörungen (arterielle Verschlusskrankheit – AVK)**	**287**
	Allen-Test (Faustschluss-Test)	288
	Arteria-vertebralis-Test nach George (De-Klyn-Test)	289
	Ratschow-Boerger-Test	290
	Thoracic-Outlet-Syndrom (TOS)	291
	Kostoklavikulärer Test (Geisel-Handgriff)	291
	Hyperabduktionstest	291
	Claudicatio-intermittens-Test	293
	Allen-Handgriff	294
	Armhaltetest	295
	Beinhaltetest	295
	Literatur	297
	Sachverzeichnis	303

1 Wirbelsäule

Die Schmerzsyndrome der Wirbelsäule sind in ihrer auffälligen Variationsbreite differenzialdiagnostisch oft schwer einzuordnen.

Die Bezeichnungen wie Halswirbelsäulen- oder Lendenwirbelsäulen-Syndrom sind ungenau und sagen über Ort und Art der Störung nichts aus.

Nach der Anamneseerhebung setzt die Untersuchung der Wirbelsäule zunächst eine allgemeine körperliche Untersuchung voraus, um diejenigen Veränderungen an der Wirbelsäule richtig einzuschätzen, die von außen her auf das Rückgrat wirken, wie Gliedmaßen und Muskulatur. Die Untersuchung beginnt mit der Inspektion. Neben der Beobachtung der allgemeinen Körperhaltung werden die Schulter- und Beckenstellung (Schulterhöhe, Schulterblätter im Seitenvergleich – Höhe der Beckenkämme, seitliche Beckenneigung), die lotgerechte Stellung der Wirbelsäule (Abweichung vom Lot) und das Rückenprofil (Rundrücken, Hohl-, Flachrücken) beurteilt.

Palpatorisch lassen sich Muskeltonusveränderungen wie Kontrakturen und Muskelhärten bestimmen und Druckschmerzpunkte tasten. Die Beweglichkeit der Wirbelsäule wird anschließend global und segmental sowohl aktiv als auch passiv geprüft.

Bei Wirbelsäulensyndromen sollte als erstes Ort und Art der Störung aufgedeckt werden. Destruktive, entzündliche und ausgeprägte degenerative Veränderungen zeichnen meist ein deutliches klinisches Bild mit entsprechenden Röntgen- oder Laborbefunden. Neben der Nativradiologie ermöglichen zusätzliche Verfahren, eine Verdachtsdiagnose weiter abzuklären. Die Wahl weiterer, bildgebender Untersuchungen hängt von der Fragestellung ab. So ist z. B. die Computertomographie aufgrund ihres höheren Knochen-Weichteil-Kontrastes zur Darstellung knöcherner Veränderungen eher geeignet als die Kernspintomographie, deren Vorteil vor allem in der hohen Weichteilauflösung liegt. Die Beurteilung von Wirbelsäulensyndromen durch gestörte muskuläre und ligamentäre Strukturen ist klinisch schwieriger.

Da Röntgenbild und Labor bei diesen Wirbelsäulenstörungen selten in der Lage sind, eine krankheitsgerechte Diagnose zu liefern, kommt der funktionsorientierenden manualtherapeutischen Diagnostik eine besondere Bedeutung zu.

Wirbelsäule

Beurteilt werden Veränderungen an der Haut (Hyperalgesien, Kibler-Hautfalte), Verspannungen der Muskulatur, Bewegungseinschränkungen mit Fehlen des Gelenkspiels, Funktionsstörungen mit schmerzhafter Mehrbeweglichkeit und Nervenwurzelschmerzen.

Die Untersuchung erfolgt nach Wirbelsäulenabschnitten und Segmenten.

Da zwei benachbarte Wirbel durch zahlreiche Bänder verbunden sind, ist der Bewegungsumfang in einem Zwischenwirbelgelenk sehr gering.

Durch Summation dieser Bewegungen in den zahlreichen Wirbelgelenken entsteht aber eine erhebliche, individuell allerdings sehr wechselnde Beweglichkeit der Wirbelsäule (Abb. 1.1) und damit auch des Rumpfes. Die Hauptbewegungen der Wirbelsäule sind die Beugung und Streckung (Flexion/Extension in der Medianebene), die seitliche Neigung oder Lateralflexion (in der Frontalebene) und die Rotation (um die Längsachse). Den größten Bewegungsspielraum weist die Halswirbelsäule auf. Sie ist der beweglichste, aber auch störanfälligste Abschnitt der Wirbelsäule. Etwa 50 % der Beugung und Streckung erfolgen zwischen dem Occiput und C 1. Die übrigen 50 % verteilen sich etwa gleichmäßig auf die anderen Halswirbel, vornehmlich zwischen C 5 und C 6.

Etwa 50 % der Rotation erfolgen zwischen C 1 (Atlas) und C 2 (Axis). Die übrigen 50 % verteilen sich gleichmäßig auf die anderen 5 Halswirbel.

Rotation und Seitneigung der Brustwirbelsäule finden vorwiegend in der unteren BWS bzw. im thorakolumbalen Übergang statt. In der Lendenwirbelsäulenregion mit ihren sagittal ausgerichteten Wirbelbogengelenken dominieren Beugung und Streckung (Ante- und Retroflexion) sowie die seitliche Neigung. Die Rotationsfähigkeit ist weniger ausgeprägt.

Bei der neurologischen Untersuchung lassen sich sensible Ausfälle und Paresen der unteren Extremitäten ausschließen. Hierzu gehört neben der Auslösung der Muskeleigenreflexe die Überprüfung der Nervendehnungszeichen.

Bei der Untersuchung der Wirbelsäule muss immer daran gedacht werden, dass auch extravertebrale Erkrankungen vorliegen können, die sich durch ein Schmerzempfinden an der Wirbelsäule äußern.

Bewegungsumfang der Wirbelsäule (Neutral-0-Methode)

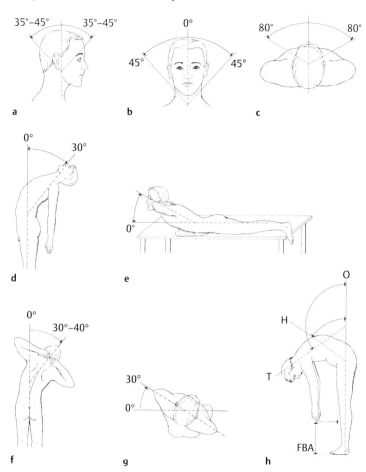

Abb. 1.**1a–h**

a Vorneigen/Rückneigen (Flexion/Extension). **b** Seitneigen. **c** Rotation in Mittelstellung 80°/0°/80°, in Flexion 45°/0°/45° (zwischen C 0 und C 1), in Extension 60°/0°/60°. **d–e** Rückneigen (Extension) der Wirbelsäule: im Stehend), in Bauchlage (**e**). **f** Seitneigen der Wirbelsäule. **g** Rotation des Rumpfes. **h** Gesamtwirbelsäule beim Vorneigen: H = Beugung im Hüftgelenk, T = Totaler Bewegungsausschlag, FBA = Finger-Boden-Abstand.

Wirbelsäule

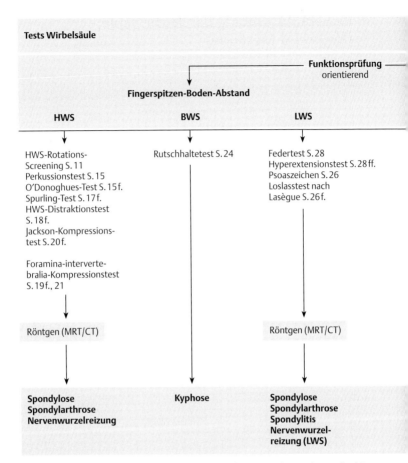

Abb. 1.2 Wirbelsäulenschmerzen: Beweglichkeit aktiv-passiv (Neutral-0-Methode).

Wirbelsäule

Ott-Zeichen

Schober-Zeichen

	ISG	Thorax	Bandscheiben
	Kibler-Hautfaltentest S. 7 f.	Sternumkompressionstest S. 8 f.	Lasègue-Zeichen S. 50 f.
	Spine-Test S. 38 f.	Rippenkompressionstest S. 9	Bragard-Test S. 53 f.
	Vorlaufphänomen S. 39 f.		Zeichen nach Duchenne S. 56
	3-Phasen-Test S. 36 f.		Kernig-Test S. 57 f.
	Patrick-Test S. 34 ff.		Femoralis-Lasègue-Test S. 59 f.
	Federungstest S. 34		Thomsen-Zeichen S. 57
	Mennell-Zeichen S. 44 f.		
	Derbolowsky-Zeichen S. 42 f.		Lasègue-Moutaud-Martin-Zeichen S. 53

Bändertests S. 32 ff.

Röntgen

Neurologie
Röntgen (MRT/CT)
Labor

Insuffizienz der Beckenligamente

**Kreuz-Darmbein-Gelenkblockierung
Arthrose**

**Rippenwirbelblockierung
Rippenfraktur**

**Bandscheibenvorfall
Fraktur
Tumor
Entzündung**

Überblick über Tests zur Beurteilung der Wirbelsäulenfunktion:
1. Fingerspitzen-Boden-Abstand-Test,
2. Funktionstest nach Ott,
3. Funktionstest nach Schober,
4. Neutral-0-Methode-Test (Abb. 1.1)

Fingerspitzen-Boden-Abstand-Test (FBA)

Maß für die Beweglichkeit der gesamten Wirbelsäule beim Vorneigen (FBA in cm).
Vorgehen: Der Patient steht oder sitzt auf der Untersuchungsliege. Mit gestreckten Knien sollen beim Vorneigen die gestreckten Arme/Hände ungefähr gleich weit zu den Füßen gebracht werden. Gemessen wird der Abstand zwischen Fingerspitzen und Boden, oder es wird angegeben, bis zu welcher Höhe (Knie, Tibiamitte) die Finger reichen (Abb. 1.1h).
Beurteilung: Bei dieser Bewegungsprüfung handelt es sich um eine Kombinationsbewegung, an der neben der Wirbelsäule auch die Hüftgelenke besonders beteiligt sind. Gut bewegliche Hüften können dabei Versteifungen der Wirbelsäule zum Teil kompensieren. Neben der Messstrecke soll das Profil der vorgebeugten Wirbelsäule mit beurteilt werden (harmonische Kyphosierung, fixierte Kyphose).

Die Feststellung eines großen Fingerspitzen-Boden-Abstandes ist daher ein unspezifisches Zeichen und abhängig
1. von der Beweglichkeit der Lendenwirbelsäule,
2. von der Verkürzung der ischiokruralen Muskulatur,
3. vom Vorliegen eines Lasègue-Zeichens,
4. von der Hüftfunktion.

Klinisch von Bedeutung ist der Fingerspitzen-Boden-Abstand zur Kontrolle eines Therapieeffektes.

Ott-Zeichen

Maß für die Entfaltbarkeit der Brustwirbelsäule.
Vorgehen: Der Patient steht. Es werden jeweils der Dornfortsatz C 7 und ein Punkt 30 cm kaudal markiert. Beim Vorneigen vergrößert sich der Abstand um 2–4 cm und verringert sich bei maximaler Rückneigung (Reklination) um 1–2 cm.
Beurteilung: Degenerative, entzündliche Veränderungen der Wirbelsäule führen zu einer Einschränkung der Beweglichkeit der Wirbelsäule und damit der Entfaltbarkeit der Dornfortsätze.

Schober-Zeichen

Maß für die Entfaltbarkeit der Lendenwirbelsäule.

Vorgehen: Der Patient steht. Es wird jeweils eine Hautmarke über dem Dornfortsatz S 1 und 10 cm weiter kranial aufgetragen. Diese Hautmarken verschieben sich beim Vorneigen auseinander bis zu einer Distanz von ca. 15 cm und verkleinern sich bei maximaler Rückneigung (Reklination) auf 8–9 cm.

Beurteilung: Degenerative, entzündliche Veränderungen der Wirbelsäule führen zu einer Einschränkung der Beweglichkeit der Wirbelsäule und damit der Entfaltbarkeit der Dornfortsätze.

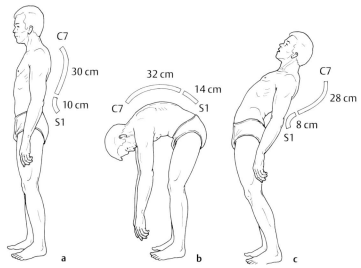

Abb. 1.**3a–c** Ott-Schober-Zeichen (Beispiele):
a aufrechte Haltung,
b Vorneigung,
c Rückneigung.

Kibler-Hautfaltentest

Unspezifische Rückenuntersuchung.

Vorgehen: Der Patient liegt auf dem Bauch mit locker zurückgelegten Armen. Der Untersucher hebt zwischen Daumen und Zeigefinger eine Hautfalte ab und „rollt" sie den Rumpf entlang ab oder auch an den Extremitäten quer zum Verlauf der Dermatome.

Beurteilung: Beurteilt werden eine regional verschiedene Abhebbarkeit, Konsistenz der Hautfalte (teigig/ödematös) und eine fehlende Hautverschieblichkeit. Bei der Tastpalpation können regionäre oberflächliche und tiefe muskuläre Verspannungen und vegetative Dysfunktionen (Überwärmung, vermehrte Schweißproduktion) wahrgenommen werden. Wo sich eine Hyperalgesiezone befindet, ist die Hautfalte derber, lässt sich schlecht abheben und leistet beim Abrollen Widerstand. Der Patient gibt Schmerzen an. Hyperalgesiezonen, Muskelverspannungen und vegetative Dysfunktionen sprechen für vertebragene Störungen im Bereich der kleinen Wirbelgelenke oder Interkostalgelenke.

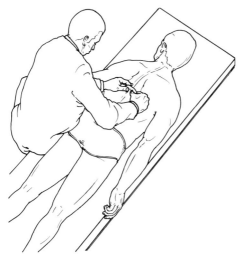

Abb. 1.4 Kibler-Hautfaltentest.

Thoraxtests

Sternumkompressionstest

Hinweis auf Rippenfraktur.
Vorgehen: Rückenlage. Mit beiden Händen übt der Untersucher Druck auf das Sternum aus.
Beurteilung: Ein lokalisierter Schmerz im Brustkorbbereich kann durch eine Rippenfraktur bedingt sein.

Ein wirbel- und sternumnaher Schmerz spricht für eine Rippen- oder Wirbelblockierung.

▬ Rippenkompressionstest

Hinweis auf eine Rippen-/Wirbel-, Rippen-/Sternumblockierung, Rippenfraktur.
Vorgehen: Der Patient sitzt. Der Untersucher steht oder hockt hinter ihm und umgreift von der Seite her mit seinen Armen den Thorax des Patienten und führt eine Kompression des Thorax in sagittaler und horizontaler Richtung durch.
Beurteilung: Durch Druck auf die Rippen kommt es zu einer verstärkten Bewegung in den sternokostalen und kostotransversalen bzw. kostovertebralen Gelenken. Liegt eine Gelenkblockierung oder sonstige Irritation eines dieser Gelenke vor, so führt der Test zu einem entsprechend lokalisierten Schmerz.

Ein Schmerz im Verlauf einer Rippe oder aber zwischen zwei Rippen spricht für eine Rippenfraktur oder Interkostalneuralgie.

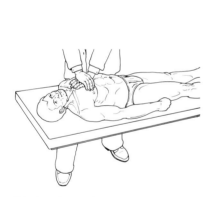
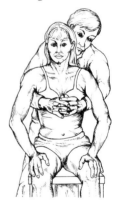

Abb. 1.**5** Sternumkompressionstest.   Abb. 1.**6** Rippenkompressionstest.

▬ Brustumfangstest

Messung des Thoraxumfangs bei tiefer Inspiration und Exspiration.
Vorgehen: Der Patient steht (oder sitzt) mit locker herabhängenden Armen. Die Brustumfangsdifferenz wird bei maximaler Inspiration und Exspiration – bei Frauen über dem Brustansatz, bei Männern unmittelbar unterhalb der Mamillen – gemessen.

Die Brustumfangsdifferenz zwischen maximaler Inspiration und Exspiration liegt zwischen 3,5 und 6 cm.

Beurteilung: Eine eingeschränkte Atembreite findet sich beim Morbus Bechterew (die Inspirations-/Exspirationsbehinderung ist in der Regel schmerzlos). Eine behinderte bzw. schmerzhafte Inspiration und Exspiration mit Einschränkung der Atembreite liegt bei Rippen- und Wirbelblockierungen, entzündlichen oder tumorösen Pleuraprozessen und einer Perikarditis vor. Bei Bronchialasthma und Emphysem besteht eine schmerzlose Exspirationsbehinderung.

Schepelmann-Test

Differenzierung von Thoraxschmerzen.

Vorgehen: Der Patient sitzt. Er wird gebeten, die Wirbelsäule zunächst zu der einen, dann zur anderen Seite zu neigen.

Beurteilung: Schmerzen an der konkaven Seite weisen auf eine Interkostalneuralgie, an der konvexen Seite auf eine Pleuritis hin. Rippenfrakturen schmerzen bei jeder Bewegung der Wirbelsäule.

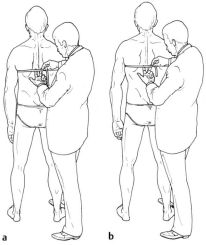
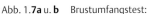
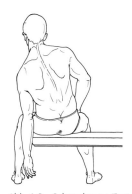

Abb. 1.7a u. b   Brustumfangstest:
a bei maximaler Exspiration,
b bei maximaler Inspiration.

Abb. 1.8   Schepelmann-Test.

Halswirbelsäulentests

HWS-Rotations-Screening

Vorgehen: Der Patient sitzt aufrecht. Der Kopf des Patienten wird vom Untersucher mit beiden Händen in der Parietalregion umfasst und aus der Neutralstellung leicht extendiert (gestreckt) und wechselnd zu beiden Seiten rotiert.

Beurteilung: Das Bewegungsausmaß sollte im Seitenvergleich bestimmt werden. Weiterhin notiert man auch das im Normalfall nachweisbare Federn am Ende des Bewegungsausschlages oder den harten Anschlag bei Funktionsstörungen.

Bewegungseinschränkungen mit Schmerzen sind Ausdruck einer segmentalen Dysfunktion (Arthrose, Blockierung, Entzündung, Muskelverkürzung). Eine Rotationseinschränkung mit hartem Stopp und Schmerz an der Bewegungsgrenze ist hinweisend für degenerative Veränderungen, vornehmlich im Bereich der mittleren Halswirbelsäule (Spondylose, Spondylarthrose, Unkarthrose).

Ein weicher Stopp ist eher auf die Verkürzung der langen Nackenstrecker oder des M. longus colli zurückzuführen. Bei Schwindel mit Nystagmus sollte an Durchblutungsstörungen bzw. Irritation der A. vertebralis gedacht werden.

Bemerkung: Das aktive Bewegungsausmaß ist immer geringer als das passive, da bei der aktiven Bewegung die betroffenen schmerzhaften Muskeln mitbeteiligt sind. Bei passiver Bewegung wird der Muskelschmerz verstärkt. Ist das aktive Bewegungsausmaß größer als das passive, so liegt bei der Schmerzangabe eine Aggravation vor.

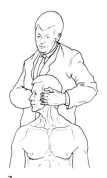
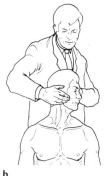

Abb. 1.**9a** u. **b**
HWS-Rotations-Screening:
- **a** bei maximaler Rechtsrotation,
- **b** bei maximaler Linksrotation.

a   b

Kopfrotationstest bei maximaler Extension

Funktionsprüfung der unteren Halswirbelsäule.

Vorgehen: Sitzender Patient. Der Kopf des Patienten wird mit einer Hand am Hinterkopf, mit der anderen am Kinn umfasst, passiv extendiert (rückgeneigt) und nach beiden Seiten rotiert. Die Bewegung ist verbunden mit einer leichten Seitneigung der Halswirbelsäule.

Beurteilung: Bei maximaler Extension ist die Kopfgelenksregion gesperrt und die Rotation findet weitgehend in den unteren Segmenten der Halswirbelsäule bzw. des zervikothorakalen Übergangs statt. Bewegungseinschränkungen mit Schmerzen sind Ausdruck einer segmentalen Dysfunktion. Ursachen sind in erster Linie degenerative Veränderungen im Bereich der mittleren/unteren HWS (Spondylose, Spondylarthrose, Unkarthrose). Bei Auftreten von Schwindel besteht der Verdacht auf eine Minderdurchblutung, bedingt durch Veränderungen der A. vertebralis.

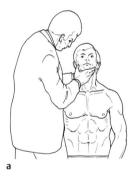
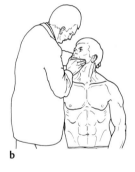

a
b

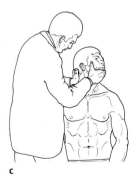

Abb. 1.**10a–c** Kopfrotationstest bei maximaler Extension:
a Rückneigung,
b Rechtsrotation,
c Linksrotation.

c

▪ Kopfrotationstest bei maximaler Flexion

Funktionsprüfung der oberen Halswirbelsäule.

Vorgehen: Sitzender Patient. Der Kopf des Patienten wird mit einer Hand am Hinterkopf, mit der anderen am Kinn umfasst, passiv flektiert (vorgeneigt) und nach beiden Seiten rotiert. Die Bewegung ist mit einer leichten Seitneigung der Halswirbelsäule verbunden.

Beurteilung: Bei maximaler Flexion sind die Abschnitte unterhalb von C 2 verriegelt und die Rotation findet vornehmlich im Atlantooccipital- und Atlantoaxialgelenk statt. Bewegungseinschränkungen mit Schmerzen sind Ausdruck einer segmentalen Dysfunktion, wobei in erster Linie an degenerative Ursachen, Instabilitäten und entzündliche Veränderungen zu denken ist. Das Auftreten von vegetativen Symptomen, insbesondere Schwindelzuständen, erfordert eine weitergehende Abklärung.

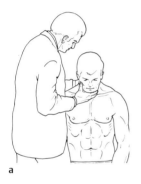
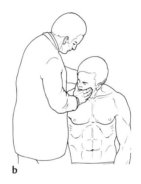
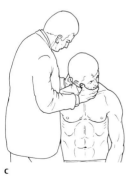

Abb. 1.**11a–c** Kopfrotationstest bei maximaler Flexion:
a Vorneigung,
b Rechtsrotation,
c Linksrotation.

Wirbelsäule

▄ Segmentaler Funktionstest der Halswirbelsäule

Vorgehen/Beurteilung: Zur direkten segmentalen Funktionsdiagnostik der Halswirbelsäule stellt sich der Untersucher neben den Patienten. Er umfasst mit der einen Hand den Kopf so, dass sich die Ellenbeuge vor dem Gesicht des Patienten befindet, und legt die Ulnarkante mit Kleinfinger des gleichen Armes auf den Bogen des oberen Wirbels des zu untersuchenden Bewegungssegmentes. Der palpierende Finger der kontralateralen Hand überprüft die segmentale Beweglichkeit. Unter leichter Traktion mit der oberen Hand können nun die segmentale Dorsal- und auch Seitwärtsverschiebung geprüft werden. Im gleichen Untersuchungsgang lässt sich auch die segmentale Rotation kontrollieren.

Zur segmentalen Diagnostik des zervikothorakalen Übergangs in Flexion und Extension wird mit der einen Hand der Kopf fixiert, wobei die Finger der anderen untersuchenden Hand auf 3 benachbarte Dornfortsätze gelegt werden. Nun kann unter passiver Flexion und Extension das Bewegungsausmaß in den einzelnen Segmenten anhand der Bewegungsausschläge der Dornfortsätze beurteilt werden.

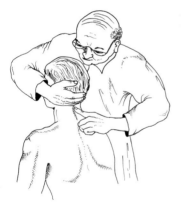

Abb. 1.**12** Segmentaler Funktionstest der HWS.

▄ Soto-Hall-Test

Unspezifischer zervikaler Funktionstest.

Vorgehen: Der Patient liegt auf dem Rücken und hebt zunächst aktiv den Kopf leicht an und bringt das Kinn so weit wie möglich auf das Brustbein. In einem zweiten Schritt führt der Untersucher passiv den Kopf in eine Vorneigung. Gleichzeitig übt er mit der freien Hand einen leichten Druck auf das Sternum aus.

Beurteilung: Nackenschmerzen unter Druck bei passivem Anheben des Kopfes sprechen für eine knöcherne oder ligamentäre Erkrankung im Bereich der Halswirbelsäule. Ziehende Schmerzen, die beim aktiven Anheben des Kopfes auftreten, beruhen in erster Linie auf einer verkürzten Nackenmuskulatur.

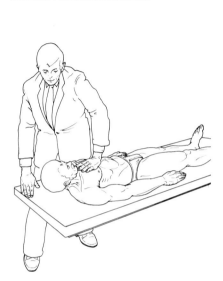

Abb. 1.13   Soto-Hall-Test.

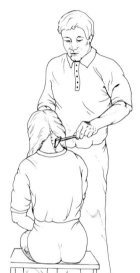

Abb. 1.14   Perkussionstest.

Perkussionstest

Vorgehen: Bei leicht gebeugter Halswirbelsäule beklopft der Untersucher die Dornfortsätze aller exponierten Wirbel.
Beurteilung: Lokalisierter, nicht radikulärer Schmerz ist hinweisend auf eine Fraktur oder muskuläre bzw. ligamentäre Funktionsstörung. Eine radikuläre Symptomatik weist auf eine Bandscheibenschädigung mit Irritation der Nervenwurzel hin.

O'Donoghues-Test

Differenzierung zwischen ligamentären und muskulären Nackenschmerzen.
Vorgehen: Der Kopf des sitzenden Patienten wird zunächst passiv nach beiden Seiten geneigt. Nachfolgend wird der Patient aufgefordert,

den Kopf nach einer Seite gegen den Widerstand der an Jochbein und Schläfe liegenden Hand des Untersuchers zu neigen.

Beurteilung: Das Auftreten von Schmerzen während dieser aktiven Kopfbewegung mit isometrischer Anspannung, besonders der gleichseitigen, aber auch gegenseitigen paravertebralen Muskulatur spricht für eine muskuläre Dysfunktion, Schmerzen unter der passiven HWS-Seitneigung sprechen eher für ligamentäre oder artikulär/degenerative Funktionsstörungen.

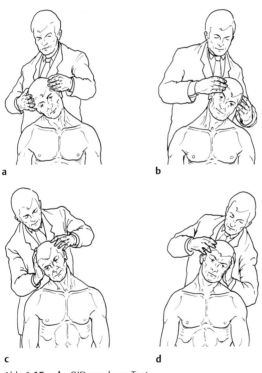

Abb. 1.**15a–d** O'Donoghues-Test:
a–b passiv geführt,
c–d aktiv gegen Widerstand.

Valsalva-Test

Vorgehen: Der sitzende Patient versucht, seinen im Mund befindlichen Daumen durch Aufblasen der Wangen aus dem Mund zu pressen.
Beurteilung: Durch dieses Pressen kommt es zu einer Erhöhung des intraspinalen Drucks. Dadurch werden raumfordernde Prozesse wie Bandscheibenvorfälle, Tumoren, osteophytäre Einengungen und Weichteilschwellungen offenbar. Dies führt zu einer streng dermatombezogener radikulärer Symptomatik.

Spurling-Test

Beurteilung eines Facettengelenkschmerzes und einer Nervenwurzelirritation.
Vorgehen: Der Patient sitzt. Der Kopf ist nach einer Seite geneigt und rotiert. Der hinter dem Patienten stehende Untersucher legt eine Hand auf den Kopf des Patienten; mit der anderen klopft (staucht) er leicht auf die auf dem Kopf liegende Hand. Toleriert der Patient den ersten Schritt der Untersuchung, so wird der Test bei einer zusätzlichen Extension (Rückneigung) der Halswirbelsäule wiederholt.

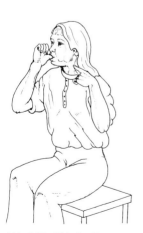

Abb. 1.**16** Valsalva-Test.

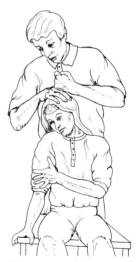

Abb. 1.**17** Spurling-Test.

Beurteilung: Dieser Test dient sowohl als Hinweis auf ein Facettensyndrom als auch auf eine Nervenwurzelkompression. Liegt eine Facettengelenksirritation oder eine Nervenwurzelkompression vor, führt die Untersuchung zu einer Schmerzverstärkung. Durch die gleichzeitige Extension der HWS kommt es zu einer Verengung der intervertebralen Foramina um 20 bis 30 %. Ein bereits vorliegender radikulärer Schmerz wird durch diese Bewegung verstärkt.

HWS-Distraktionstest

Differenzierung zwischen radikulären und ligamentär/muskulären Nacken-/Schulter-/Armschmerzen.
Vorgehen: Der Patient sitzt. Der Untersucher fasst den Kopf des Patienten an Unterkiefer und Hinterhaupt und übt einen axialen Zug in kranialer Richtung aus.
Beurteilung: Die Distraktion der Halswirbelsäule bedeutet eine etagenweise oder segmentweise Entlastung der Bandscheiben und der austretenden Nervenwurzeln bei gleichzeitiger Gleitbewegung in den Wirbelbogengelenken. Die Abnahme radikulärer Beschwerden – auch im passiven Rotationsverhalten – unter der Distraktion ist ein Hinweis auf eine bandscheibenbedingte Irritation der Nervenwurzel. Nimmt

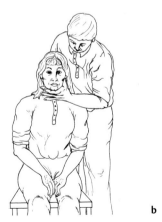 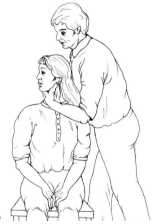

Abb. 1.**18a** u. **b** HWS-Distraktionstest:
a Mittelstellung,
b Rotation.

der Schmerz unter der Distraktions-/Rotationsbewegung zu, so deutet dies auf eine muskulär/ligamentäre bzw. artikulär/degenerative Funktionsstörung in der Halswirbelsäule hin.

Schulterkaudalisierungstest

Vorgehen: Beim sitzenden Patienten wird die Schulter nach kaudal gedrückt und eine Lateralflexion der Halswirbelsäule zur Gegenseite ausgeübt. Der Test wird immer beidseitig ausgeführt.

Beurteilung: Das Auslösen einer radikulären Symptomatik ist ein Hinweis auf eine Adhärenz des Durasacks und/oder der Nervenwurzel. Ein umschriebener Schmerz auf der Seite der gedehnten Muskulatur weist auf einen erhöhten Tonus des M. sternocleidomastoideus oder des M. trapezius hin. Ein Abnehmen des Muskelschmerzes auf der nicht getesteten Seite spricht für eine Zerrung bzw. Funktionsstörung durch Verkürzung der Muskulatur.

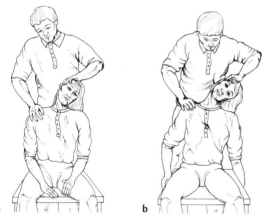

Abb. 1.**19a** u. **b** Schulterkaudalisierungstest:
a Seitneigung,
b forcierte Seitneigung.

Maximaler Foramina-intervertebralia-Kompressionstest

Vorgehen: Der Patient sitzt. Er dreht und neigt den Kopf zu einer Seite und nimmt gleichzeitig eine leichte Rückneigung vor.

Beurteilung: Dieses Bewegungsmuster führt zu einer Kompression auf die Foramina intervertebralia mit Einengung der Intervertebrallöcher und Irritation der Nervenwurzeln mit einer entsprechenden radikulären Schmerzsymptomatik.

Kommt es zu einer lokalen und nicht nach distal dermatombezogenen Schmerzsymptomatik, so liegt die Ursache in einer Dysfunktion der Facettengelenke. Wird der Schmerz auf der Gegenseite angegeben, so ist dieser durch eine Dehnung der Muskulatur bedingt.

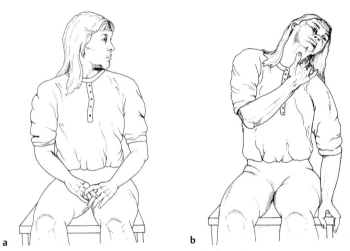

Abb. 1.**20a** u. **b** Maximaler Foramina-intervertebralia-Funktionstest:
a Ausgangsstellung,
b Rotation-Extension.

Jackson-Kompressionstest

Vorgehen: Der Patient sitzt. Der Untersucher steht hinter dem Patienten, legt seine Hände auf den Kopf des Patienten und bewegt den Kopf passiv nach beiden Seiten. In einer maximalen Seitneigungsposition führt er mit den Händen einen axialen Druck über den Kopf auf die Wirbelsäule aus.

Beurteilung: Die axiale Kompression führt zu einem erhöhten Druck mit Belastung der Bandscheiben und Nervenaustrittsstellen sowie der Facettengelenke. Durch Druck auf die Foramina intervertebralia entsteht ein peripherer, nicht genau segmental zugeordneter Schmerz als Folge von Veränderungen der kleinen Wirbelgelenke. Liegt die Irritation einer Nervenwurzel vor, so entsteht eine radikuläre Schmerzsymptomatik. Ein lokal begrenzter Schmerz begründet sich aus der Dehnung der kontralateralen Halsmuskulatur.

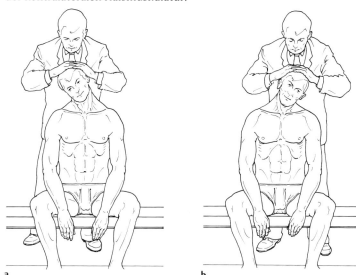

Abb. 1.**21a** u. **b** Jackson-Kompressionstest:
a Seitneigung nach rechts,
b Seitneigung nach links.

Foramina-intervertebralia-Kompressionstest

Vorgehen: Die in Neutral-0-Stellung befindliche Halswirbelsäule wird in axialer/kaudaler Richtung gestaucht.
Beurteilung: Durch Druck auf die Bandscheiben und Nervenwurzelaustrittsstellen, die kleinen Wirbelgelenke und/oder die Foramina intervertebralia wird eine radikuläre, streng segmentale Symptomatik verstärkt. Diffuse, nicht streng segmental zuzuordnende Symptome gelten als Hinweis auf ligamentär/artikuläre Funktionsstörungen (kleine Wirbelgelenke).

Flexionskompressionstest

Vorgehen: Der Patient sitzt. Der Untersucher steht hinter dem Patienten und führt den Kopf bzw. die Halswirbelsäule in eine Vorbeugung.

Vom Scheitel her wird die Halswirbelsäule in axialer, kaudaler Richtung gestaucht.

Beurteilung: Dies ist ein guter Test für die Integrität der Bandscheibe. Bei einem posterolateralen Bandscheibenvorfall wird durch die erzwungene Vorbeugung der Bandscheibenvorfall nach dorsal gedrängt. Es kommt zu einer zunehmenden Kompression der Nervenwurzel. Ein Zunehmen der radikulären Symptomatik kann das Vorliegen eines posterolateralen Bandscheibenschadens somit anzeigen.

Die Vorbeugung des Kopfes vermindert meist die Belastung der Facettengelenke und kann einen Schmerz, der von degenerativen Veränderungen herrührt, mindern. Ein verstärkter Schmerz kann auch eine Verletzung der dorsalen Bandstrukturen anzeigen.

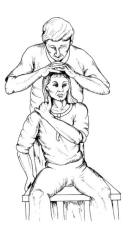
Abb. 1.22 Foramina-intervertebralia-Kompressionstest.

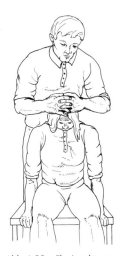
Abb. 1.23 Flexionskompressionstest.

Extensionskompressionstest

Vorgehen: Der Patient sitzt. Der Untersucher steht hinter dem Patienten. Der Kopf bzw. die Halswirbelsäule wird um 30° nach dorsal geneigt. Über den Scheitel übt der Untersucher axialen Stauchungsdruck nach kaudal aus.

Beurteilung: Beurteilt wird die Integrität der Bandscheibe. Handelt es sich um einen posterolateralen Bandscheibenvorfall mit intaktem Anteil des Anulus fibrosus, so wird die Beschwerdesymptomatik durch

Verlagerung des Druckes auf die Bandscheiben nach ventral gemindert. Kommt es zu einer Schmerzzunahme ohne radikuläre Symptome, so handelt es sich in der Regel um eine Irritation in den Wirbelbogengelenken aufgrund einer fehlenden Gleitbewegung infolge degenerativer Veränderungen.

Brust- und Lendenwirbelsäulentests

Adam-Zeichen

Beurteilung einer strukturellen oder funktionellen Skoliose.
Vorgehen: Der Patient steht oder sitzt. Der Untersucher steht hinter dem Patienten und fordert ihn auf, sich nach vorne zu beugen.
Beurteilung: Dieser Test wird bei Patienten mit einer erkennbaren Skoliose ungeklärter Ursache oder bei Patienten mit einer Familienanamnese bezüglich einer skoliotischen Seitverbiegung im Rahmen einer Vorsorgeuntersuchung durchgeführt. Reduziert oder korrigiert sich die skoliotische Seitverbiegung bei Vorbeugung, so handelt es sich um eine funktionelle Skoliose. Verbleibt die skoliotische Fehlstellung mit der zuvor festgestellten Rippenbuckel- und Lendenwulstbildung, so handelt es sich um eine strukturelle Veränderung.

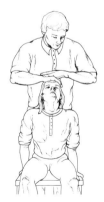

Abb. 1.**24** Extmensionskompressionstest.

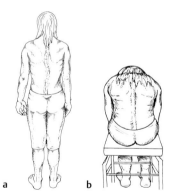

Abb. 1.**25a** u. **b** Adam-Zeichen:
a Aufrechthaltung,
b Vorneigung.

Rutschhaltetest

Vorgehen: Der Patient wird aufgefordert, sich auf die Knie zu hocken und sich mit möglichst ausgestreckten Armen auf der Unterlage zu strecken.

Beurteilung: Liegt eine flexible kyphotische Fehlstellung der Brustwirbelsäule vor, so korrigiert sich diese in der Rutschhaltebewegung. Verbleibt die kyphotische Stellung, so handelt es sich um eine fixierte Fehlstellung.

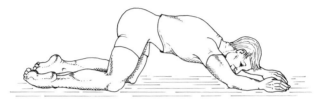

Abb. 1.26 Rutschhaltetest.

Segmentaler Funktionstest der Brustwirbelsäule in Extension/Flexion

Vorgehen: Der sitzende Patient verschränkt die Hände hinter dem Nacken. Der Untersucher fixiert mit einem Arm die nach vorne verschränkten Arme.

Beurteilung: Durch Palpation der einzelnen Bewegungssegmente und passiver Vor-, Rück- und Seitbeuge sowie Rotation kann der Unter-

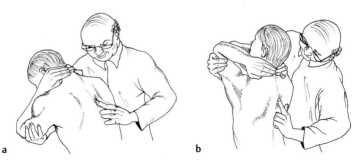

Abb. 1.27a u. b Segmentaler Funktionstest der BWS:
a Flexion,
b Extension.

sucher segmentale Funktionsstörungen erfassen. In gleicher Technik kann auch die Lendenwirbelsäule segmental untersucht werden.

▬ Nachlasstest

Differenzierung zwischen lumbalem und sakroiliakalem Schmerz.
Vorgehen: Bauchlage. Der Untersucher beugt das Knie des Patienten und versucht, die Ferse so weit wie möglich an das Gesäß zu bringen. Der Patient soll zunächst passiv der Kniebeugung nachgeben, späterhin dann aber versuchen, das Bein gegen den Widerstand der Untersucherhand zu strecken.
Beurteilung: Im Testverlauf kommt es zuerst zu einem Spannungsempfinden im Iliosakralgelenk, dann im lumbosakralen Übergang und zuletzt in der Lendenwirbelsäule. Dieser Test sollte bei Verdacht auf Beckenband- und Bandscheibenveränderungen durchgeführt werden. Schmerzen im Iliosakralgelenk, lumbosakral oder lumbal ohne radikuläre Schmerzausstrahlung sprechen für degenerative und/oder bandinsuffiziente Veränderungen, die Zunahme von radikulären Schmerzen deuten auf einen Bandscheibenschaden hin.

▬ Dornfortsatz-Klopftest

Hinweis auf ein Lendenwirbelsäulensyndrom.
Vorgehen: Der Patient sitzt in leichter Vorbeugung. Mit dem Reflexhammer klopft der Untersucher auf die Dornfortsätze der Lendenwirbelsäule und paraspinal auf die Muskulatur.

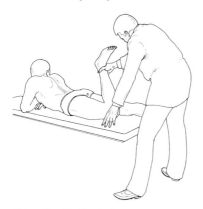

Abb. 1.**28** Nachlasstest.

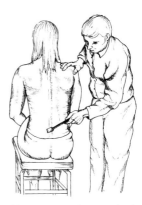

Abb. 1.**29** Dornfortsatz-Klopftest.

Beurteilung: Lokalisierter Schmerz kann auf eine Irritation der entsprechenden Wirbelsäulensegmente infolge degenerativer entzündlicher Veränderungen, ein radikulärer Schmerz auf ein Bandscheibenleiden hindeuten.

▬ Psoaszeichen

Abklärung lumbaler Schmerzen.
Vorgehen: Der Patient liegt auf dem Rücken und hebt ein Bein gestreckt an. Der Untersucher führt nachfolgend einen plötzlichen Druck auf die Oberschenkelvorderseite aus.
Beurteilung: Durch den raschen, plötzlichen Druck auf den distalen Oberschenkel erfolgt ein reflektorisches Anspannen des M. iliopsoas mit Zug an den Querfortsätzen der Lendenwirbelsäule. Schmerzen werden bei Erkrankungen der Lendenwirbelsäule (Spondylarthrose, Spondylitis, Diskushernie) oder des Kreuzdarmbeingelenks (Iliosakralgelenk) angegeben.

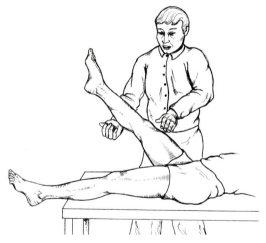

Abb. 1.**30** Psoaszeichen.

▬ Loslasstest nach Lasègue

Differenzierung lumbaler Schmerzen.
Vorgehen: Der Patient liegt auf dem Rücken. Das Bein wird bis zum Auftreten von Schmerzen gehoben. Aus dieser noch geführten Stellung löst der Untersucher die Hände und „lässt das Bein los".

Beurteilung: Das plötzliche, unerwartete Fallenlassen des Beins bewirkt ein reflektorisches Anspannen der Rücken- und Gesäßmuskulatur. In erster Linie kommt es zu einem Anspannen des M. iliopsoas mit Zug an den Querfortsätzen der LWS. Schmerzen werden bei Erkrankungen der LWS (Spondylarthrose, Spondylitis, Diskushernie) oder der Iliosakralgelenke angegeben (vgl. Psoaszeichen).

Differenzialdiagnostisch muss ein viszeraler Schmerz, z. B. verursacht durch eine Appendizitis, berücksichtigt werden, da dieser durch den Test verstärkt werden kann.

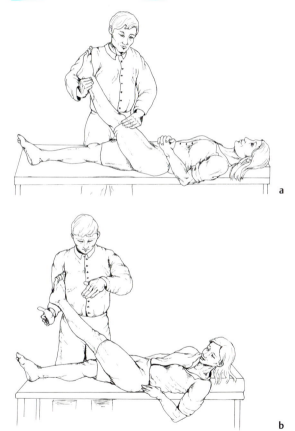

Abb. 1.**31a** u. **b** Loslasstest nach Lasègue:
a Anheben des Beins,
b „Fallenlassen" des Beins.

Federtest (Springing Test)

Lokalisierung von Funktionsstörungen in der Lendenwirbelsäule.
Vorgehen: Bauchlage. Der Untersucher palpiert mit Zeige- und Mittelfinger die Gelenkfortsätze bzw. Laminae der zu untersuchenden Wirbelkörper. Mit der Ulnarkante der anderen Hand, die quer über den Palpationsfingern liegen soll, werden leichte, federnde Stöße dorsoventral ausgeführt, die durch die Palpationsfinger auf die Gelenkfortsätze bzw. Laminae der zu untersuchenden Wirbelkörper übertragen werden.
Beurteilung: Bei einer intakten Gelenkfunktion findet sich ein federndes Nachgeben der Gelenkfortsätze bzw. Laminabereiche.

Ein fehlendes oder zu starkes Federn informiert über eine segmentale Beweglichkeitsstörung im Sinne der Blockierung oder der Hypermobilität. Andererseits bedeutet der Test eine Provokation, besonders des hinteren Längsbandes mit einer dadurch erfolgenden Verstärkung der für diese Struktur typischen tiefen, dumpfen, schwer zu lokalisierenden Kreuzschmerzen.

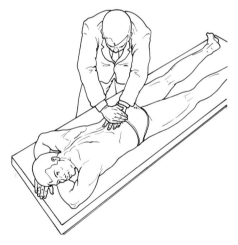

Abb. 1.**32** Federtest.

Hyperextensionstest

Hinweis auf ein Lumbalsyndrom.
Vorgehen: Der Patient liegt auf dem Bauch. Der Untersucher fixiert beide Beine und fordert den Patienten auf, den Oberkörper anzuheben.

In einem zweiten Untersuchungsschritt extendiert der Untersucher passiv die Wirbelsäule und führt zusätzlich eine Rotationsbewegung durch. Die andere Hand liegt auf der Lendenwirbelsäule und beurteilt neben der Beweglichkeit der Lendenwirbelsäule die Höhe des Schmerzpunktes.

Beurteilung: Liegen segmentale Dysfunktionen der Lendenwirbelsäule vor, so führt die aktive Extension der Lendenwirbelsäule zu einer Schmerzentstehung oder Schmerzverstärkung. Durch die passive Extension mit zusätzlicher Rotation der Lendenwirbelsäule kann der Untersucher die segmentale und/oder regionale Bewegungsminderung

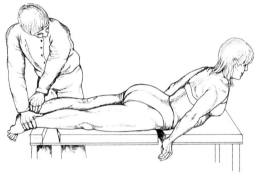

a

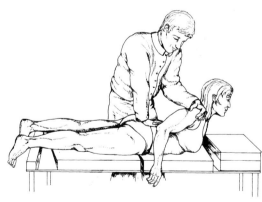

b

Abb. 1.**33a** u. **b** Hyperextensionstest:
a aktive Hyperextension,
b passive Hyperextension und Rotationsbewegung.

beurteilen. Ein harter Stopp in der Bewegung spricht eher für degenerative Veränderungen, ein weicher Stopp in der Bewegung eher für eine Verkürzung des M. longissimus thoracis und M. iliocostalis lumborum.

■ Unterstützter Vorbeugetest (Gürteltest)

Differenzierung zwischen lumbalen und sakroiliakalen Schmerzen.
Vorgehen: Der Patient steht. Der Untersucher steht hinter dem Patienten und bittet ihn, sich vorzubeugen bis zu dem Punkt, an dem der lumbosakrale Schmerz auftritt. Der Patient richtet sich wieder auf. Er wird nachfolgend nochmals gebeten, sich nach vorn zu beugen. Dieses Mal stützt der Untersucher mit seinem Oberschenkel das Kreuzbein ab und führt die Vorbeugebewegung, indem er beide Darmbeine des Patienten umgreift.
Beurteilung: Die Vorbeugung erfordert ein funktionstüchtiges Iliosakralgelenk und lumbosakralen Übergang sowie eine Bewegung der einzelnen lumbalen Bewegungssegmente. Schmerzen bei freier Beu-

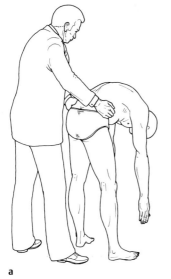
a

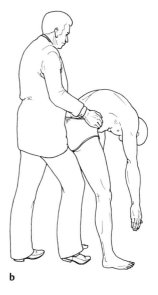
b

Abb. 1.**34a** u. **b** Unterstützter Vorbeugetest:
a freie Vorbeugung,
b unterstützte Vorbeugung.

gung sprechen für ein Iliosakralgelenkssyndrom, sie verschwinden oder verbessern sich nach Beckenfixierung.

Beim Vorliegen von lumbalen Veränderungen treten Schmerzen bei freier wie unterstützter Vorbeugung auf.

Hoover-Zeichen

Simulationsnachweis bei LWS-Beschwerden.
Vorgehen: Rückenlage. Der Patient soll das schmerzhafte Bein anheben, während der Untersucher die Hand unter die Ferse des abgelegten Beins hält.
Beurteilung: Bei einer Ischialgie ist es dem Patienten meist unmöglich, das Bein aktiv zu heben. Er presst die Ferse des aufliegenden Beins fest gegen die Unterlage. Simuliert der Patient, stützt sich die gegenseitige Ferse an der Unterlage nicht ab. Häufig wird angegeben, das Bein überhaupt nicht heben zu können.

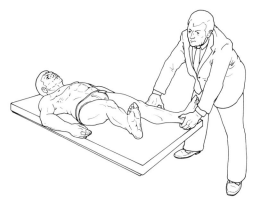

Abb. 1.**35** Hoover-Zeichen.

Kreuzbein-Darmbein-Gelenk (Iliosakralgelenk, ISG)

Die Basis der Wirbelsäule bildet das zwischen beiden Beckenhälften (Darmbeinen) gelenkig eingebundene Kreuzbein. Die Verbindungsstellen zwischen Kreuzbein und Darmbein werden als Kreuzbein-Darmbein-Gelenke oder IlioSakralGelenk (ISG) bezeichnet. Im anatomischen Sinne handelt es sich zwar um echte Gelenke. In funktioneller Hinsicht jedoch müssen die Kreuzbein-Darmbein-Gelenke als Amphiarthrosen angesehen werden, da durch die überaus straffe ligamentäre Einbindung einerseits sowie durch die hornförmig ausgebildeten und uneben gestalteten Gelenkflächen andererseits nur ein sehr geringer Bewegungsraum bleibt. Infolge von Ausgleichsbewegungen zwischen Wirbelsäule und Becken kann es aber trotzdem in diesem Gelenk zu erheblichen Störungen kommen, die sich auf das gesamte Achsenorgan und die unteren Extremitätengelenke ausdehnen können.

Blockierungen, eine Instabilität eines Kreuzbein-Darmbein-Gelenks können als Folge eines Unfalls, einer Luxation oder von Beckenfrakturen, aber auch durch eine asymmetrische Beckenbeanspruchung und aus anderen Gründen auftreten. Es bestehen Bewegungsschmerzen sakroiliakal, glutäal, inguinal und in der Trochanterregion, meistens ausstrahlend an der Rückseite entsprechend dem Segment S 1 bis zum Knie, gelegentlich als ischialgiforme Beschwerden. Häufig finden sich auch Schmerzen im Unterbauch und in der Leistengegend infolge einer Verspannung des M. iliopsoas. Die Iliosakralgelenksbeschwerden werden meist paravertebral im Bereich der Kreuzbein-Darmbein-Gelenke projiziert. Hier findet sich in der Regel auch eine Druck- und Klopfempfindlichkeit. Zur Beurteilung von Funktionsstörungen im Bereich der Kreuzbein-Darmbein-Gelenke gibt es eine Reihe von Tests, die im Stehen, in Rücken- und auch in Bauchlage durchgeführt werden können.

Funktions- und Provokationstests des Kreuz-Darmbein-Gelenks:
1. Mennell-Zeichen,
2. Federungstest cum femoro,
3. Rütteltest,
4. Verlaufsphänomen im Stehen/Liegen,
5. wechselnde Beinlänge,
6. Spine-Test,
7. Vierer-Zeichen nach Patrick (Fabere),
8. 3-Stufen-Test.

Bändertests

Funktionelle Prüfung der Beckenligamente.
Vorgehen: Rückenlage.
1. Zur Prüfung des Lig. iliolumbale wird das Bein im Knie- und Hüftgelenk gebeugt und zur Gegenhüfte adduziert. Während dieser Bewegung wird über das Kniegelenk ein axialer Druck in Längsrichtung des Oberschenkels ausgeübt.

Wirbelsäule

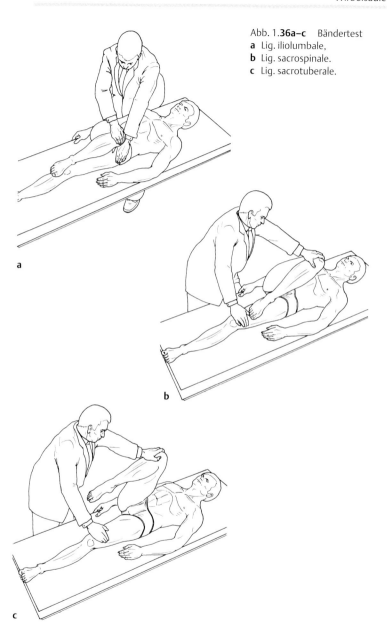

Abb. 1.**36a–c** Bändertest
a Lig. iliolumbale,
b Lig. sacrospinale.
c Lig. sacrotuberale.

2. Bei Prüfung des Lig. sacrospinale und Ligg. sacroiliaca wird das Bein in Hüft- und Kniegelenk maximal gebeugt und in Richtung der gegenseitigen Schulter adduziert. Während dieser Bewegung wird über das Kniegelenk ein axialer Druck in Längsrichtung des Oberschenkels ausgeführt.
3. Zur Untersuchung des Lig. sacrotuberale wird das Bein im Hüft- und Kniegelenk maximal gebeugt und zur gleichseitigen Schulter bewegt.

Beurteilung: Nach einigen Sekunden auftretende Dehnungsschmerzen sprechen für eine funktionelle Verkürzung und Überlastung der Ligamente, können aber auch bei einem hypermobilen oder blockierten Iliosakralgelenk auftreten.

Der Dehnungsschmerz des Lig. iliolumbale projiziert sich in die Leistengegend (DD: Hüftgelenkserkrankung), der des Lig. sacrospinale-iliosacrale im Dermatom S 1 laterodorsal der Hüfte bis zum Knie und des sakrotuberalen Bandes in die Dorsalseite des Oberschenkels.

Federungstest

Beurteilung einer Hypermobilität im ISG.
Vorgehen: Der Patient liegt auf dem Bauch. Der Zeigefinger der einen Hand wird nacheinander am oberen und unteren ISG-Pol (S 1/S 3) so aufgelegt, dass die Kuppe auf dem Sakrum, die Beugeseite des Endgliedes auf der medialen Begrenzung des Iliums liegt.

Die andere Hand fasst den Zeigefinger und übt einen langsam ventralisierenden Druck aus, der durch den Palpationsfinger auf das Sakrum übertragen wird.
Beurteilung: Bei einem unauffälligen ISG ergibt sich bei weichem Federungsgefühl eine dezente Vergrößerung der Distanz zwischen Iliumhinterkante und Sakrum, die bei einer ISG-Blockierung fehlt. Ein harter Anschlag nach relativ langem Bewegungsausschlag spricht für ein hypermobiles Iliosakralgelenk. Schmerzen bei der Testbewegung können sowohl in einem blockierten wie in einem überlasteten hypermobilen Gelenk entstehen (schmerzhafte Hypermobilität).

Patrick-(Fabere-)Test – Viererzeichen

Differenzierung einer Hüftgelenks- und Iliosakralgelenkserkrankung (Beurteilung des Spannungszustandes der Adduktorenmuskulatur).

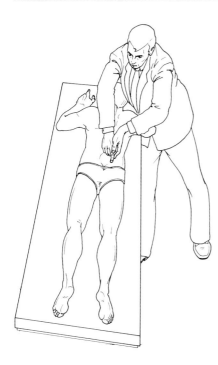

Abb. 1.**37** Federungstest.

Vorgehen: Der Patient liegt auf dem Rücken, ein Bein ist gestreckt, das andere im Knie gebeugt. Der Außenknöchel des gebeugten Beines befindet sich oberhalb der Kniescheibe des anderen Beines.

Die Ausführung der Tests kann auch so erfolgen, dass der Fuß des gebeugten Beines innen am Knie des anderen Beines abgestützt bleibt. Das gebeugte Bein wird nach außen fallen gelassen bzw. gedrückt. Das gestreckte Gegenbein muss über das Becken fixiert werden, um eine Mitbewegung zu vermeiden.

Beurteilung: Normalerweise erreicht das Knie des so abgespreizten Beines fast die Unterlage. Im Seitenvergleich wird der Abstand zwischen Knie und Unterlage gemessen. Eine seitendifferente Beweglichkeit mit schmerzhaft eingeschränkter Hyperabduktion spricht bei ausgeschlossenem Hüftleiden und unauffälligen Adduktoren für eine Funktionsstörung in dem gleichseitigen Kreuz-/Darmbeingelenk. Die Abgrenzung vom Hüftleiden erfolgt durch die Bewegungsprüfung des Hüftgelenkes (vor allem Rotation) und Palpation der Hüftgelenkkapsel in der Tiefe der Leiste.

1 Wirbelsäule

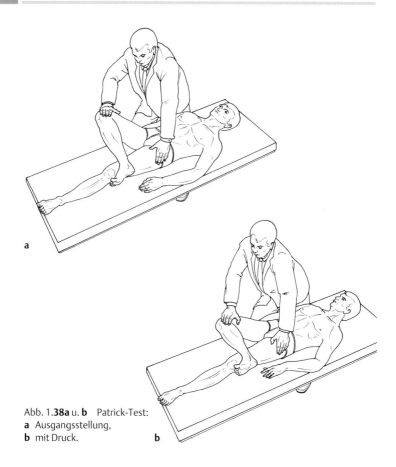

Abb. 1.**38a** u. **b** Patrick-Test:
a Ausgangsstellung,
b mit Druck.

3-Phasen-Test (3-Stufen-Hyperextensionstest)

Vorgehen: Der Patient liegt auf dem Bauch. Der Untersucher umfasst mit einer Hand das gestreckt liegende Bein und hebt es in der 1. Phase – unter Gegenhalt der anderen Hand am Becken – in die Hyperextension (Überstreckung).

In der 2. Phase wird mit der gleichen Hand das Sakrum parallel zum Iliosakralgelenk fixiert und das Bein in Überstreckung gebracht. In der 3. Phase fixiert die eine Hand mit der Handwurzel den 5. Lendenwirbelkörper, die andere Hand führt das Bein in die Überstreckung. Durch

Verschiebung der Fixationshand nach kranial lassen sich auch höher gelegene LWS-Segmente testen.

Beurteilung: Im Normalbefund sollten in allen Phasen die Bewegungen schmerzfrei sein. Das Hüftgelenk ist ca. 10°–20° überstreckbar. Das Iliosakralgelenk zeigt eine geringe Beweglichkeit (joint play) und die LWS lässt sich elastisch im lumbosakralen Übergang überstrecken (lordosieren).

Schmerzen unter Fixation des Iliums (Phase 1) deuten auf eine Hüftgelenksstörung oder Muskelverkürzung hin (M. rectus femoris oder/und M. psoas), bei Fixation des Sakrums auf eine Blockierung des Iliosakralgelenks und anderen Erkrankungen dieses Gelenks (z. B. Morbus Bechterew), bei Fixation der Lendenwirbelsäule auf Störung im lumbosakralen Übergang (Wirbelblockierung, Bandscheibenprotrusion oder Bandscheibenvorfall).

Bemerkung: 1. Mennell-Zeichen: Dieses Zeichen entspricht in Durchführung und Aussage der 2. Phase des 3-Phasen-Tests.

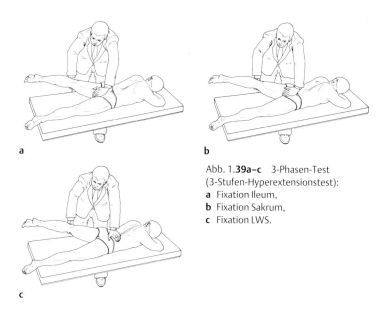

Abb. 1.**39a–c**   3-Phasen-Test (3-Stufen-Hyperextensionstest):
a Fixation Ileum,
b Fixation Sakrum,
c Fixation LWS.

Wirbelsäule

▬ Spine-Test

Überprüfung der Iliosakralgelenksfunktion.

Vorgehen: Der Untersucher steht hinter dem stehenden Patienten und sucht mit den Daumen die Spina iliaca posterior superior und auf gleicher Höhe die Crista sacralis mediana auf (Dornfortsätze der Kreuzwirbel). Der Patient wird aufgefordert, das gleichseitige Bein anzuheben und das Knie so weit wie möglich nach vorn zu schieben.

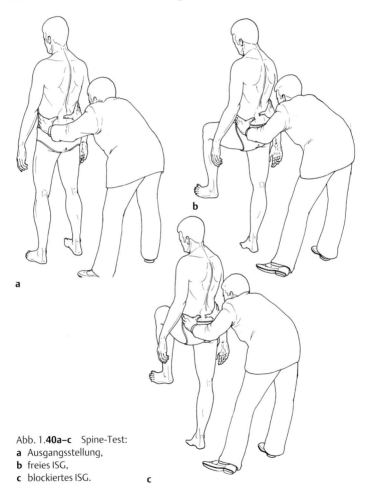

Abb. 1.**40a–c** Spine-Test:
a Ausgangsstellung,
b freies ISG,
c blockiertes ISG.

Beurteilung: Bei Normalbefund sinkt bei einem nicht blockierten Iliosakralgelenk das Ilium auf der zu untersuchenden Seite ab. Die Spina iliaca posterior superior gleitet als Ausdruck der Bewegung um ca. 0,5 bis maximal 2 cm nach kaudal. Liegt eine Blockierung des Iliosakralgelenks vor, unterbleibt das Absinken, die palpierende Spina iliaca posterior superior bewegt sich infolge der Blockierung (Beckenkippung) meist sogar nach kranial.

Vorlaufphänomen (Standing-Flexion-Test)

Überprüfung der Iliosakralgelenksfunktion.
Vorgehen: Der Patient steht mit dem Rücken zum Untersucher. Die Daumen des Untersuchers palpieren gleichzeitig beide Spinae iliacae posteriores superiores (hintere Darmbeinstacheln). Der Patient wird angewiesen, beide Füße am Boden zu belassen, die Knie durchzustrecken und sich dann langsam nach vorne zu beugen. Die Stellung bzw. Bewegung beider Spinae wird beim Vorwärtsbeugen des Oberkörpers verfolgt. Ein Beckenschiefstand durch Beinlängendifferenz sollte zuvor durch Unterlegen von Brettchen unter das kurze Bein ausgeglichen werden.
Beurteilung: Das Sakrum dreht sich um eine horizontale Achse gegenüber den Ilia (Beckenschaufel) in den Kreuzbein-Darmbein-Gelenken. Für diese Drehbewegung des Sakrums wird der Begriff Nudation benutzt.

Beim Normalbefund, also freie Beweglichkeit in den Iliosakralgelenken, stehen die Darmbeinstacheln am Ende der Rumpfbeuge ebenso wie bei Beginn der Bewegung in gleicher Höhe.

Nudiert das Kreuzbein-Darmbein-Gelenk auf einer Seite nicht, so wird die Spina iliaca posterior superior mit dem Sakrum im Vergleich zur Gegenseite nach kranial gezogen (Vorlaufen).

Bleibt die Nudationsbewegung aus bzw. lässt sich ein Vorlaufphänomen nachweisen, ist dies in erster Linie ein Hinweis auf eine Blockierung des gleichseitigen Iliosakralgelenks. Ein doppelseitiges Vorlaufphänomen kann durch eine beiderseits verkürzte Ischiokruralmuskulatur vorgetäuscht werden.
Bemerkung: Bei der Beurteilung eines Vorlaufphänomens müssen Asymmetrien des Beckens und der Hüftgelenke berücksichtigt bzw. ausgeschlossen werden. Ein Beckenschiefstand durch Beinlängendifferenz sollte zuvor durch Unterlegen von Brettchen unter das kurze Bein ausgeglichen werden. Das Vorlaufphänomen kann auch in Rückenlage getestet werden (wechselnde Beinlänge).

Wirbelsäule

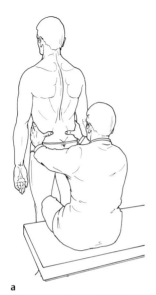
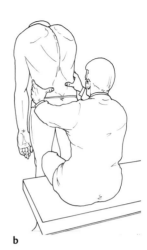

a **b**

Abb. 1.**41a** u. **b** Vorlaufphänomen:
a Ausgangsstellung,
b blockiertes ISG rechts.

Federungstest des Kreuzbein-Darmbein-Gelenks cum femore

Vorgehen: Zur Direktprüfung des Gelenkspiels im Kreuzbein-Darmbein-Gelenk wird in Rückenlage das gegenüberliegende Bein im Knie und in der Hüfte gebeugt und zum Untersucher hin adduziert, bis das Becken zu folgen beginnt (das andere Bein bleibt gestreckt). Als nächsten Schritt fasst der Untersucher das Knie der adduzierten Seite und übt unter Palpation des Kreuzbein-Darmbein-Gelenks mit der anderen Hand einen federnden axialen Druck auf das Knie aus.

Beurteilung: Bei diesem Manöver kommt es normalerweise zu einer federnden Bewegung im Kreuzbein-Darmbein-Gelenk, die an der Beweglichkeit zwischen dem hinteren Darmbeinstachel und dem Kreuzbein gefühlt werden kann. Für eine Funktionsstörung wäre das Fehlen des getesteten Gelenkspiels typisch. Der Federungstest beruht auf der Erkenntnis, dass bei jedem intakten Gelenk – auch in seiner Extremstellung – durch Druck das Bewegungsausmaß federnd gesteigert werden kann. Grundsätzlich lässt sich so an jedem Gelenk eine Funktions-

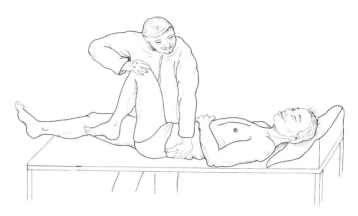

Abb. 1.**42** Federungstest des Kreuzbein-Darmbein-Gelenks cum femore.

störung manuell diagnostizieren. Wichtig ist jedoch, die Prüfung jeweils immer unter Vorspannung des Gelenks vorzunehmen. Dieser Test empfiehlt sich als Ergänzung des Federungstests in Bauchlage.

Iliosakralgelenks-Mobilisationstest (Schüttel-, Rüttel-, Hebetest)

Überprüfung der Iliosakralgelenksfunktion.
Vorgehen: Bauchlage. Die Finger der untersuchenden Hand werden über die Iliosakralgelenke respektive über die Ligg. sacralia posteriora gelegt (das eigentliche Iliosakralgelenk ist der Palpation wegen seiner anatomischen Lage nicht zugänglich). Die andere Hand umfasst die Beckenschaufel von ventral und führt kleine, rüttelnde, hebende Bewegungen nach dorsal durch (Dorsalbewegung des Ileums, gegenüber dem Sakrum).
Beurteilung: Die über dem Iliosakralgelenk liegenden Finger fühlen das in der Regel federnde Nachgeben des Gelenks oder dessen schmerzhaft eingeschränkte Federung bei Blockierung.

Derbolowsky-Zeichen

Beurteilung einer variablen Beinlängendifferenz – Vorlaufphänomen im Liegen.

Wirbelsäule

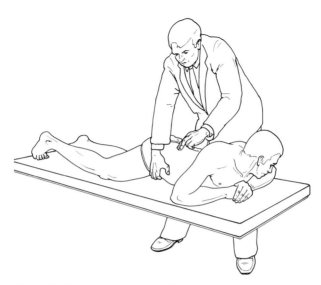

Abb. 1.**43** Iliosakralgelenks-Mobilisationstest.

Vorgehen: Patient in Rückenlage. Der Untersucher umfasst beide distalen Unterschenkel, palpiert mit den Daumen die medialen Knöchel, prüft anhand der Daumenposition die Höhenrelation und Rotationsstellung der Innenknöchel.

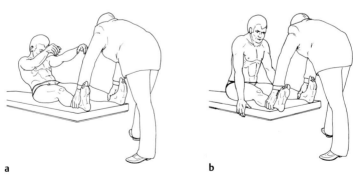

a b

Abb. 1.**44a** u. **b** Derbolowsky-Zeichen:
a freies ISG,
b blockiertes ISG rechts (Beinverlängerung beim Aufrichten).

Der Patient wird aufgefordert, sich aufzusetzen, wobei der Untersucher bei der Bewegung mithelfen oder der Patient sich mit den Händen beim Aufrichten abstützen kann.

Beurteilung: Liegt eine Iliosakralgelenkblockierung vor mit fehlendem Bewegungsspiel zwischen Kreuzbein und Darmbein, wird das Bein auf der blockierten Seite beim Aufrichten länger, im Liegen scheinbar kürzer oder gleicht sich in der Beinlänge wieder an (relative Beinlängendifferenz).

Differenzialdiagnostisch bleibt zu klären, ob für die variable Beinlängendifferenz außer einer Iliosakralblockierung andere Gründe vorhanden sind, wie z. B. eine Verkürzung der ischiokruralen Muskulatur oder aber eine echte anatomische Beinverkürzung oder Beinverlängerung.

Gaenslen-Test (2. Zeichen nach Mennell)

Prüfung der Iliosakralgelenkfunktion.

Vorgehen: Rückenlage. Der Patient liegt mit der schmerzhaften Seite so weit wie möglich am Rand der Untersuchungsliege bzw. über sie hinaus. Zur Fixierung der LWS und zur Lagestabilisierung zieht der Patient das im Knie- und Hüftgelenk gebeugte Bein maximal an den Körper (Thomas-Handgriff). Der Untersucher führt nun das liegenrandnahe Bein in eine Überstreckung.

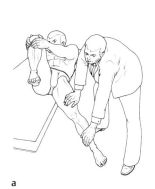
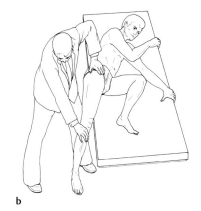

a
b

Abb. 1.**45a** u. **b** Gaenslen-Test:
a Rückenlage,
b Seitenlage.

Der Test kann auch in Seitenlagerung durchgeführt werden. Das Testvorgehen erfolgt so, dass der Patient auf der gesunden Seite liegt mit gebeugtem Hüft- und Kniegelenk. Aus dieser Position wird das tischferne gestreckte Bein in Überstreckung gebracht.

Beurteilung: Liegt eine Iliosakralgelenkdysfunktion vor, so führt die Überstreckung des Beins zu einer Bewegung im Kreuzbein-Darmbein-Gelenk mit Auftreten von Schmerzen oder bei schon vorliegenden Schmerzen zu einer Schmerzverstärkung.

Ileum-Drucktest

Hinweis auf eine Iliosakralgelenkerkrankung.

Vorgehen: Seitlagerung. Der Untersucher legt beide Hände auf das Darmbein der erkrankten Seite und übt einen axialen Druck auf das Becken aus.

Beurteilung: Das Auftreten von Schmerzen bzw. eine Schmerzverstärkung im handnahen Iliosakralgelenk spricht für eine Dysfunktion des Gelenkes (Gelenkblockierung, Entzündung).

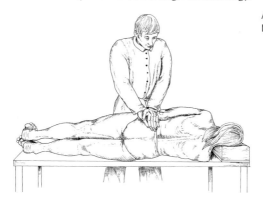

Abb. 1.**46** Ileum-Drucktest.

1. Mennell-Zeichen

Hinweis auf eine Iliosakralgelenksdysfunktion.

Vorgehen: Bauchlage. Bei Prüfung des linken Iliosakralgelenks fixiert der Untersucher mit der linken Hand das Kreuzbein des Patienten, mit der rechten umfasst er das linke, gestreckt liegende Bein und führt es ruckartig in eine Hüftüberstreckung.

Die Untersuchung kann auch in Seitenlage durchgeführt werden. Der Patient liegt auf der rechten Seite und fixiert das im Hüft- und Kniegelenk gebeugte rechte Knie mit beiden Händen. Der Untersucher steht hinter dem Patienten, hält mit der rechten Hand das Becken und führt mit der linken Hand den linken Oberschenkel ruckartig in eine Hüftüberstreckung.

Beurteilung: Schmerzen im Iliosakralgelenk deuten auf eine Dysfunktion des Gelenkes hin (Gelenkblockierung, Entzündung).

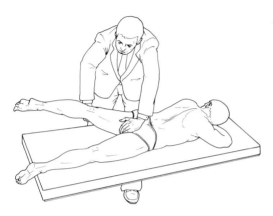

Abb. 1.**47** Mennell-Zeichen.

Yeoman-Test

Beurteilung eines Iliosakralschmerzes.

Vorgehen: Der Patient liegt auf dem Bauch. Der Untersucher hebt das im Kniegelenk 90° gebeugte Bein von der Unterlage ab (Überstreckung im Hüftgelenk).

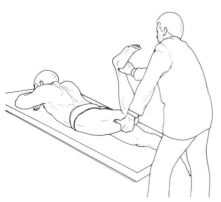

Abb. 1.**48** Yeoman-Test.

Beurteilung: Der erste Teil des Testes belastet zunächst die posterioren Strukturen des Iliosakralgelenks, späterhin dann die anterioren Anteile mit vornehmlichem Betroffensein der Ligg. iliosacralia anteriora. Schmerzen im LWS-Bereich sprechen für dort lokalisierte Krankheitsprozesse.

▬ Laguerre-Test

Differenzierung zwischen einem Hüftschmerz und einem Iliosakralschmerz.

Vorgehen: Der Patient liegt auf dem Rücken. Der Untersucher beugt die Hüfte und das Knie 90°. Nachfolgend wird das Bein im Hüftgelenk abgespreizt und stark nach außen rotiert.

Beurteilung: Durch dieses Manöver wird der Hüftkopf verstärkt an die vordere Gelenkkapsel gebracht. Ein Schmerz innerhalb des Hüftgelenks spricht für eine Arthrose oder eine Hüftdysplasie oder aber für eine Kontraktur des M. iliopsoas. Schmerzen dorsal im Iliosakralgelenk sprechen für einen dort lokalisierten Krankheitsprozess.

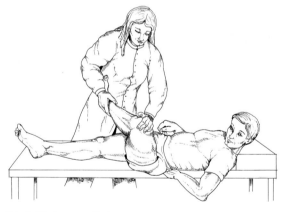

Abb. 1.49 Laguerre-Test.

▬ Iliosakral-Dehntest

Nachweis einer Beteiligung der anterioren sakroiliakalen Bänder an einem ISG-Syndrom.

Vorgehen: Der Patient liegt auf dem Rücken. Der Untersucher übt mit beiden Händen ventral einen Druck auf die Beckenschaufeln aus. Das

Überkreuzen der Hände erzeugt einen zusätzlichen, nach außen gerichteten Druckvektor. Die von vorne nach hinten gerichtete Kraft auf das Becken belastet die posterioren Anteile des Iliosakralgelenks, während die nach lateral gerichtete Kraftkomponente die anterioren Iliosakralligamente belastet.

Beurteilung: Ein tief sitzender Schmerz weist auf eine Zerrung der anterioren Iliosakralbänder auf der schmerzhaften Seite hin (Ligg. sacrospinale und sacrotuberale). Ein Schmerz am Gesäß kann durch Druck der Untersuchungsliege oder durch eine Irritation der posterioren Anteile des Iliosakralgelenks erzeugt werden. Die genaue Lokalisation weist auf den Ursprung des Schmerzes hin.

Abduktionsbelastungstest

Hinweis auf ein ISG-Syndrom.

Vorgehen: Der Patient liegt auf der Seite. Das tischnahe Bein wird abgewinkelt, das obere gestreckte Bein soll gegen den Widerstand des Untersuchers weiter abgespreizt werden. Dieser Test wird normalerweise zur Prüfung einer Insuffizienz der Mm. glutaeus medius und minimus verwendet.

Beurteilung: Ein Zunehmen des Schmerzes am betroffenen Iliosakralgelenk deutet auf eine Dysfunktion hin. Ein Patient mit einem Hüftgelenkleiden kann bei diesem Test auch vermehrt Schmerzen empfinden. Die genaue Lokalisation deutet auf den Ursprung des Schmerzes

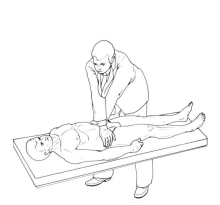

Abb. 1.**50** Iliosakral-Dehntest.

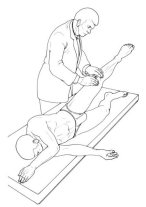

Abb. 1.**51** Abduktionsbelastungstest.

hin. Kann das Bein ohne Angabe von Beschwerden gar nicht oder nur gering abduziert werden, so spricht dies für eine Insuffizienz des M. glutaeus medius.

■ Nervenwurzelkompressionssyndrom

Bandscheibenvorfälle führen meist zu sog. Nervenkompressionssyndromen mit radikulären Schmerzen. Die Kreuz- und Beinschmerzen werden häufig durch Husten, Niesen und Pressen oder gar einfachem Gehen verstärkt. Die Wirbelsäulenbeweglichkeit ist meist erheblich schmerzhaft eingeschränkt und die lumbale Muskulatur deutlich verspannt. Sensibilitäts- und motorische Störungen treten oft zusätzlich hinzu.

Häufig kann die betroffene Nervenwurzel schon nach der Beschreibung der Parästhesien und Schmerzausstrahlung im Dermatom erkannt werden.

Bevorzugt kommen Bandscheibenvorfälle an der 4. und 5., weniger an der 3. Bandscheibe vor. Vorfälle an der 1. und 2. Bandscheibe sind selten.

Das Lasègue-Zeichen ist bei Kompression der Nervenwurzeln L 5 und S 1 (typische Ischialgie) meistens positiv (schon bei 20–30°). In diesen Fällen lassen sich nicht selten auch bei passivem Anheben des gesunden Beins Schmerzen im Kreuz und betroffenen Bein auslösen oder

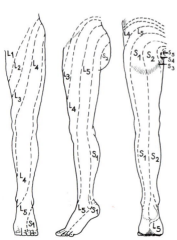

Abb. 1.**52a–c** Übersicht über die sensiblen Dermatome der unteren Extremitäten.

Tabelle 1.1 Zeichen der radikulären Symptomatik

Wurzel	Dermatome		paretische Muskeln (Kennmuskeln)	Reflexausfälle
	Schmerz	Sensibilitätsstörung		
L 2 L 1/L 2 Extraforaminal: L 2/L 3	BWS-LWS-Übergang ISG Leiste Beckenkamm proximaler medialer Oberschenkel	Leiste ventraler proximaler medialer Oberschenkel	Parese des Iliopsoas M. quadriceps femoris Adduktoren (leicht)	Kremaster- und Patellarsehnenreflex (PSR) abgeschwächt
L 3 L 2/L 3 Extraforaminal: L 3/L 4	obere LWS ventraler proximaler Oberschenkel	von der Ventral- zur Innenseite des Oberschenkels bis distal des Knies reichend	Parese des Iliopsoas M. quadriceps femoris Adduktoren (leicht)	fehlender (abgeschwächter) PSR
L 4 L 2/L 3 Extraforaminal: L 3/L 4	LWS Ventralseite lateraler Oberschenkel Hüftregion	von der Außenseite des Oberschenkels bis zum inneren Unterschenkel und Fußrand	Parese des M. quadriceps femoris M. tibialis anterior (Fersengang schwer)	Abschwächung des PSR
L 5 L 4/L 5 Extraforaminal: L 5/S 1	LWS dorsaler Oberschenkel laterale Seite des Unterschenkels mediale Seite des Fußes Leiste Hüftregion	von der lateralen Seite des Unterschenkels zur medialen Seite des Fußes (Großzehe)	Parese der Mm. extensor hallucis longus und brevis Mm. extensor digitorum brevis und longus (Fersengang schwer)	Ausfall des Tibialis-posterior-Reflexes (signifikant nur, wenn Gegenseite gut auslösbar)
S 1 L 5/S 1	LWS dorsaler Oberschenkel hintere laterale Seite des Unterschenkels lateraler Fußrand – Fußsohle Leiste Hüftregion Steißbein	Rückseite von Ober- und Unterschenkel lateraler Fußrand und Fußsohle (Kleinzehe)	Parese der Mm. peronei und des M. triceps surae (Zehengang schwer Umknicken des Fußes nach außen)	Abschwächung oder Ausfall des Achillessehnenreflexes (ASR)

verstärken (gekreuzter Lasègue). Liegt eine Wurzelkompression bei L 1 bis L 4 mit Betroffensein des N. femoralis vor, ist das Lasègue-Zeichen meist nur gering positiv.

Bei der N.-femoralis-Irritation sind in der Regel das umgekehrte Lasègue und/oder der Femoralis-Dehnungsschmerz auslösbar.

Der pseudoradikuläre Schmerz muss von dem echten radikulären Schmerz – der Ischialgie – unterschieden werden. Die pseudoradikulären Schmerzen sind meistens weniger umschrieben als die radikulären Schmerzen. Das Facettensyndrom (Wirbelgelenksarthrose), ein Kreuzbein-Darmbein-Gelenksyndrom, eine schmerzhafte Spondylolisthese, die Wirbelkanalstenose und das sog. Postdiskotomiesyndrom (Zustand nach Bandscheibenoperation) sind oft Erkrankungsbilder, die pseudoradikuläre Schmerzen verursachen.

Lasègue-Zeichen (Straight-Leg-Raising-Test)

Hinweis auf eine Nervenwurzelreizung.

Vorgehen: Der Untersucher hebt das im Kniegelenk gestreckte Bein langsam an bis zu dem Punkt, an dem der Patient Schmerzen angibt.

Beurteilung: Ein schneidender Schmerz in Kreuz und Bein spricht für eine Nervenwurzelreizung (Bandscheibenvorfall, Tumor). Ein echtes positives Lasègue-Zeichen liegt aber nur dann vor, wenn der angegebene Schmerz nahezu blitzartig ins Bein schießt und dabei im Schmerzverlauf dem motorischen/sensiblen Ausbreitungsgebiet der betroffenen Nervenwurzel folgt.

Der Patient versucht oft, dem Schmerz durch Anheben des Beckens auf der untersuchten Seite auszuweichen.

Die beim Beinanheben erreichbare Winkelstellung wird gradmäßig geschätzt und gibt einen Hinweis auf die Schwere der vorliegenden Nervenwurzelreizung (echter Lasègue um 60° und weniger).

Ein Ischiasschmerz lässt sich auch auslösen, indem man das im Kniegelenk gebeugte Bein adduziert und innenrotiert. Dieser Test wird auch als Bonnet- oder Piriformis-Zeichen beschrieben (durch die Adduktion und Innenrotation des Beins wird der Nerv zusätzlich beim Durchtritt durch den M. piriformis gedehnt).

Eine Zunahme des Ischiasschmerzes durch Anheben des Kopfes (Kernig-Zeichen) und/oder passive Dorsalflexion der Großzehen (Turyn-Zeichen) sind weitere Hinweise auf eine deutliche Ischiasreizung (DD: Meningitis, Subarachnoidalblutung, Meningiosis carcinomatosa).

Nur langsam zunehmende Schmerzen beim Beinanheben im Sakral- oder Lendenwirbelsäulenbereich oder aber ausstrahlende Schmerzen in die Oberschenkelrückseite sind in der Regel auf Gelenkarthrosen (Facettensyndrom), Beckenligamentreizungen (Tendinosen) oder aber auf eine vermehrte Spannung (Verkürzung) der ischiokruralen Muskulatur (weicher Stopp, meist auf der Gegenseite in gleicher Weise festzustellen) zurückzuführen. Dieser sog. pseudoradikuläre Schmerz *(Pseudo-Lasègue-Zeichen)* muss von der echten Ischialgie (Lasègue-Zeichen) abgegrenzt werden.

Ein Anheben des Beins in der Hüfte kann auch unmöglich sein, wenn der Patient sich bewusst dagegen sperrt und versucht, das Bein gegen die Untersucherhand nach unten zu drücken. Ein solches Verhalten findet man bisweilen in der Begutachtung bei arzterfahrenen Patienten (siehe Lasègue-Test im Sitzen).

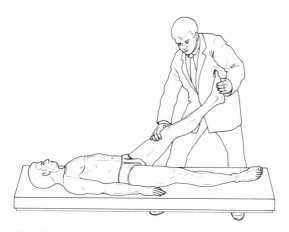

Abb. 1.53 Lasègue-Zeichen.

Bonnet-Zeichen (Piriformis-Zeichen)

Vorgehen: Rückenlage. Der Untersucher adduziert und rotiert das im Kniegelenk und Hüftgelenk gebeugte Bein des Patienten nach innen.
Beurteilung: Das Lasègue-Zeichen tritt bei diesem Untersuchungsmanöver früher auf. Der Nerv wird zusätzlich bei Durchtritt durch den M. piriformis gedehnt, was zu einer Schmerzverstärkung führt.

1 Wirbelsäule

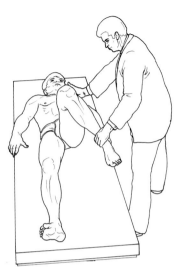

Abb. 1.54 Bonnet-Zeichen.

Lasègue-Test im Sitzen (Reklinationstest)

Hinweis auf eine Nervenwurzelreizung.
Vorgehen: Der Patient sitzt am Rand der Liege und wird angewiesen, das gestreckte Bein im Hüftgelenk zu beugen.

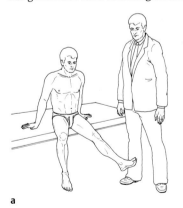
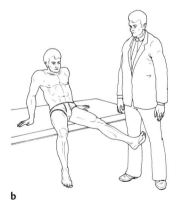

a b

Abb. 1.55a u. b Lasègue-Test im Sitzen:
a beginnende Hüftbeugung,
b zunehmende Hüftbeugung.

Beurteilung: Dieser Test entspricht dem Lasègue-Zeichen. Liegt eine Nervenwurzelreizung vor, so weicht der Patient den Schmerzen aus, indem er in Rückenlage geht und sich mit den Armen abstützt. Dieser Test kann auch zur Abgrenzung einer Schmerzaggravation eingesetzt werden. Kann der Patient das Bein problemlos in der Hüfte beugen, ohne sich zurückzulegen, muss ein zuvor festgestellter positiver Lasègue-Test angezweifelt werden. Dieser Test kann auch vom Untersucher vorgenommen werden, ähnlich wie beim Lasègue-Zeichen. Der Untersucher beugt das im Kniegelenk gestreckte Bein passiv in der Hüfte.

Lasègue-Moutaud-Martin-Zeichen (gekreuzter Lasègue)

Hinweis auf eine Nervenwurzelreizung.
Vorgehen: Der Untersucher hebt das im Kniegelenk gestreckte, nicht schmerzhafte Bein an.
Beurteilung: Besteht ein Bandscheibenvorfall mit einer Nervenwurzelreizung, so kann durch Übertragung der Bewegung auf das betroffene Wirbelsäulensegment der Ischiasschmerz auf der kranken Seite auftreten, durch Heben des Beins auf der gesunden Seite.

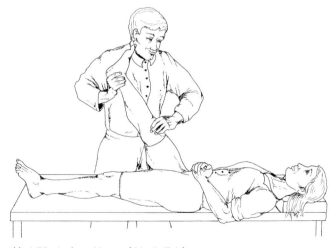

Abb. 1.56 Lasègue-Moutaud-Martin-Zeichen.

Bragard-Zeichen

Hinweis auf ein Nervenwurzelkompressionssyndrom – Differenzierung des echten Lasègue-Zeichens vom Pseudo-Lasègue.
Vorgehen: Der Patient liegt auf dem Rücken. Die eine Hand des Untersuchers umfasst die Ferse, die andere greift von ventral das Knie. Das im Kniegelenk gestreckte Bein wird langsam angehoben. Bei einsetzendem Lasègue-Schmerz wird das Bein so weit gesenkt, bis der Schmerz gerade nicht mehr empfunden wird. In dieser Position wird eine kräftige Dorsalflexion des Fußes vorgenommen, die den typischen Ischiasdehnungsschmerz wieder auslöst.
Beurteilung: Ist das Bragard-Zeichen positiv, so ist dies ein Beweis für eine Wurzelkompression, die zwischen L 4 und S 1 liegen kann.

Ein dumpfer, unspezifischer Schmerz am rückwärtigen Oberschenkel mit Ausstrahlung in das Kniegelenk ist auf einen Dehnungsreiz der

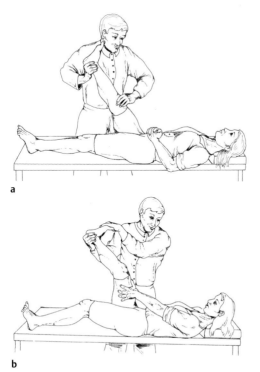

Abb. 1.**57a** u. **b**
Bragard-Zeichen:
a Ausgangsstellung,
b Dorsalflexion des Fußes.

ischiokruralen Muskulatur zurückzuführen und darf nicht als Lasègue-Zeichen gewertet werden.

Ein Spannungsempfinden in der Wade kann durch eine Thrombophlebitis, Thrombose oder Kontraktur des M. gastrocnemius verursacht sein.

Mit dem Bragard-Zeichen kann ein Aggravationsverhalten des Patienten überprüft werden. Das Zeichen ist bei Aggravation meist negativ.

Differenzialtest nach Lasègue

Differenzierung zwischen einer Ischialgie und einem Hüftleiden.

Vorgehen: Der Patient liegt auf dem Rücken. Die eine Hand des Untersuchers umfasst die Ferse, die andere greift von ventral das Knie. Das im Kniegelenk gestreckte Bein wird langsam angehoben bis zu dem Punkt, an dem der Patient Schmerzen angibt. Lokalisation und Art der

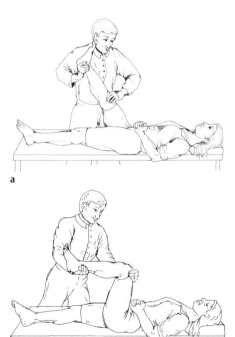

Abb. 1.**58**a u. **b** Differenzialtest nach Lasègue:
a Ausgangsstellung,
b Kniebeugung.

Schmerzen werden registriert. Die beim Beinheben noch erreichbare schmerzfreie Winkelstellung wird gradmäßig geschätzt.

Der Test wird wiederholt und das Bein bei Erreichen der Schmerzgrenze im Kniegelenk nachfolgend gebeugt.

Beurteilung: Bei einem Patienten mit einer N.-ischiadicus-Reizung kommt es durch die Kniebeugung zu einer deutlichen Abnahme der Beschwerden, bzw. die Beschwerden verschwinden komplett. Liegt ein Hüftgelenkleiden vor, so verbleiben die Schmerzen und verstärken sich möglicherweise durch eine zunehmende Beugung im Hüftgelenk.

Bemerkung: Der beim Hüftgelenkleiden lokalisierte Schmerz liegt in der Regel in der Leistenregion, nur ausnahmsweise im dorsolateralen Bereich des Hüftgelenks. Nur bei einer dorsolateral gelegenen Schmerzlokalisation kann eine Differenzierung zwischen einer Nervenwurzelreizung und einem durch ein Hüftgelenkleiden verursachten Schmerz Probleme machen.

Zeichen nach Duchenne

Beurteilung einer Nervenwurzelläsion.

Vorgehen: Der Patient liegt auf dem Rücken. Der Untersucher fasst mit einer Hand die Ferse, mit der anderen Hand drückt er mit einem Finger das 1. Mittelfußköpfchen nach dorsal. Aus dieser Stellung wird der Patient gebeten, den Fuß nach plantar zu flektieren.

Beurteilung: Liegt eine Bandscheibenerkrankung mit Läsion der Nervenwurzel S 1 vor, so kann der Patient dem Fingerdruck keinen Widerstand entgegenbringen. Aufgrund einer Parese der Mm. peronei kommt es zu einer Fußsupination (über dem M. tibialis posterior/anterior).

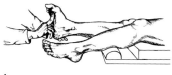

a

b

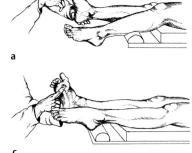

c

Abb. 1.**59a–c** Zeichen nach Duchenne:
a Ausgangsstellung,
b normal,
c pathologisch.

Thomsen-Zeichen

Hinweis auf eine Nervenwurzelreizung.
Vorgehen: Bauchlage. Der Untersucher beugt das Kniegelenk um ca. 90°–120° bei dorsalflektiertem Fuß.
Beurteilung: Lässt sich der N. ischiadicus oberhalb der Kniekehle schmerzhaft tasten, so spricht dies für eine Nervenwurzelreizung, in der Regel bedingt durch einen Tumor..

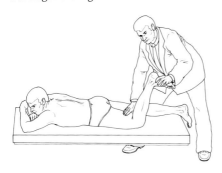

Abb. 1.**60** Thomsen-Zeichen.

Kernig-Test

Hinweis auf eine Wurzelreizsymptomatik.
Vorgehen: Der Patient liegt auf dem Rücken. Er wird aufgefordert, das Bein in Hüft- und Kniegelenk zu beugen. Im 1. Teil des Tests versucht der Untersucher, passiv das Kniegelenk des Patienten zu strecken, im 2. Teil wird der Patient gebeten, eine aktive Kniestreckung auszuführen.

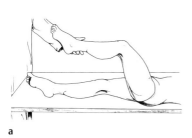 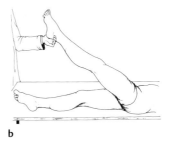

a b
Abb. 1.**61a** u. **b** Kernig-Test:
a Ausgangsstellung,
b Kniestreckung.

Beurteilung: Treten bei der aktiven oder passiven Kniestreckung Schmerzen im Wirbelsäulenbereich oder radikuläre Beschwerden im Bein auf, so spricht dies für eine Nervenwurzelreizung, bedingt durch einen Bandscheibenvorfall oder durch einen entzündlichen oder tumorösen Wirbelsäulenprozess.

Fersengang-Zehengang-Test

Differenzierung und Beurteilung eines Nervenwurzelschadens in der LWS.

Vorgehen: Der Patient wird gebeten, sich zunächst auf die Ferse, dann nachfolgend auf die Zehen zu stellen und in dieser Position, wenn möglich, einige Schritte zu gehen.

Beurteilung: Mühe oder die Unmöglichkeit, auf den Zehen zu stehen oder zu gehen, deuten auf eine Läsion der Wurzel S 1, auf den Fersen zu stehen oder zu gehen, auf eine Läsion der Wurzel L 5/L 4 hin.

Bemerkung: Differenzialdiagnostisch muss eine Achillessehnenruptur ausgeschlossen werden. Bei dieser Verletzung ist der Zehenspitzenstand, speziell der Stand auf dem betroffenen Bein allein, nicht möglich.

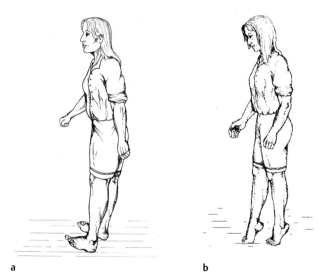

a b

Abb. 1.**62a** u. **b** Fersengang-Zehengang-Test:
a Fersengang,
b Zehengang.

Bruzinski-Zeichen

Hinweis auf eine meningeale Reizung.
Vorgehen: Rückenlage. Der Untersucher hebt den Kopf des Patienten an und führt ihn in eine zunehmende Flexionsstellung.
Beurteilung: Kommt es beim Anheben des Kopfes zu einer leichten Beugung von Knie- und Hüftgelenken, so liegen meningeale Reizerscheinungen vor.

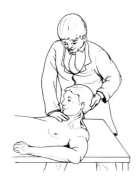

Abb. 1.63 Bruzinski-Zeichen.

Femoralis-Lasègue-Test (umgekehrter Lasègue)

Hinweis auf eine Nervenwurzelreizung.
Vorgehen: Bauchlage. Das im Kniegelenk gebeugte Bein wird von der Untersuchungsliege abgehoben.

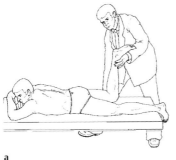
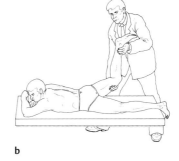

a
b
Abb. 1.64a u. b Femoralis-Lasègue-Test:
a Ausgangsstellung,
b Hüftüberstreckung.

Beurteilung: Eine Hüftüberstreckung bei gebeugtem Knie bedeutet einen Zug am N. femoralis und ist beim Auftreten von radikulären ein- oder doppelseitigen Schmerzen im Kreuz und auf der Vorderseite des Oberschenkels, selten auch des Unterschenkels, ein Hinweis auf eine Nervenwurzelreizung (z. B. Bandscheibenvorfall) im Wirbelsäulensegment L 3/L 4. Abzugrenzen sind Beschwerden, die durch eine Hüftarthrose, durch eine Verkürzung des M. rectus femoris oder des M. psoas verursacht werden.

2 Schultergelenk

Akute Verletzungen und chronische Beschwerden im Bereich des Schultergelenkes sind in den letzten Jahren ein zunehmendes Problem. Ursachen hierfür liegen sowohl am Arbeitsplatz als auch im Bereich der Freizeit und des Leistungssports. Langjährige Überkopfarbeiten am Arbeitsplatz, in der Freizeit oder im Haushalt führen ebenso zu Überlastungen und Muskeldysbalancen wie die monotone Sitzhaltung von Sekretärinnen an einem ergonomisch ungünstig gestalteten Arbeitsplatz.

Wie bei jeder klinischen Untersuchung eines Patienten steht auch bei der Untersuchung des Schultergelenkes die Anamnese des Patienten an erster Stelle. Die vielen unterschiedlichen Erkrankungen des Schultergelenkes können durch akute Traumen, lokale Prozesse im Sinne von chronischen Belastungsschäden, altersbedingten Degenerationen oder systemischen Erkrankungen hervorgerufen werden. Im adoleszenten und frühen Erwachsenenalter stehen Verletzungen oder anlagebedingte anatomische Fehlstellungen als Ursachen für Schulterbeschwerden im Vordergrund. Die häufigsten Schultererkrankungen sind hier die Luxationen und Subluxationen der Schulter mit ihren Instabilitätsbeschwerden. Später stehen degenerative Erscheinungen im Vordergrund. Hierzu zählen hauptsächlich das sog. Impingement-Syndrom, Rotatorenmanschettenrupturen und degenerative AC-Gelenkveränderungen.

Die Frage nach der beruflichen Belastung und der sportlichen Aktivität liefert wichtige Informationen. Berufe, die einen hohen Anteil an Überkopfarbeit erfordern (Maler, Anstreicher) und Sportarten mit ähnlichen Anforderungen (Basketball, Handball, Tennis, Schwimmen, Volleyball) führen häufig schon frühzeitig zu Beschwerden im Bereich des subakromialen Raumes. Hierzu gesellen sich degenerative Erscheinungen des AC-Gelenkes. Zur exakten Erhebung der Anamnese beim Sportler ist insbesondere die Kenntnis des sportartspezifischen Bewegungsablaufes notwendig. Nur hierdurch sind sportarttypische Verletzungsmuster aufdeckbar.

Es sind jedoch nicht immer adäquate Unfallmechanismen mit einem entsprechenden Trauma, die eine akute Symptomatik auslösen. Bei vorbestehender Sehnendegeneration kann auch eine Bagatellverletzung zur Ruptur der Supraspinatussehne führen.

Schultergelenk

Neben den zielgerichteten Fragen, die sich hauptsächlich auf Erkrankungen des Schultergürtels beschränken, muss auch an Erkrankungen anderer Organe gedacht werden. So strahlt nicht selten der Angina-pectoris-Schmerz in Schulter und Arm aus, wobei diese Ausstrahlung nicht immer linksseitig sein muss. Weiterhin können Gallenblasen- oder Lebererkrankungen Schmerzen in der rechten Schulter verursachen. Sowohl eine rheumatische Polyarthritis als auch eine Hyperurikämie können ihre Erstmanifestation am Schultergelenk haben. Patienten mit einem Diabetes mellitus haben überzählig häufig eine begleitende Affektion im Bereich des Schultergürtels mit der Tendenz zur Einschränkung der Schultergelenksbeweglichkeit. Einer der häufigsten neoplastischen Ursachen für Schulterschmerzen ist ein Pancoast-Tumor mit typischem Horner-Syndrom.

Bei der Inspektion verschafft man sich einen ersten Überblick. Man achtet auf Gang und gegenseitiges Mitschwingen der oberen Extremitäten. Ein Patient mit einer „frozen-shoulder" vermeidet beim Ausziehen, Innen- oder Außenrotation und Bewegungen oberhalb der Horizontalen. Ein Patient mit einer Ruptur der Rotatorenmanschette bittet oft um Hilfe beim Auskleiden, weil ihm die Kraft zur Abduktion des Armes fehlt. Unregelmäßigkeiten in der Symmetrie, besonders Muskelatrophien lassen sich im Seitenvergleich am besten aufdecken. Bei der seitenvergleichenden Inspektion des AC-Gelenkes achtet man auf Schwellungen oder Stufenbildung infolge einer AC-Gelenksprengung. Ein distalisierter Muskelbauch deutet auf eine Ruptur der langen Bizepssehne hin. Gleiches gilt für viele angeborene Erkrankungen wie die Sprengel-Deformität, das Klippel-Feil-Syndrom, den kongenitalen Tortikollis oder wie die bei Säuglingen und Kleinkindern häufig auftretende Klavikularfraktur. Die isolierte Supraspinatusatrophie deutet auf eine Ruptur dieser Sehne hin.

Auch periphere Nervenkompressionssyndrome und das Thoracic-outlet-Syndrom zeigen in ihrer ersten Manifestation Schmerzen in der Schulter.

Röntgenbilder der Schulter a.-p. und seitlich sowie Schulterspezialaufnahmen sind ergänzend zur klinischen Untersuchung angezeigt, um knöcherne Veränderungen von Weichteilaffektionen zu differenzieren. Sonographie, das MRT und CT erlauben eine weitere bildgebende Abklärung von Schulterbeschwerden.

Bewegungsumfang Schultergelenk (Neutral-0-Methode)

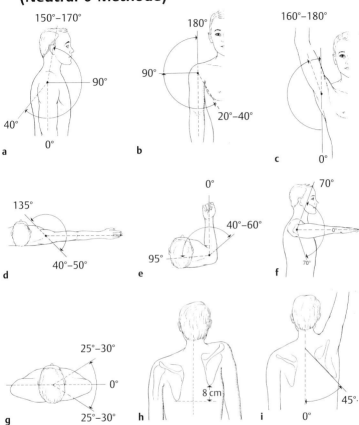

Abb. 2.**1a** Vorheben/Rückheben (Anteversion/Retroversion/Flexion/Dorsalextension).
Abb. 2.**1b** Seitwärts-/Körperwärtsführung (Abduktion/Adduktion).
Abb. 2.**1c** Abduktion über 90° erfordert Außenrotation des Arms im Schultergelenk und Drehung des Schulterblattes.
Abb. 2.**1d** Horizontalflexion/-extension (90° abduzierter Arm wird horizontal vor die Brust sowie nach rückwärts geführt).
Abb. 2.**1e–f** Außen-/Innenrotation: beim hängenden Arm (**e**), bei 90° Abduktion (**f**).
Abb. 2.**1g** Vor-/Rückführen der Schulter.
Abb. 2.**1h–i** Heben/Senken des Schulterblattes (**h**), Rotation des Schulterblattes auf dem Thorax (**i**).

Schultergelenk

Tests Schultergelenk

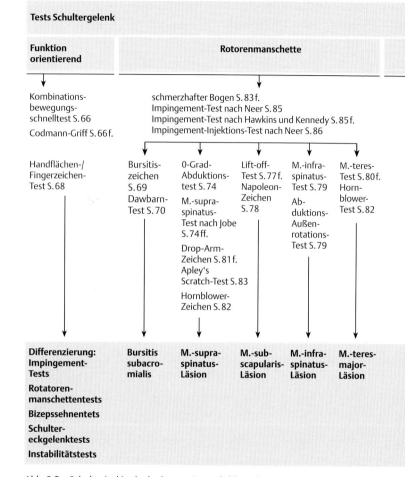

Abb. 2.2 Schulter(eck)gelenkschmerz: Beweglichkeit aktiv-passiv (Neutral-0-Methode).

Schultergelenk 2

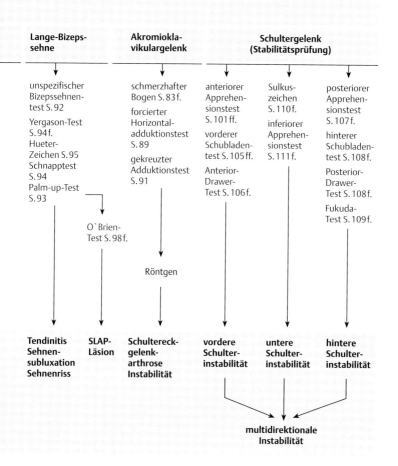

Orientierungstests

Kombinationsbewegungsschnelltest

Vorgehen: Für einen schnellen Test der Schultergelenkbeweglichkeit wird der Patient aufgefordert, mit der Hand hinter dem Kopf den Oberrand der gegenseitigen Skapula zu erreichen. In einer zweiten Bewegung soll die Hand hinter dem Rücken vom Gesäß aus den Unterrand der gegenseitigen Skapula berühren.

Beurteilung: Entsprechende Bewegungseinschränkungen weisen im Seitenvergleich auf eine Schultergelenkerkrankung hin, die dann durch entsprechende gezieltere Tests näher diagnostiziert werden kann.

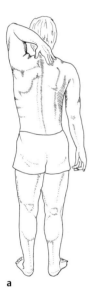
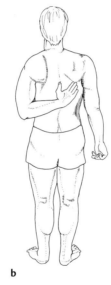

Abb. 2.**3a** u. **b** Kombinationsbewegungsschnelltest:
a Nackengriff,
b Skapula-(Schürzenbund-)Griff.

Codman-Griff

Passive Bewegungsprüfung am Schultergelenk.

Vorgehen: Der Untersucher steht hinter dem Patienten und umfasst mit seiner Hand dessen Schulter. Der Daumen fixiert die Skapula, knapp unterhalb der Spina scapulae, der Zeigefinger befindet sich über dem ventralen Rand des Akromions in Richtung Korakoidspitze. Die restlichen Finger greifen den vorderen Rand des Akromions.

Die andere Hand führt den Arm des Patienten in alle Bewegungsrichtungen.

Beurteilung: Erfasst werden Krepitationen im Glenohumeralgelenk, Schnappphänomene (z. B. Luxationen der langen Bizepssehne) oder Bewegungseinschränkungen.

Die wichtigsten Knochendruckpunkte, wie Tuberculum majus und minus humeri, der Processus coracoideus, das Sternoklavikular- und Akromioklavikulargelenk werden auf Druckschmerz, die Gelenke zusätzlich auf Stabilität geprüft und Schmerzen im Verlauf der Sehnen der Rotatorenmanschette durch Tasten erfasst.

Das Ausmaß der Beweglichkeit wird nach der Neutral-0-Methode bestimmt.

Beurteilt werden das aktive und passive Bewegungsausmaß und der Bereich bzw. der Punkt, bei denen es zum Auftreten von Beschwerden kommt.

Eine Einschränkung der aktiven und passiven Beweglichkeit der Schulter in allen Ebenen liegt bei der sog. „frozen shoulder" vor.

Im Frühstadium der Rotatorenmanschettenruptur ist nur die aktive, nicht jedoch die passive Beweglichkeit eingeschränkt; bei älteren Rupturen oder fortgeschrittenen Impingementsyndromen finden sich Bewegungseinschränkungen wie bei der sog. „frozen shoulder".

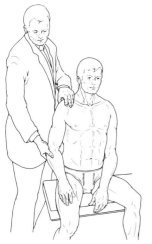

Abb. 2.4   Codman-Griff.

Handflächenzeichen-Test und Fingerzeichen-Test

Der typische Schulterschmerz beginnt im Schultergelenk und strahlt in den Oberarm aus. Der Patient beschreibt dies meist auf zwei Arten. Für die glenohumeralen und subakromialen Schmerzen ist das Handflächenzeichen typisch. Der Patient legt die Handfläche des gesunden Arms direkt unterhalb des Akromions.

Für Schmerzen im Akromioklavikulargelenk ist das Fingerzeichen typisch. Der Patient führt den Zeigefinger der gegenüberliegenden Hand direkt auf das betroffene Akromioklavikulargelenk.

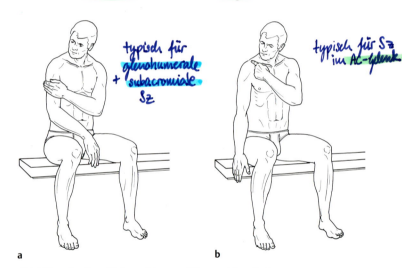

Abb. 2.5a u. b   Handflächenzeichen- und Fingerzeichen-Test:
a Handflächenzeichen,
b Fingerzeichen.

Bursitistests

Bursae (Schleimbeutel)

Im Bereich der Schulter finden sich eine Reihe von Gleitbeuteln (Bursae). Sie sind teilweise untereinander kommunizierend. Die Bursa subacromialis und die nahe gelegene Bursa subdeltoidea sind die wichtigsten. Sie sichern eine „geschmeidige Bewegung" zwischen der Rotatorenmanschette und dem darüber liegenden Akromion und Akromioklavikulargelenk. Bei pathologischen Prozessen in der Schulter verursachen sie meist erhebliche Schmerzen. Oft bilden diese Bursae zusammen einen Schleimbeutel.

Bursitiszeichen

Abklärung von unklaren Schulterschmerzen.
Vorgehen: Mit dem Zeige- und Mittelfinger wird gezielt von lateroventral die subakromiale Zone palpiert.

(Durch Extension oder leichte Hyperextension des Arms mit der nichtuntersuchenden Hand und Vordrücken des Humeruskopfes mit dem dorsal liegenden Daumen der untersuchenden Hand lässt sich der subakromiale Raum erweitern. Die kranial liegenden Anteile der Rotatorenmanschette und deren Ansatz am Tuberculum majus lassen sich zusätzlich palpieren).

Beurteilung: Ein lokalisierter Druckschmerz des subakromialen Raumes deutet auf einen Reizzustand der Bursa subacromialis, aber auch auf eine Erkrankung der Rotatorenmanschette hin.

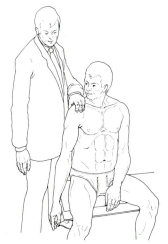

Abb. 2.6 Subakromiales Bursitis-Zeichen.

Dawbarn-Test

Hinweis auf eine subakromiale Bursitis.

Vorgehen: Während die eine Hand des Untersuchers den Arm des Patienten aus mittlerer Abduktionsstellung weiter abduziert, palpiert die andere Hand den subakromialen Raum von ventrolateral.

Während der passiven Abduktion des Armes bis 90° übt der Untersucher zusätzlich punktuellen Druck subakromial aus.

Beurteilung: Subakromiale Schmerzen, die bei Abduktion nachlassen, sprechen für eine Bursitis.

Mit der Abduktion legt sich der M. deltoideus über den Randbereich der Bursa subacromialis. Dies lindert den Schmerz.

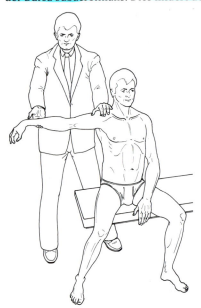

Abb. 2.7 Dawbarn-Test.

Rotatorenmanschette (Impingement-Symptomatik)

Das übliche Symptomenbild einer Läsion der Rotatorenmanschette wird beherrscht von Schmerzen und einer mehr oder weniger ausgeprägten Funktionsschwäche.

Schultergelenk

In der akuten Schmerzphase ist es oft schwierig, aus der Untersuchung Informationen zu bekommen, die uns erlauben, zwischen einer schmerzhaften Schulter durch Verkalkungen, Tendinitis, ein Subskapularissyndrom oder eine Rotatorenmanschettenruptur zu unterscheiden.

Schwieriger ist die Abgrenzung zwischen einer Rotatorenmanschettensehnenruptur und einer erkrankten degenerativ veränderten nicht rupturierten Sehne.

Die klinische Zuordnung von Schulterschmerzen und Muskelschwäche ist erst dann besser möglich, wenn die Schmerzen der akuten Phase abgeklungen sind.

Bei Rupturen des Supraspinatus ist die aktive Beweglichkeit insgesamt vermindert, bei Läsionen des vorderen oberen Anteils und mehr noch bei solchen des hinteren Anteils und am meisten bei kompletten Rupturen. Dabei handelt es sich aber nur um einen Hinweis; der Bewegungsumfang erlaubt nicht die Beurteilung der Art der Läsion.

Abzugrenzen von der sog. „frozen shoulder" ist die Pseudoversteifung der Schulter. Sie wird oft verursacht durch eine fortgeschrittene gering schmerzhafte Arthrose im Sternoklavikulargelenk.

Bezieht man diese Veränderung nicht mit ein, so besteht die Gefahr, dass die Bewegungseinschränkung mit Veränderungen im glenohumeralen Gelenk verbunden wird.

Die Untersuchung des Achselzuckens (Anheben der Schultern) ist für diese Differenzierung ein guter Test, denn das glenohumerale Gelenk darf nur dann als Ursache für eine Bewegungseinschränkung gelten, wenn das Achselheben normal ist. In gleicher Weise muss eine skapulothorakale Pathologie ausgeschlossen werden. Weniger wichtig erscheint eine „knarrende" Schulter durch einen knöchernen Vorsprung, z. B. eine Exostose des Schulterblattes oder der Rippen, als die Skapula, die sich fixiert in einer Einbuchtung des hinteren Thorax, wie z. B. nach einer Thorakoplastik oder Rippenserienfraktur. Ebenso wichtig ist es, eine Dysfunktion der Schultermuskulatur, sei es der skapulothorakalen oder der glenohumeralen Muskulatur, auszuschließen. Insbesondere ist auf eine mögliche Serratuslähmung zu achten, indem man sich vergewissert, ob sich das Schulterblatt beim Abstoßen der nach vorne gestreckten Arme abhebt. Ebenso muss eine Paralyse des M. trapezius ausgeschlossen werden, welche eine Einschränkung der Schulterbeweglichkeit dadurch bewirkt, dass die Skapula nicht fixiert werden kann.

Die Elevation, aber auch das Achselzucken, erlaubt es, diese Paralyse auszuschließen.

Für die unter dem Schulterdach liegenden Strukturen ist schon unter normalen Verhältnissen wenig Raum. Wenn bei der Elevation das Tuberculum majus unter das Schulterdach tritt, wird das Raumangebot noch geringer.

Besonders betroffen von Platznot ist der Supraspinatus. Sein Verkehrsraum wird vom vorderen Akromion, dem korakoakromialen Band, dem Akromioklavikulargelenk und dem Processus coracoideus allseitig begrenzt (Supraspinatus-Outlet).

Beim Impingementsyndrom handelt es sich um eine schmerzhafte Funktionsstörung der Schulter, die durch ein Anstoßen der Rotatorensehnen am Vorderrand des Schulterdaches und/oder Akromioklavikulargelenks entsteht.

Bei der Elevation kann die Rotatorenmanschette mit der dazwischen liegenden Bursa am vorderen Akromionrand, bei der Innenrotation am Processus coracoideus lokal komprimiert werden. Es kann zu einem subakromialen bzw. subkorakoidalen Impingementsyndrom kommen.

Außer an der Rotatorenmanschette können Impingementläsionen auch an anderen in der Impingementzone liegenden Strukturen vorkommen, wie der langen Bizepssehne und der Bursa subacromialis.

Nach Neer unterscheidet man ein primäres Impingement (Outlet-Impingement) und sekundäres Impingement (Non-outlet-Impingement). Beim primären Impingement kommt es zu einer Supraspinatusreizung infolge einer mechanischen Raumeinengung (Supraspinatus outlet) durch angeborene Formveränderungen des Akromions, erworbene Spornbildungen am vorderen Akromionrand, kaudalen Osteophyten am Akromioklavikulargelenk und bei posttraumatischen Fehlheilungen vom Processus coracoideus, Akromion und Tuberculum majus. Beim sekundären Impingement (Subakromialsyndrom) kommt es zu einer relativen subakromialen Raumeinengung durch eine Volumenzunahme der unter dem Schulterdach durchziehenden Strukturen. Eine Verdickung der Rotatorenmanschette und der Bursa (Kalkdepot, chronische Bursitis) sowie ein posttraumatischer Hochstand des Tuberculum majus sind die häufigsten Ursachen.

Nach Keyl ist aber die Hauptsache des sekundären Impingements der Ausfall der Kopfdepressoren bei Ruptur der Rotatorenmanschette oder der langen Bizepssehne. Kann durch einen Rotatorenmanschettendefekt die kranialisierende Kraftkomponente des M. deltoideus nicht mehr kompensiert werden, so kommt es bei der Elevation des Arms zu einem Hochsteigen des Schulterkopfes und damit zu einem Impingement. Das gleiche gilt auch für die Schulterinstabilität, wenn vor allem bei multidirektionalen Dislokationen der Kopf verstärkt gegen das Pfannendach gezogen und damit ein Impingement ausgelöst wird. Ein funktioneller Engpass kann auch entstehen, wenn die Skapula bei einer Lähmung und Schwäche der Muskulatur an der Gesamtelevation des Arms nicht beteiligt ist oder wenn bei Sprengung des Akromioklavikulargelenks ihre Aufhängung verloren gegangen ist. Nicht zuletzt ist auch an die pathogenetische Bedeutung der geschrumpften dorsalen Kapsel zu denken. Wenn der Humeruskopf bei der Flexion nicht genügend nach hinten gleiten kann, wird er vermehrt gegen den vorderen Akromionrand gepresst, und es entsteht ein Impingement.

Im chronischen Stadium eines Impingementsyndroms kann sich eine Atrophie des Deltamuskels sowie des Supra- und Infraspinatus bemerkbar machen. Die Sehnenansätze am Tuberculum majus und am Tuberculum minus sind oft druckempfindlich, die Beweglichkeit des Glenohumeralgelenks kann endgradig eingeschränkt sein. Die aktive Elevation ist schmerzhafter als die passive.

Kann der Patient den Arm trotz Schmerzen gegen Widerstand abduzieren, spricht dies nicht für eine rupturierte, sondern eher für eine erkrankte, degenerativ veränderte Sehne.

Eine genauere klinische Abgrenzung zwischen rupturbedingter und schmerzbedingter Abduktionsschwäche erlaubt der Impingement-Injektionstest nach Neer.

Liegt eine Sehnenruptur vor, so ist zu erwarten, dass trotz Schmerzfreiheit (Linderung) durch die Infiltration in den subakromialen Raum die Abduktionsschwäche des Arms verbleiben wird.

Bei einer sog. „Pseudoparalyse" ist der Patient unfähig, den betroffenen Arm zu heben. Dieses globale Zeichen spricht für eine Schädigung der Rotatorenmanschette. Zur genaueren Eingrenzung des geschädigten Sehnenanteils sollte weitergehend untersucht werden. Dabei können Provokationstests sehr hilfreich sein. Es werden die Außen- und Innenrotation in verschiedenen Stellungen des Schultergelenks gegen Widerstand geprüft. Eine Schwäche ist eher auf ein funktionelles Defizit (z. B. Ruptur) der Sehnen, Schmerz eher auf eine entzündliche Komponente der Sehnenansätze oder der angrenzenden Bursen zurückzuführen.

Schultergelenk

• ▬ Null-Grad-Abduktions-Test

Vorgehen: Die Untersuchung erfolgt am stehenden Patienten. Die Arme des Patienten hängen locker am Körper herab. Der Untersucher greift die Arme im distalen Unterarmdrittel. Der Patient versucht, die Arme gegen den Widerstand des Untersuchers zu abduzieren.
Beurteilung: Die Abduktion des Arms wird durch den M. supraspinatus und den M. deltoideus „gestartet". Schmerzen, insbesondere Schwäche beim Abduzieren und Halten des Arms, müssen an eine Ruptur der Rotatorenmanschette denken lassen.

Die fehlende Zentrierung des Humeruskopfes, der sog. Humeruskopfhochstand bei Ruptur der Rotatorenmanschette, bewirkt eine relative Insuffizienz der äußeren Schultermuskulatur. Kleine Rupturen, die funktionell noch kompensiert werden können, bieten geringe Funktionsverluste bei gleichen Schmerzen. Größere Rupturen sind in jedem Fall von Schwäche und Funktionsverlust gekennzeichnet.

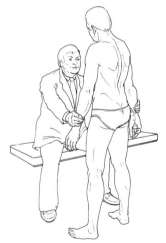

Abb. 2.**8** Null-Grad-Abduktions-Test.

• ▬ Musculus-supraspinatus-Test nach Jobe (Empty-can-Test)

Vorgehen: Dieser Test kann beim stehenden und sitzenden Patienten durchgeführt werden. Bei gestrecktem Ellenbogengelenk wird der Arm des Patienten in 90° Abduktion, 30° Horizontalflexion und Innenrotation gehalten. Während der Abduktions-/Horizontalflexionsbewegung übt der Untersucher Druck von oben auf den Unterarm aus. Nach EMG-Untersuchungen lässt sich dabei die Supraspinatusfunktion weitgehend isoliert testen.

Beurteilung: Löst der Test einen mehr oder weniger ausgeprägten Schmerz aus und ist der Patient nicht in der Lage, den Arm auf 90° abduziert und gegen die Schwerkraft zu halten, so spricht man von einem positiven „drop arm sign".

Bei Innenrotation (Daumen zeigt bodenwärts – wie beim Ausschütten einer Getränkedose: empty can) werden speziell die kranialen Anteile der Rotatorenmanschette (M. supraspinatus), bei Außenrotation eher die ventralen Anteile der Rotatorenmanschette überprüft.

Zur Differenzierung kann der Test bei nur 45° Abduktion wiederholt werden. Wenn der Impingementanteil eine wesentliche Ursache darstellt, findet man nun eine geringere Schmerzsymptomatik und bessere Kraftentfaltung, sofern die Sehne in der Kontinuität intakt ist. Der Test kann bei pathologischen Veränderungen der langen Bizepssehne falsch positiv ausfallen.

Ein ergänzender Test, der sich bewährt hat, besteht darin, den im Ellenbogen gestreckten Arm, Handfläche nach oben, d. h. in maximaler Außenrotation in Elevation von 60° in der Skapularebene zu halten. Dieser Test gleicht dem von Jobe mit umgekehrter Rotation des Arms und deutet bei Auftreten von Schmerzen und Schwierigkeiten, die Stel-

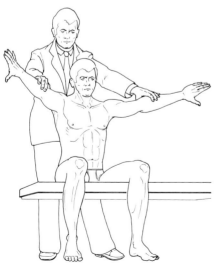

Abb. 2.**9** M.-supraspinatus-Test nach Jobe.

lung zu halten, auf eine Erkrankung des M. subscapularis hin, zumindest in seinem oberen Abschnitt. Da auch der M. pectoralis major und der M. latissimus dorsi wie der M. subscapularis für die Innenrotation verantwortlich sind, ist der Test, insbesondere wenn eine Erkrankung der anderen Muskeln vorliegt, nicht immer sehr spezifisch.

Musculus-subscapularis-Test

Vorgehen: Dieser Test wirkt im Vergleich zum Infraspinatus umgekehrt. Bei nicht ganz am Körper anliegendem Ellenbogen wird die passive Außenrotationsfähigkeit im Vergleich zur Gegenseite gemessen und die aktive Innenrotation des glenohumeralen Gelenks gegen Widerstand geprüft.
Beurteilung: Eine im Vergleich zur Gegenseite vergrößerte schmerzfreie passive Außenrotation sowie ein Verlust der aktiven Innenrotation spricht für eine Ruptur des Subskapularis (Innenrotator).

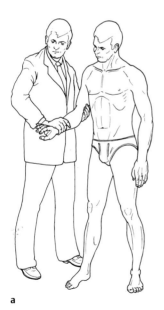
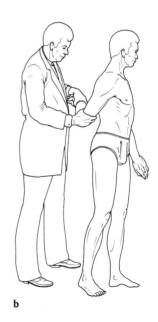

a
b

Abb. 2.**10a** u. **b** M.-subscapularis-Test:
a Außenrotation passiv,
b Innenrotation aktiv hinter dem Rücken.

Meist ist für die vermehrte Außenrotation die Inaktivität des M. subscapularis und nicht die Ruptur ursächlich.

Eine Erkrankung des M. subscapularis manifestiert sich durch eine verringerte Innenrotationskraft und Schmerzen. Die Kraftminderung weist bei geringen Schmerzen eher auf eine Ruptur hin; bei stärkeren Schmerzen ist die Unterscheidung zwischen Ruptur und Nichtruptur meist nicht möglich.

Für den M. subscapularis spezifischer ist die aktive Innenrotation hinter dem Rücken, wobei der im Ellenbogengelenk 90° gebeugte Arm von der lumbalen Wirbelsäule noch dorsal weggedrückt wird (Lift-off-Test). Die passive Innenrotation als Kombination der glenohumeralen und skapulothorakalen Bewegung kann durch die mit dem Daumen noch gerade erreichten Dornfortsätze der LWS und BWS gemessen werden.

Lift-off-Test nach Gerber

Vorgehen: Bei innenrotiertem Arm legt der Patient die Handrückenfläche auf den Rücken und versucht, gegen den Widerstand der Untersucherhand die Handrückenfläche vom Rücken abzuheben.

Beurteilung: Liegt eine Ruptur der Sehne oder eine Insuffizienz des M. subscapularis vor, ist es dem Patienten nicht möglich, gegen den Widerstand der Untersucherhand den Handrücken vom Rücken abzuheben.

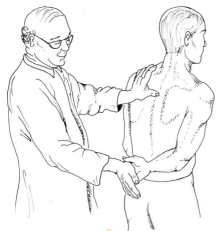

Abb. 2.11 Lift-off-Test.

Ist schmerzbedingt eine maximale Innenrotationsposition nicht möglich, empfiehlt sich die Durchführung des Napoleon-Zeichens.

Napoleon-Zeichen („Belly-Press-Test")

Vorgehen: Die Untersuchung erfolgt am stehenden Patienten. Der Unterarm des Patienten liegt bei gebeugtem Ellenbogen der Bauchwand an. Der Patient versucht, den Arm weiter kräftig gegen den Bauch zu drücken.

Beurteilung: Bei einem Riss der Sehne des M. subscapularis fehlt das innenrotatorische Moment. Der Ellenbogen weicht unter Wirkung des M. latissimus dorsi und des M. teres major seitlich nach dorsal ab. Zusätzlich kommt es zu einer Flexion im Handgelenk.

Aus der Endstellung des Napoleon-Zeichens lässt sich der sog. Belly-Off-Test durchführen. Das flektierte Handgelenk des Patienten wird vom Untersucher in Neutralstellung gebracht. Der Untersucher führt dann die Handfläche des Patienten bei gestrecktem Handgelenk an den Bauch. Durch die Ruptur der Subskapularissehne mit Übergewicht der Außenrotatoren kann der Patient die maximale Innenrotationsstellung nicht halten und die Hand weicht vom Bauch nach vorne ab. Dieser Test fällt insbesondere bei isolierten Subskapularisrupturen positiv aus.

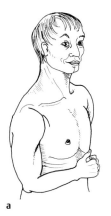 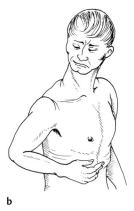

a b

Abb. 2.**12a** u. **b** Napoleon-Zeichen („Belly-Press-Test"):
a Der Unterarm liegt bei gebeugtem Ellenbogen der Bauchwand an.
b Die Abweichung des Arms im Ellenbogen seitlich dorsal, im Handgelenk flektiert.

Musculus-infraspinatus-Test

Vorgehen: Der Test kann am sitzenden und stehenden Patienten vorgenommen werden.

Am besten wird der Test im Seitenvergleich geprüft. Die Arme des Patienten hängen locker herab, die Ellenbogengelenke sind um 90° gebeugt, liegen aber dem Körper nicht ganz an. Der Untersucher legt seine Handinnenflächen auf die Handrücken des Patienten. Der Patient wird nun angewiesen, gegen den Widerstand der Hände des Untersuchers den Unterarm nach außen zu rotieren.

Beurteilung: Schmerzen oder Schwäche bei der Außenrotation weisen auf eine Erkrankung des Infraspinatus (Außenrotator) hin. Da die Rupturen des Infraspinatus meist schmerzfrei sind, spricht die Rotationsschwäche mit großer Wahrscheinlichkeit für dessen Ruptur. Um eine Beteiligung des M. deltoideus bei der Außenrotation auszuschalten, kann dieser Test auch in 90° Abduktion und 30° Flexion durchgeführt werden.

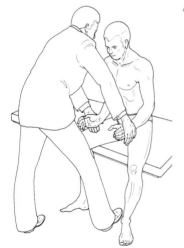

Abb. 2.**13** M.-infraspinatus-Test.

Abduktions-Außenrotations-Test

Vorgehen: Der Arm wird 90° abduziert und 30° flektiert. Dadurch kann die Beteiligung des M. deltoideus bei der Außenrotation ausgeschaltet werden. Der Patient versucht gegen den Widerstand der Untersucherhand den Arm weiter nach außen zu rotieren.

Beurteilung: Die fehlende aktive Außenrotation in Abduktionsstellung des Armes spricht für eine klinisch relevante Ruptur der Infraspinatussehne.

Bei einer Außenrotation von mehr als 45° wird vorwiegend die Funktion des M. teres minor getestet.

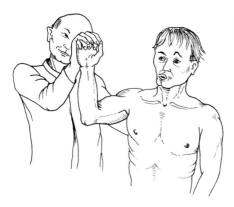

Abb. 2.**14** Abduktions-Außenrotations-Test.

Musculus-teres-Test

Vorgehen: Der Patient steht und nimmt eine entspannte Haltung ein. Von hinten wird die Position der Hände beurteilt.

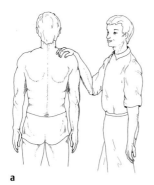

a

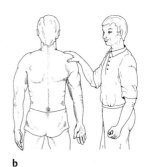

b

Abb. 2.**15a** u. **b** M.-teres-Test:
a normale Haltung,
b Kontrakturstellung rechter Arm.

Beurteilung: Der M. teres major bewirkt eine Innenrotation des Arms. Liegt eine Muskelkontraktur vor, wird der betroffene Arm innenrotiert gehalten und die Handfläche zeigt im Seitenvergleich nach hinten.

Bei entspannter Haltung deutet dieses auf eine Kontraktur im M. teres major hin.

Eine Rotatorenmanschettenschwäche oder eine Plexus-brachialis-Schädigung kann ebenfalls eine asymmetrische Stellung der Hand bewirken.

Unspezifischer Supraspinatus-Test

Vorgehen: Der sitzende Patient soll den 90° abduzierten Arm gegen Widerstand der Untersucherhand, die auf dem Unterarm liegt, weiter abduzieren.

Beurteilung: Eine Schwäche bei der weiteren Abduktion und/oder Schmerzen weisen auf eine Erkrankung der Sehne des M. supraspinatus hin.

Drop-Arm-Zeichen

Vorgehen: Mit diesem Test können Muskelrupturen größeren Ausmaßes im Bereich der Rotatorenmanschette festgestellt werden. Am sitzenden Patienten wird der gestreckte Arm ca. 120° passiv abduziert.

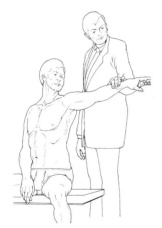

Abb. 2.**16** Unspezifischer Supraspinatus-Test.

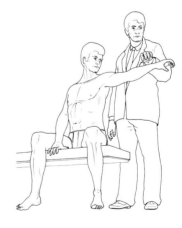

Abb. 2.**17** Drop-Arm-Zeichen.

Der Patient soll ihn in dieser Position ohne Unterstützung halten, um ihn dann langsam sinken zu lassen.

Beurteilung: Halteschwächen mit oder ohne Schmerzen oder plötzliches Absinken des Arms sprechen für eine Rotatorenmanschettenläsion, die am häufigsten durch einen Defekt im M. supraspinatus bedingt ist. Beim Vorliegen einer sog. Pseudoparalyse ist der Patient unfähig, den betroffenen Arm zu heben. Dieses globale Zeichen spricht für eine eher komplette Schädigung der Rotatorenmanschette.

Hornblower-Zeichen nach Walch

Vorgehen: Der Patient wird aufgefordert, die Hand des betroffenen Arms zum Mund zu führen.

Beurteilung: Liegt eine komplette Insuffizienz beider Außenrotatoren (nämlich des M. infraspinatus und des M. teres minor) vor, weicht der Arm in Innenrotation aus und der Patient muss den Ellenbogen höher heben als die Hand.

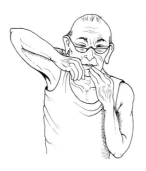

Abb. 2.18 Hornblower-Zeichen nach Walch.

Ludington-Zeichen

Vorgehen: Der sitzende Patient soll mit beiden Händen in den Nacken greifen.

Beurteilung: Muss der Patient Ausweichbewegungen machen oder kann er die eine Hand nur mit Hilfe der anderen in den Nacken legen, ist aufgrund der limitierten Außenrotations-/Abduktionsbewegung eine Rotatorenmanschettenruptur anzunehmen.

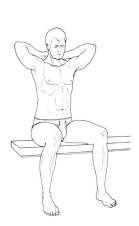 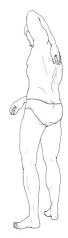

Abb. 2.**19** Ludington-Zeichen.   Abb. 2.**20** Apley's Scratch-Test.

▬ Apley's Scratch-Test

Vorgehen: Der sitzende Patient soll mit dem Zeigefinger versuchen, den gegenüberliegenden proximalen medialen Rand des Schulterblattes zu erreichen.
Beurteilung: Schmerzauslösung über der Rotatorenmanschette mit Nichterreichen des Schulterblattes infolge eingeschränkter Außenrotations-/Abduktionsbewegligkeit weist auf eine Erkrankung der Rotatorenmanschette (vornehmlich des M. supraspinatus) hin (DD: Arthrose des Schulter-Schultereck-Gelenks, Gelenkkapselfibrose).

▬ Schmerzhafter Bogen (Painful Arc) •

Vorgehen: Aus einer angelegten Armstellung wird der Arm aktiv und passiv abduziert.
Beurteilung: Schmerzen, die bei einer Abduktion zwischen 70° und 120° (Abb. **2.21b**) auftreten, weisen auf eine Läsion der Supraspinatussehne hin, die während dieser Phase zwischen Tuberculum majus und Akromion eingeengt wird (subakromiales Impingement). Über 120° besteht dann meist wieder Schmerzfreiheit. Im Unterschied dazu treten bei einer Akromioklavikulargelenksaffektion die Schmerzen erst bei einer Abduktion von 140° bis 180° auf (Abb. **2.21c**).

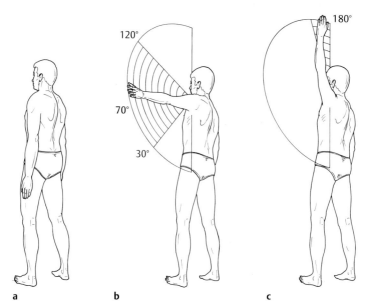

Abb. 2.**21a–c** Schmerzhafter Bogen:
a Ausgangsstellung,
b schmerzhafte Bewegung zwischen 30° und 120°,
c endgradig schmerzhaft, Hinweis auf eine Schultereckgelenkerkrankung.

In der aktiven und passiven Bewegungsprüfung lässt sich der schmerzhafte Bogen oft dadurch umgehen, dass der Arm in der Abduktionsbewegung gleichzeitig außenrotiert wird und dadurch der Raum zwischen Akromion und erkranktem Sehnenanteil der Rotatorenmanschette für die Passage erweitert und ein Impingement in dem Winkel zwischen 70° und 120° vermieden wird.

Neben den kompletten oder inkompletten Rupturen der Rotatorenmanschette sind Schwellungen und Entzündungszeichen durch Bursitiden und Akromionrandveränderungen sowie gelegentlich auch eine Akromioklavikulargelenkarthrose für ein Impingement ursächlich und führen zu einem schmerzhaften Bogen.

Impingement-Test nach Neer

Vorgehen: Eine Hand des Untersuchers fixiert die Skapula, während die andere den Arm des Patienten ruckartig nach vorne medial in die Adduktions- bzw. Skapulaebene über die Horizontale hebt.

Beurteilung: Bei positivem Impingementsyndrom kommt es durch eine subakromiale Enge bzw. durch ein Anstoßen der erkrankten Zone am vorderen unteren Akromionrand zu einem ausgeprägten Bewegungsschmerz.

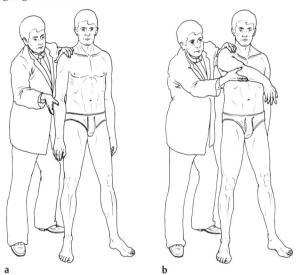

Abb. 2.**22a** u. **b** Impingement-Test nach Neer:
a Ausgangsstellung,
b forcierte Vorhebe-Adduktionsbewegung des gestreckten Arms.

Impingement-Test nach Hawkins und Kennedy

Vorgehen: Eine Hand des Untersuchers fixiert die Skapula, während die andere Hand den 90° antevertierten und innenrotierten Arm adduziert (zur Körpergegenseite bewegt).

Beurteilung: Bei einem positiven Impingementsyndrom kommt es durch ein Anstoßen oder Einklemmen der Supraspinatussehne unter bzw. gegen das Lig. coracoacromiale zu einem ausgeprägten Bewegungsschmerz. Ein korakoidales Impingement zeigt sich bei der Ad-

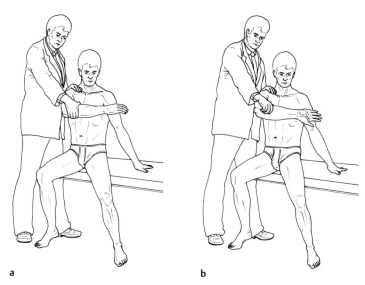

Abb. 2.**23a** u. **b** Impingement-Test nach Hawkins und Kennedy:
a Ausgangsstellung,
b forcierte Innenrotation.

duktionsbewegung, wenn die Supraspinatussehne zusätzlich gegen den Processus coracoideus stößt.

Eine Variante des Impingement-Tests wurde von Jobe vorgestellt. Er führt in Abduktion eine Innenrotation des Arms durch. Hierdurch werden vornehmlich dorsale Anteile der Supraspinatussehne unter dem Schulterdach eingeengt.

Impingement-Injektions-Test nach Neer

Vorgehen: Infiltration eines Anästhetikums unter die vordere Akromionecke bzw. in den subakromialen Raum.

Beurteilung: Dieser Test erlaubt die Unterscheidung, ob ein subakromiales Impingement die Ursache für den Painful arc ist. Verschwindet oder bessert sich der Painful arc nach der Injektion, so liegt die Ursache in Veränderungen des subakromialen Raumes (z. B. Bursitis, Rotatorenmanschettendefekt).

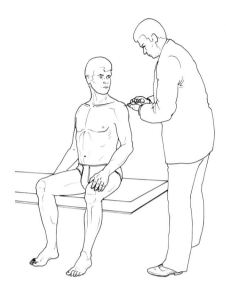

Abb. 2.**24** Impingement-Injektions-Test nach Neer.

▃ Akromioklavikulargelenk

Das akromiale Ende der Klavikula ist gelenkig mit dem Akromion verbunden. Die Gelenkkapsel dieses Gelenks wird durch das Lig. acromioclaviculare verstärkt. Das Gelenk ist funktionell ein Kugelgelenk, dessen Bewegungsumfang jedoch geringer ist als der des Sternoklavikulargelenks. Zwischen Skapula und Klavikula spannt sich noch ein weiteres, kräftiges Band aus, das Lig. coracoclaviculare. Es entspringt am Processus coracoideus und heftet sich an die Unterseite der Klavikula an. Arthrotische Veränderungen des Akromioklavikulargelenks führen zu Schmerzen und einer zusätzlichen subakromialen Raumeinengung. Neben Bewegungsschmerzen und einer Druckschmerzhaftigkeit über dem Schultereckgelenk tastet man oft knöcherne Gelenkrandverdickungen. Akromioklavikuläre Kapsel-Band-Verletzungen sind häufig. Nach Tossy erfolgt die Einteilung der Schultereckgelenk-Verletzungen in drei Schweregrade:

Tossy 1: Akromioklavikulargelenk (AC-Gelenk) – Prellung ohne einen wesentlichen Kapsel-Band-Schaden.
Tossy 2: Subluxation des AC-Gelenks mit Zerreißung der akromioklavikulären Bänder.
Tossy 3: Luxation des AC-Gelenks mit zusätzlicher Zerreißung der korakoklavikulären Bänder.

Bei schweren Kapsel-Band-Läsionen disloziert das laterale Klavikulaende durch den Zug der Halsmuskulatur nach proximal und kann gegen elastischen Widerstand nach kaudal (Repositionsstellung) gedrückt werden. Diesen Vorgang bezeichnet man als sog. Klaviertastenphänomen.

Schmerzhafter Bogen (Painful Arc)

Vorgehen: Aus einer angelegten Armstellung wird der Arm aktiv und passiv abduziert.
Beurteilung: Zwischen 140° und 180° Abduktion kommt es zum Auftreten von Schmerzen im Akromioklavikulargelenk.

Die zunehmende Abduktion führt zur Druckerhöhung und Torquierung im Gelenk.

(Beim Impingementsyndrom bzw. einer Rotatorenmanschettenruptur kommt es zwischen 70° und 120° zu einer Schmerzsymptomatik.)

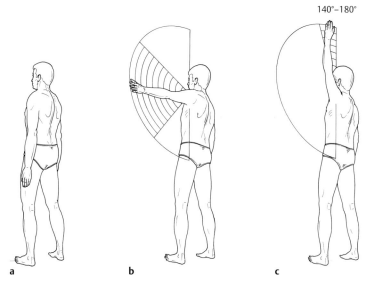

Abb. 2.**25a–c** Schmerzhafter Bogen:
a Ausgangsstellung,
b Schmerz zwischen 30° und 120° (Hinweis auf ein Supraspinatussyndrom),
c Schmerz zwischen 140° und 180° (Hinweis auf eine Schultereckgelenkarthrose).

Schultergelenk 2

▪ Forcierter Horizontaladduktionstest

Vorgehen: Der Arm der erkrankten Seite wird in 90° Abduktionsstellung horizontal zur gesunden Seite hinüber gedrückt (forcierte Adduktion).
Beurteilung: Schmerzen im Akromioklavikulargelenk sprechen für eine Gelenkveränderung oder für ein vorderes Impingement.

(Schmerzfreiheit nach Instillation eines Anästhetikums in das Akromioklavikulargelenk weist auf die Erkrankung des Gelenks hin.)

▪ Forcierter Adduktionstest am hängenden Arm

Vorgehen: Der Untersucher fasst mit einer Hand den betroffenen Arm im Oberarmbereich, die andere Hand liegt auf der gegenüberliegenden Schulter und fixiert den Schultergürtel. Nachfolgend wird eine aktive Adduktionsbewegung des betroffenen Arms hinter den Rücken gegen Widerstand des Patienten beim hängenden Arm vorgenommen.
Beurteilung: Schmerzen über der Ventralseite der Schulter sprechen für eine Akromioklavikulargelenkveränderung oder ein subakromiales

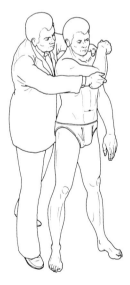

Abb. 2.**26** Forcierter Horizontaladduktionstest.

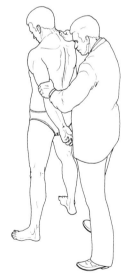

Abb. 2.**27** Forcierter Adduktionstest am hängenden Arm.

Impingement. (Durch Injektion eines Anästhetikums in das Akromioklavikulargelenk mit nachfolgendem Verschwinden oder Besserung der Beschwerden weist auf die Schmerzverursachung im Akromioklavikulargelenk hin.)

■ Horizontalverschiebetest der lateralen Klavikula

Vorgehen: Das laterale Klavikulaende wird zwischen zwei Finger genommen und in alle Richtungen bewegt.

Beurteilung: Eine vermehrte Beweglichkeit der lateralen Klavikula mit oder ohne Schmerzen weist auf eine Instabilität im Akromioklavikulargelenk hin. Bei einer alleinigen Gelenkarthrose findet sich ein umschriebener Druck- und Bewegungsschmerz. Bei einer Schultereckgelenksprengung (Akromioklavikulargelenk) mit Zerreißung der korakoklavikulären Bänder findet man ein sog. positives Klaviertastenphänomen. Das dislozierte (subluxierte) laterale freie Klavikulaende bewegt sich durch den Zug der Halsmuskulatur nach proximal und kann gegen elastischen Widerstand nach kaudal gedrückt werden.

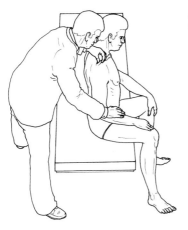

Abb. 2.**28** Horizontalverschiebetest der lateralen Klavikula.

Gekreuzter Adduktionstest (Cross Body Action – Dugas-Zeichen)

Vorgehen: Sitzend oder stehend führt der Patient den Arm der betroffenen Seite bei 90° flektiertem Arm zur gegenüberliegenden Schulter.

Beurteilung: Schmerzen im Akromioklavikulargelenk sprechen für eine Gelenkerkrankung (Arthrose, Instabilität). Ein vorderes subakromiales Impingement muss wegen der topographischen Nähe differenzialdiagnostisch abgegrenzt werden.

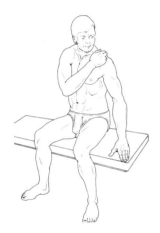

Abb. 2.**29** Gekreuzter Adduktionstest.

Lange Bizepssehne

Rupturen der langen Bizepssehne imponieren als nach distal versetzte Muskelvorwölbungen im Verlauf des M. bizeps brachii. Die enge anatomische Nachbarschaft des intraartikulären Sehnenanteils zum Fornix humeri bedingt ihre Mitbeteiligung bei degenerativen Veränderungen des subakromialen Raumes. Eine Ruptur der Rotatorenmanschette ist nicht selten von einer Ruptur der langen Bizepssehne begleitet.

Isolierte Entzündungen der langen Bizepssehne (Tenosynovitis bicipitalis) sind entsprechend selten. Bei jüngeren Patienten können sie als Tennis-, Aufschlag- oder Wurfverletzung entstehen. Wenngleich Subluxationen der langen Bizepssehne im Sulcus bicipitalis meist schwer zu erfassen sind, so ermöglichen doch eine Reihe spezifischer Tests eine Bizepssehnenverletzung zu diagnostizieren; hier ist nicht ein distal verschobener Muskelbauch, sondern eine unvollständige Kontraktion und/oder „Sehnenspringen" typisch.

Unspezifischer Bizepssehnentest

Vorgehen: Der Patient hält den Arm abduziert in einer mittleren Rotationsstellung und im Ellenbogen rechtwinklig gebeugt. Der Untersucher fixiert mit einer Hand das Ellenbogengelenk des Patienten, die andere Hand liegt mit dem Handballen am distalen Unterarm an. Der Patient wird aufgefordert, gegen den Widerstand der am Unterarm liegenden Untersucherhand den Arm nach außen zu rotieren.

Beurteilung: Schmerzen im Sulcus intertubercularis oder am Bizepsansatz sprechen für eine Erkrankung der Sehne.

Schmerzen im ventrolateralen Schultergelenkbereich weisen oft aber auch auf eine Erkrankung der Rotatorenmanschette – insbesondere der Sehne des M. infraspinatus – hin.

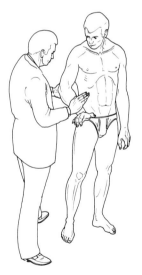

Abb. 2.**30** Unspezifischer Bizepssehnentest.

Abott-Saunders-Test

Subluxationsnachweis der langen Bizepssehne im Sulcus intertubercularis.

Vorgehen: Der um ca. 120° abduzierte außenrotierte Arm wird langsam abgesenkt. Während die eine Hand des Untersuchers den Arm in der Bewegung führt, liegt die andere auf der Schulter und tastet mit Zeige- und Mittelfinger den Sulcus intertubercularis.

Beurteilung: Schmerzen in der Sulcus-intertubercularis-Region oder ein tast- oder hörbares Schnappgeräusch sprechen für eine Erkrankung der Bizepssehne (Subluxationszeichen). Auch eine entzündete Bursa kann gelegentlich ein „Schnappen" auslösen (Bursae subcoracoidea, subscapularis, subacromialis).

Palm-up-Test (Speed-Test)

Vorgehen: Gegen den von kranial bodenwärts gerichteten Druck der Untersucherhand auf den supinierten Unterarm soll der Patient den gestreckten Arm in 90° Abduktion und 30° Horizontalflexion mit nach oben gerichteter Handfläche gegen den Widerstand der Untersucherhand halten oder weiter abduzieren.

Beurteilung: Eine seitendifferente Abduktionskraft mit Schmerzen in der Sulcus-intertubercularis-Region spricht für eine Erkrankung der langen Bizepssehne (Tenosynovitis, Subluxationsphänomen).

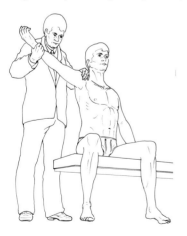

Abb. 2.**31** Abott-Saunders-Test.

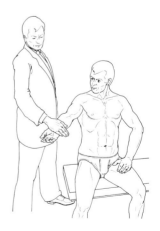

Abb. 2.**32** Palm-up-Test.

Schnapptest

Subluxationsprüfung der langen Bizepssehne.

Vorgehen: Zeige- und Mittelfinger einer Hand tasten den Sulcus intertubercularis, die andere Hand fasst das Handgelenk des 80° bis 90° abduzierten, im Ellenbogengelenk rechtwinklig gebeugten Arms und führt passive wechselnde Rotationsbewegungen im Schultergelenk durch.

Beurteilung: Bei einer Subluxation der langen Bizepssehne aus dem Sulcus intertubercularis tastet der Finger der untersuchenden Hand die schnappende Sehne.

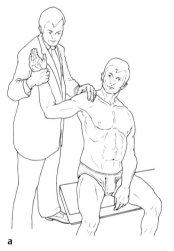
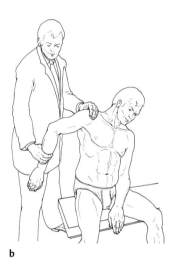

a b

Abb. 2.**33a** u. **b** Schnapptest:
a Außenrotation,
b Innenrotation.

Yergason-Test

Funktionsprüfung der langen Bizepssehne

Vorgehen: Der Arm des Patienten liegt dem Körper an und ist im Ellenbogen rechtwinklig gebeugt. Die eine Hand des Untersuchers liegt auf der Schulter und tastet mit dem Zeigefinger den Sulcus intertubercularis, die andere Hand fasst den Unterarm des Patienten wie zum Gruß. Gegen den Widerstand der Hand des Untersuchers soll der Pati-

ent den Unterarm supinieren. Dabei kommt es zur isolierten Anspannung der langen Bizepssehne.
Beurteilung: Schmerzen im Sulcus intertubercularis weisen auf Läsionen der langen Bizepssehne, ihrer Sehnenscheide oder der ligamentären Verankerung durch das Lig. transversum hin. Die typischen Provokationsschmerzen können durch Druck auf die Sehne im Sulkus noch verstärkt werden.

Hueter-Zeichen

Vorgehen: Der Patient sitzt und hält den Arm im Ellenbogen gestreckt, im Unterarm supiniert. Der Untersucher umfasst mit einer Hand streckseitig den Unterarm des Patienten. Der Patient soll nun gegen Widerstand der Untersucherhand das Ellenbogengelenk beugen.
Beurteilung: Liegt eine Ruptur der langen Bizepssehne vor, so kann der nach distal verrutschte Muskelbauch bei Kontraktion der Oberarmmuskulatur als „Ball" direkt proximal des Ellenbogengelenks beobachtet werden.

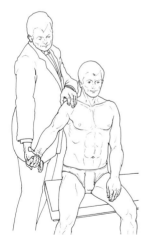

Abb. 2.**34** Yergason-Test.

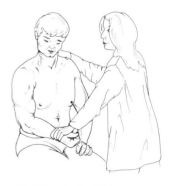

Abb. 2.**35** Hueter-Zeichen.

Ligamentum-transversum-humeri-Test

Vorgehen: Sitzender Patient. Der Arm wird 90° abduziert, innenrotiert und im Ellenbogen gestreckt. Aus dieser Position wird der Arm außenrotiert und gleichzeitig der Sulcus bicipitalis palpiert, um zu überprüfen, ob die Bizepssehne springt oder schnappt.
Beurteilung: Bei einer Bandinsuffizienz wird diese Bewegung eine spontane Dislokation der Bizepssehne aus dem Sulcus hervorrufen. Eine Schmerzangabe ohne Dislokation deutet auf eine Tendinitis der Bizepssehne hin.

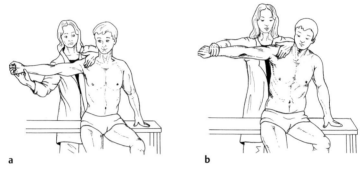

Abb. 2.36a u. b Lig.-transversum-humeri-Test:
a Ausgangsstellung,
b Tasten der Bizepssehne bei Innenrotation.

Horizontalflexionstest nach Thompson und Kopell („Cross Body Action")

Vorgehen: Der Patient steht. Er führt den 90° abduzierten Arm vor dem Körper in eine maximale Horizontalflexionsstellung.
Beurteilung: Dumpfe, tief sitzende Schmerzen über dem oberen Skapularand in der Fossa supraspinata und posterolateral am Schulterblatt mit Ausstrahlen der Schmerzen in den Oberarm können auf eine Kompression des N. suprascapularis unter dem Lig. transversum scapulae durch eine Distalisierung des Schulterblattes verursacht werden.
Bemerkung: Differenzialdiagnostisch muss an Schmerzen durch Akromioklavikulargelenkveränderungen gedacht werden, die ebenfalls durch dieses Testmanöver ausgelöst werden können.

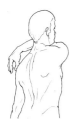

Abb. 2.37 Horizontalflexionstest nach Thompson und Kopell.

Ludington-Test

Vorgehen/Beurteilung: Beide Arme werden abduziert, die Handflächen auf dem Kopf abgelegt und die Finger dabei ineinander verhakt. Die willkürliche Kontraktion des M. biceps brachii führt zu Schmerzen im vorderen Bereich des M. deltoideus bei positivem Ausfall des Tests.

Lippman-Test

Vorgehen/Beurteilung: Bei rechtwinklig gebeugtem Ellenbogen wird der Bereich des Sulcus intertubercularis etwa 3 cm distal des Schultergelenks palpiert. Bei Subluxations- oder Luxationstendenz der Bizepssehne kann bei entspannter Muskulatur die Luxation bzw. Subluxation durch den palpierenden Untersucher provoziert werden. Dieses geht in der Regel mit Schmerzen des Patienten einher.

DeAnquin-Test

Vorgehen/Beurteilung: Eine Rotation des Oberarms und gleichzeitige Palpation der Bizepssehne im Sulcus intertubercularis führen zu Schmerzen bei einer Affektion der Bizepssehne.

Gilcrest-Test

Vorgehen/Beurteilung: Die Reposition der in Elevation subluxierten oder luxierten langen Bizepssehne während der langsamen Adduktion des Arms führt zu einer Schmerzverstärkung im vorderen Bereich des M. deltoideus.

Beru-Zeichen

Vorgehen/Beurteilung: Bei Vorliegen einer Luxation der langen Bizepssehne kann diese dann unter dem vorderen M. deltoideus palpiert werden, wenn der M. biceps brachii willkürlich kontrahiert wird.

Duga-Zeichen

Vorgehen/Beurteilung: Bei Läsion der langen Bizepssehne kann die kontralaterale Schulter mit der Hand des betroffenen Arms nicht berührt werden.

Active-Compression-Test nach O'Brien

Beurteilung einer SLAP (Superiore Labrum Anterior to Posterior)-Läsion. Ablösung des Labrum glenoidale vom vorderen, oberen und hinteren, oberen Glenoidrand mit gleichzeitiger Desinsertion der langen Bizepssehne.

Vorgehen: Der stehende Patient führt seinen Arm bei gestrecktem Ellenbogen in 90° Flexion, 10° Adduktion und maximaler Innenrotation (Daumen bodenwärts).

Der Untersucher versucht gegen Widerstand den Arm des Patienten nach unten zu drücken (der gleiche Test wird in maximaler Außenrotation durchgeführt).

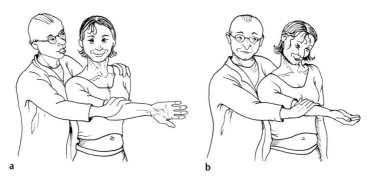

Abb. 2.38a u. **b** Active-Compression-Test nach O'Brien:
a Ellenbogen gestreckt, Arm 10° adduziert, 90° flektiert und maximal innenrotiert.
b Bei gestrecktem Ellenbogen und 90° Flexion maximale Außenrotation des 10° adduzierten Arms.

Beurteilung: Der Test ist positiv, wenn während des ersten Teils Schmerzen ausgelöst wurden, die dann bei Supination (maximale Außenrotation) gelindert oder verschwunden sind. Entscheidend ist, die Lokalisation der Schmerzsymptomatik zu hinterfragen, da der O'Brien-Test auch bei AC-Gelenkerkrankungen positiv sein kann. Gibt der Patient Schmerzen im Inneren der Schulter an, so spricht dies für das Vorliegen einer SLAP-Pathologie. Lokalisiert sich der Schmerz hingegen über dem AC-Gelenk, muss an eine AC-Gelenkarthrose gedacht werden.

Neben dem O`Brien-Test eignen sich zur klinischen Beurteilung des Bizepssehnenankers der **„Internal Rotation Resistance Strength Test"**, kurz IRRS-Test. Dabei führt der Patient seinen Arm bei gebeugtem Ellenbogen in 90° Abduktion und 80° Außenrotation. Er wird dann aufgefordert, gegen den Widerstand des Untersuchers zunächst kraftvoll nach außen und im Anschluss daran nach innen zu rotieren. Zeigt sich bei Innenrotation im Vergleich zur Außenrotation eine deutliche Kraftminderung, so wird der Test als positiv gewertet.

Dehnungstest

Vorgehen/Beurteilung: Eine passive Retroflexion der Schulter, Extension des Ellenbogens und Pronation des Vorderarms oder der Versuch des Patienten, aus dieser Stellung heraus aktiv den Vorderarm zu supinieren, den Ellenbogen zu beugen oder die Schulter zu anteflektieren, führt zu Schmerzen im Bereich des vorderen M. deltoideus im Verlauf der Bizepssehne.

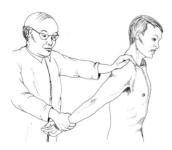

Abb. 2.**39** Dehnungstest.

■ Schulterinstabilität

Die Gelenkkapsel des Schultergelenkes kann zu weit sein und eine Schulterinstabilität hervorrufen. Häufig handelt es sich um eine angeborene allgemeine Bandlaxität (Hyperlaxität) mit einer vermehrten seitengleichen multidirektionalen Instabilität. Die instabile Schulter kann als Auslöser für lange bestehende Schulterschmerzen in Frage kommen.

Speziell das Krankheitsbild der Subluxation, das auch vom Patienten selbst meist nur ungenau beschrieben werden kann, bereitet häufig große diagnostische Schwierigkeiten.

Nach Neer sind in der Anamnese von Instabilitätspatienten immer eine Periode größerer Schulterbelastungen (z. B. Leistungssport), eine Episode wiederholter kleinerer Traumatisierungen (Überkopfarbeit) oder eine allgemeine Bandlaxität vorhanden. Junge Athleten sind ebenso betroffen wie nicht sporttreibende Männer und Frauen. Der Übergang einer Schultersubluxation zur Luxation ist fließend. Es gibt keinen bestimmten Punkt, ab dem man von einer „Noch-Subluxation" oder „Bereits-Luxation" sprechen kann. Abzugrenzen sind Patienten mit willkürlicher Instabilität.

Differenzialdiagnostisch müssen ein Impingementsyndrom, Rupturen der Rotatorenmanschette, Akromioklavikulararthrosen, aber auch ein HWS-Syndrom ausgeschlossen werden. In Zweifelsfällen ist die Infiltration eines Lokalanästhetikums am Punctum maximum des Schmerzes erforderlich.

Hinweise auf eine allgemeine Bandlaxität ergeben sich durch verstärkte Beweglichkeit in anderen Gelenken, insbesondere durch Überstreckbarkeit im Ellenbogengelenk oder durch Retroflexion im Daumengrundgelenk bei gestrecktem Unterarm.

Mit Hilfe verschiedener, relativ spezifischer Tests kann dem Untersucher die Diagnosestellung erleichtert werden.

Bei Patienten mit dem Verdacht auf eine Schulterinstabilität ist die Untersuchung des Bewegungsausmaßes ganz entscheidend. Die Rotation sollte unbedingt sowohl in Adduktion als auch in 90° Abduktion erfolgen. Patienten mit anterioren Instabilitäten haben oftmals als ersten Hinweis auf die Instabilität eine eingeschränkte Außenrotation sowohl in Adduktion als auch in Abduktion. Flexion und Abduktion in der Skapularebene sind normalerweise nicht eingeschränkt.

Kompressionstest

Vorgehen/Beurteilung: Die passive Elevation des Arms bis zur Endstellung und der weiterhin nach dorsal geführte Druck verursachen Schmerzen der zwischen Akromion und Humeruskopf komprimierten Bizepssehne.

Bei Patienten mit dem Verdacht auf eine Schulterinstabilität ist die Untersuchung des Bewegungsausmaßes ganz entscheidend. Die Rotation sollte unbedingt sowohl in Adduktion als auch in 90° Abduktion erfolgen. Patienten mit anterioren Instabilitäten haben oftmals als ersten Hinweis auf die Instabilität eine eingeschränkte Außenrotation sowohl in Adduktion als auch in Abduktion. Flexion und Abduktion in der Skapularebene sind normalerweise nicht eingeschränkt.

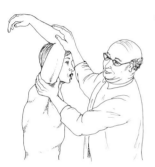

Abb. 2.**40** Kompressionstest.

Anteriorer Apprehensiontest

Stabilitätstest der Schulter.
Vorgehen: Die Untersuchung erfolgt zunächst beim sitzenden Patienten. Die eine Hand des Untersuchers tastet durch die Weichteile den Schulterkopf, die andere führt den Arm des Patienten. Die Schulter wird passiv abduziert bei gebeugtem Ellenbogengelenk und danach maximal außenrotiert, wobei der Arm in der ursprünglichen Position gehalten wird. Zur Prüfung der Ligg. glenohumerale superius, mediale und inferius wird der Test in 60°–90° und 120° Abduktion durchgeführt. Von dorsal drückt dann die den Schulterkopf führende Hand den Schulterkopf in eine anteriorinferiore Richtung.

Dieser Test kann auch in liegender Stellung mit besserer muskulärer Entspannung durchgeführt werden. Das Schultergelenk liegt auf der Kante des Untersuchungstisches, welcher als Drehpunkt wirkt. In dieser Position kann das Apprehensionzeichen in verschiedenen Außenrotations- und Abduktionsstellungen ausgelöst werden *(Fulcrum-Test)*. Als Vergleich dient die gesunde Schulter.

Beurteilung: Schmerzen im vorderen Schulterbereich mit reflektorischem Anspannen der Muskulatur weisen auf ein vorderes Instabilitätssyndrom hin. Durch diese muskuläre Anspannung versucht der Patient, eine drohende Subluxation oder Luxation des Humeruskopfes zu verhindern.

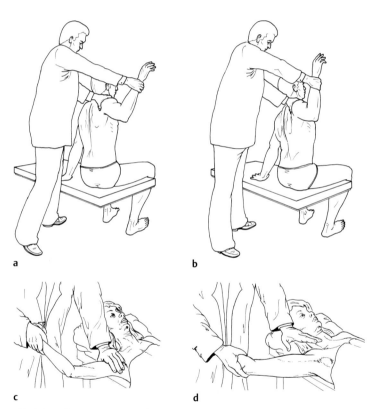

Abb. 2.**41a–d** Anteriorer Apprehensiontest:
a Ausgangsstellung,
b Testposition,
c liegend, mit Druck des Humeruskopfes nach dorsal (schmerzlindernd),
d nach Lösen des dorsal gerichteten Druckes (schmerzverstärkend).

Aber auch ohne Schmerzen, bei nur alleinigem Anspannen der Muskulatur im vorderen Schulterbereich (M. pectoralis) kann ein Hinweis auf ein Instabilitätssyndrom sein.

Beim liegenden Patienten lässt sich der Apprehensiontest oft noch genauer spezifizieren (*Fulcrum*-Test; Abb. 2.**41c, d**). In der Apprehensionposition wird der Humeruskopf nach dorsal gedrückt. Dabei kommt es zu einer raschen Abnahme des Schmerzes wie auch der Angst vor einer Luxation.

In einem weiteren Stadium des Apprehensiontests kommt es nach Loslassen des posterior gerichteten Druckes zu einem plötzlichen Schmerzanstieg mit dem Apprehensionphänomen.

In einer Modifikation von Jobe kann das Apprehensionphänomen zusätzlich in Schweregrade eingeteilt werden. Durch zunehmenden Druck von dorsal auf den Humeruskopf kommt es zu einer Vermehrung des Schmerzes und des Luxationsgefühls, entsprechend der zunehmenden Außenrotation und Abduktion.

Bemerkung: Klagt der Patient beim anterioren Apprehensiontest über plötzlich einschießende Schmerzen mit gleichzeitiger oder nachfolgender lähmender Schwäche der betroffenen Extremität, so spricht man von einem „Dead-Arm-Sign". Dieses erklärt sich durch einen kurzzeitigen Druck des subluxierten Oberarmkopfes auf den Plexus.

Wichtig ist, zu wissen, dass bei 45° Abduktion eher das Lig. glenohumerale mediale und die Subskapularissehne überprüft werden. Bei einer Abduktion von 90° und darüber ist die stabilisierende Wirkung des M. subscapularis ausgeschaltet, es wird hauptsächlich das Lig. glenohumerale inferior überprüft.

Apprehensiontest (liegend)

Vorgehen: Der Patient liegt. Der Arm ist abduziert und außenrotiert und im Ellenbogen gebeugt. Der Untersucher übt Druck von posterior aus, um den Humeruskopf nach anterior zu verschieben.

Die Stabilität sollte bei einer Abduktion von 60°, 90° und 120° getestet werden.

Beurteilung: Der Patient mit einer anterioren Instabilität erwartet den Schmerz, je weiter der Humeruskopf nach anterior in die Richtung der potenziellen Dislokation das Labrum überschreitet. Er reagiert mit einer Ausweichbewegung.

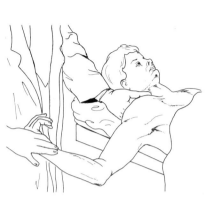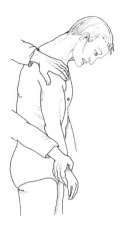

Abb. 2.**42** Apprehensiontest (liegend). Abb. 2.**43** Rowe-Test,

▬ Rowe-Test

Vorgehen: Der stehende Patient beugt sich leicht vor und entspannt den Arm. Bei der Untersuchung der rechten Schulter fasst der Untersucher mit der linken Hand die Schulter, mit der rechten Hand führt er den Arm des Patienten etwas in anteriore-inferiore Richtung.
Beurteilung: In dieser Position kann der Untersucher so eine sanfte anterioinferiore Translation durchführen und die Stabilität der Schulter prüfen.

▬ Werfertest

Vorgehen/Beurteilung: Beim Werfertest führt der Patient ruckartig eine aktive Wurfbewegung gegen den Widerstand des Untersuchers aus. Hierdurch kann eine ventrale Subluxation bei der Wurfbewegung aufgedeckt werden.

▬ Leffert-Test

Vorgehen/Beurteilung: Mit dem Leffert-Test ist ein Erfassen der quantitativen Schublade möglich. Hierbei wird beim Blick von kranial am sitzenden Patienten der Humeruskopf ventralisiert. Die Ventralisation des Zeigefingers in Relation zum Mittelfinger zeigt die Translation des Humeruskopfesan.

Schultergelenk

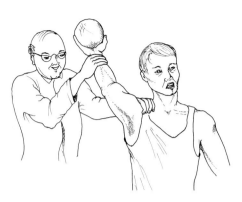

Abb. 2.44 Werfertest.

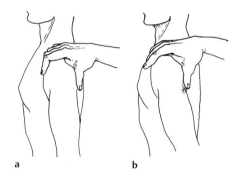

Abb. 2.45a u. b Leffert-Test:
a Ausgangsstellung,
b Ventralisation des Zeigefingers.

▬ Vorderer und hinterer passiver Schubladentest

Vorgehen: Der Patient sitzt. Der Untersucher steht hinter dem Patienten. Bei der Untersuchung der rechten Schulter umgreift die linke Hand des Untersuchers zur Stabilisierung die Klavikula und den oberen Skapularrand, die rechte Hand bewegt die Schulter bzw. den Humeruskopf nach ventral und dorsal.

Beurteilung: Eine deutliche Ventral- bzw. Dorsalverschieblichkeit des Schulterkopfes mit oder ohne Schmerz deutet auf eine Instabilität hin.

2 Schultergelenk

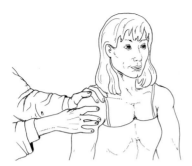

Abb. 2.46 Vorderer und hinterer Schubladentest.

Anterior-Drawer-Test nach Gerber-Ganz (vordere Schublade)

Vorgehen: Der Patient liegt. Die zu untersuchende Schulter sollte möglichst etwas über dem Rand der Liege gelagert werden. Das betroffene Schultergelenk wird in 80° bis 120° Abduktion, 0° bis 20° Flexion und 0° bis 30° Außenrotation möglichst locker und schmerzfrei gehalten. Bei Untersuchung der linken Schulter fixiert der Untersucher mit der linken Hand die Skapula (Zeige-, Mittelfinger an der Spina scapulae, Daumen am Korakoid), mit der rechten Hand umgreift er fest den proximalen Oberarm und zieht ihn, vergleichbar wie beim Lachmann-Test, bei der vorderen Knieinstabilität nach ventral.

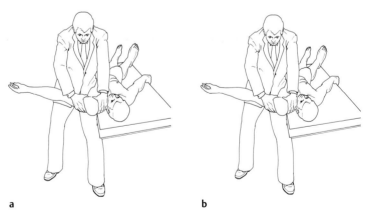

Abb. 2.47a u. **b** Anterior-Drawer-Test nach Gerber-Ganz:
a Ausgangsstellung,
b Luxationsmanöver.

Beurteilung: Die relative Bewegung zwischen der fixierten Skapula und dem ventralisierbaren Humerus ist ein Maß für die vordere Instabilität und kann nach Graden eingeteilt werden.

Ein gelegentlich auftretendes hörbares „Klicken" mit oder ohne Schmerzen kann auf einen vorderen Labrumdefekt hinweisen.

Posteriorer Apprehensiontest (posteriorer Shift-and-Load-Test)

Vorgehen: Die eine Hand des Untersuchers liegt unter dem Schulterblatt, die andere fasst den Arm am Ellenbogengelenk. Durch Druck des abduzierten, horizontal flektierten und innenrotierten Arms nach dor-

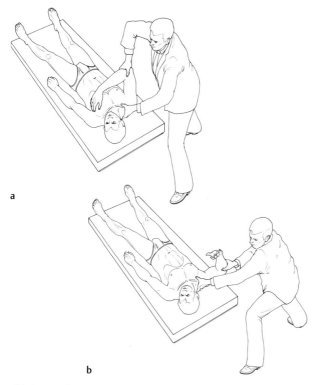

Abb. 2.**48a** u. **b** Posteriorer Apprehensiontest:
a Luxationsmanöver,
b Repositionsmanöver.

sal, in axialer Richtung des Oberarms, versucht der Untersucher den Humeruskopf nach dorsal zu subluxieren.

Beurteilung: Bei einer Kapsel-Band-Laxität kommt es zur Subluxation des Humeruskopfes nach dorsal mit Schmerzen.

Indem der axiale Druck auf den Humeruskopf aufrechterhalten wird, wird der Arm zunehmend abduziert und rückwärts geführt. Der zuvor subluxierte (luxierte) Humeruskopf lässt sich durch dieses Manöver mit einem gut palpierbaren und hörbaren „Klick" wieder reponieren (Vorsicht – bei diesem Test besteht das Risiko einer Gelenkluxation!).

Posterior-Drawer-Test nach Gerber-Ganz (hintere Schublade)

Vorgehen: Die Untersuchung erfolgt am liegenden Patienten. Während die eine Hand des Untersuchers den Schulterkopf führt (Daumen, ventraler Humeruskopfanteil, Langfinger, Spina scapulae, dorsaler Kopfanteil, eventuell Spina scapulae, hinteres Glenoid), hält die andere Hand den Arm in 90° Flexion (Anteversion) um 20°–30° horizontale Extension.

Der Daumen übt Druck auf den ventralen Humeruskopfanteil aus, bei gleichzeitiger Horizontalflexion und Stauchung des Arms nach dorsal in axialer Richtung bei leichter Innenrotationsstellung des Arms des Patienten.

Beurteilung: Bei einer Kapsel-Band-Laxizität lässt sich eine hintere Schublade (Subluxation/Luxation des Humeruskopfes) auslösen. (Durch eine horizontale Extension, leichte Außenrotation des Arms mit eventuell zusätzlichem Fingerdruck über den hinteren Humeruskopfanteil von dorsal nach ventral lässt sich der Humeruskopf reponieren. Das dann auftretende Schnappen der Reposition muss gut von einer ventralen Subluxation unterschieden werden). Wichtig ist, die Relativbewegung des Oberarmkopfes zur Pfanne zu überprüfen, indem der Zeigefinger dorsal das Glenoid umgreift und der Daumen den Humeruskopf von ventral nach dorsal drückt.

Die Untersuchung kann auch am sitzenden Patienten vorgenommen werden. In einer entspannten, leicht nach vorne gebeugten Haltung bei hängendem Arm liegt der Daumen des Untersuchers auf der Spina scapulae oder dem hinteren Glenoid, die Langfinger fassen den Kopf von ventral. Durch eine Dreh-Druck-Bewegung der Hand über die Langfinger lässt sich der Kopf bei entsprechender Kapsel-Band-Laxizität nach dorsal subluxieren.

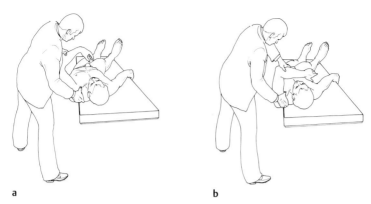

Abb. 2.**49a** u. **b** Posterior-Drawer-Test nach Gerber-Ganz:
a Ausgangsstellung,
b Luxationsmanöver.

Bei dorsaler Instabilität gelingt eine Dislokation des Oberarmkopfes bis zu 50 % des Kopfdurchmessers nach dorsal.

Hinterer Apprehensiontest im Stand

Vorgehen: Der Patient steht. Der betroffene Arm wird im Schultergelenk zwischen 90° und 110° abduziert und etwa 20°–30° horizontal flektiert. Die andere Hand fixiert die Skapula von oben. Hierbei umgreifen die Langfinger die Spina und den Humeruskopf, während ventral der Daumen knapp lateral des Processus coracoideus zu liegen kommt.
Beurteilung: Der nach hinten gerichtete Schub entlang der Humeruslängsachse führt bei langsam zunehmender Horizontalflexion zur posterioren Subluxation im Glenohumeralgelenk. Sowohl der Daumen lateral des Processus coracoideus als auch die Langfinger können die Translation des Humeruskopfes erfassen. Gelegentlich ist der gering prominente Humeruskopf unterhalb des Akromions sichtbar. Eine Extension um 20°–30° in derselben Horizontalebene führt zu einer fühlbaren Reposition des Humeruskopfes.

Fukuda-Test

Vorgehen/Beurteilung: Beim Fukuda-Test wird eine passive hintere Schublade ausgelöst. Der Patient sitzt, und die Daumen des Untersu-

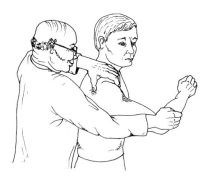 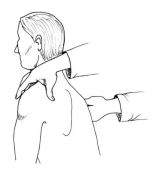

Abb. 2.**50** Hinterer Apprehensiontest. Abb. 2.**51** Fukuda-Test.

chers stützen sich auf den beiden Spinae scapulae ab. Die Langfinger liegen ventral dem Humeruskopf auf und üben über einen Dorsaldruck eine hintere Schublade aus.

Sulkuszeichen, untere Schublade

Multidirektionaler Instabilitätstest.
Vorgehen: Die Untersuchung erfolgt am sitzenden oder stehenden Patienten. Die eine Hand stabilisiert die nicht betroffene Schulter, die andere zieht den entspannten Arm nach distal, am günstigsten über die Ellenbeuge bei leicht gebeugtem Ellenbogengelenk.
Beurteilung: Eine Instabilität mit Tiefertreten des Humeruskopfes zeigt unterhalb des Akromions eine deutlich nachweisbare Delle (Sulkuszeichen). Das Ausmaß der Subluxation ist durch Funktionsröntgenaufnahmen (Gewichte in den Händen) quantifizierbar.

Die untere Stabilität stellt kein eigenes Krankheitsmuster dar, sondern ist gleichbedeutend mit einer multidirektionalen Instabilität.

Der Test kann auch derart vorgenommen werden, dass der Arm in 90° Abduktion vom Untersucher unterstützend gehalten wird, durch Druck von oben auf das proximale Oberarmdrittel kann dann bei unterer Instabilität die Subluxation des Oberarmkopfes nach distal provoziert werden. Hier entsteht ebenfalls eine deutliche „Stufe" unterhalb des Akromions.

Neben der Überprüfung des Sulkuszeichens in Neutralstellung empfiehlt es sich, die Untersuchung weiterführend auch bei außenrotiertem und innenrotiertem Arm durchzuführen. Bei einer vermehrten inferioren Translation in Außenrotation lässt sich eine Elongation des

Schultergelenk

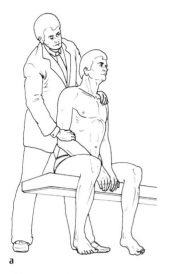
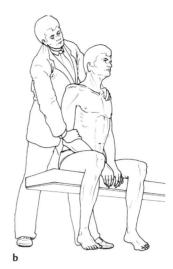

Abb. 2.**52a** u. **b** Sulkuszeichen:
a Ausgangsstellung,
b Sulkuszeichen bei Distraktion des Arms nach distal.

Rotatorenintervalls vermuten. Kommt es bei innenrotiertem Arm zu einem positiven Sulkuszeichen, so liegt eine Laxizität der hinteren Kapselstrukturen vor. Eine Hyperlaxität der unteren Kapsel-Band-Ruptur lässt sich mit dem Hyperabduktionstest nach *Gagey* nachweisen. Der Untersucher steht hinter dem Patienten und fixiert mit einer Hand die Scapula. Kann der Arm rein glenohumeral über 105° abduziert werden, spricht dies für eine Hyperlaxität insbesondere des unteren glenohumeralen Bandes.

Inferiorer Apprehensiontest

Vorgehen/Beurteilung: Beim inferioren Apprehensiontest wird der Arm des Patienten in 90° Abduktion vom Untersucher mit einer Hand unterstützt. Gleichzeitig versucht die andere Hand des Untersuchers durch Druck von oben auf den proximalen Oberarm eine inferiore Subluxation zu provozieren.

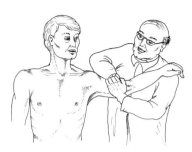

Abb. 2.53 Inferiorer Apprehensiontest.

Relokationstest (Fulcrum-Test)

Vorgehen: Der Patient liegt auf einer Untersuchungsliege auf dem Rücken. Der betroffene Arm ist 90° außenrotiert und 90° abduziert.

Beurteilung: Die Fortführung der Außenrotation unter Ventralisation des Humeruskopfes bewirkt beim Patienten die typische Abwehrspannung, häufig in Kombination mit dem typischen stechenden Schmerz. Die gleiche Bewegung (Außenrotation) unter Dorsalisation des Humeruskopfes wird vom Patienten schmerzlos toleriert. Dieser Test hat sich als hilfreich zur Differenzierung von Patienten mit einem Supraspinatussyndrom und solchen mit einer Ansatztendinose der Rotatorenmanschette aufgrund einer Hypermobilität erwiesen.

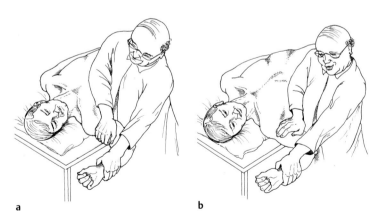

a b

Abb. 2.54a u. b Relokationstest (Fulcrum-Test):
a Ventralisation des Humerus bei maximaler Außenrotation,
b Dorsalisation des Humerus.

3 Ellenbogengelenk

Schmerzen im Ellenbogengelenk können die verschiedensten Ursachen haben. Neben der exakten klinischen Untersuchung ermöglichen eine Reihe von Funktionstests, die Diagnose zu sichern. Besonders aufmerksam ist auf die Stellung des Ellenbogens zu achten. Bei einem Gelenkerguss, Synovialverdickungen und einer Gelenkarthrose zeigt sich eine leichte Beugekontraktur.

Synovialisverdickungen, Gelenkergüsse und eine Bursitis olecrani sind am deutlichsten dorsal um den Olekranonfortsatz sicht- und tastbar.

Arthrosen führen zu tast- und hörbaren Reibegeräuschen. Bei freien Gelenkkörpern klagt der Patient über Einklemmungserscheinungen.

Die Stabilität des Ellenbogengelenks wird durch das Lig. collaterale ulnare und Lig. collaterale radiale gewährleistet. Instabilitäten lassen sich leicht durch entsprechende Untersuchungstechniken feststellen. Schwellungen, Kontrakturen und schmerzhafte Bewegungseinschränkungen können verschiedene Gründe haben. Osteochondrosen, Entzündungen (rheumatoide Arthritis, Gicht), Chondrokalzinose, Tumoren, Tendinosen und die Arthrose sind häufige Erkrankungen; aber auch die sog. Engpasssyndrome (z. B. Sulcus-ulnaris-Syndrom) können vom Ellenbogengelenk ihren Ausgang nehmen (osteophytäre Einengung des Sulcus nervi ulnaris). Ein Halswirbelsäulensyndrom kann unter Umständen ebenfalls Schmerzen im Ellenbogengelenk hervorrufen.

Eine der häufigsten Beschwerden im Bereich des Ellenbogengelenks verursacht die Epicondylitis humeri lateralis (Tennisellenbogen); seltener sind Beschwerden am Epicondylus medialis lokalisiert – Epicondylitis humeri medialis (Werfer-/Golferellenbogen).

Neben dem lokalen Druckschmerz sind umschriebene lokale Schmerzen bei passiver Dehnung der Handstreckmuskulatur (Tennisellenbogen) bzw. Handbeugemuskulatur (Golferellenbogen) und Muskelanspannungsschmerzen typische Untersuchungszeichen.

Spezielle Untersuchungstests helfen, epikondylopathische Beschwerden von anderen Krankheitsursachen zu unterscheiden.

3 Ellenbogengelenk

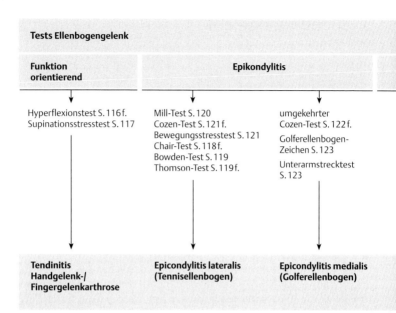

Abb. 3.2 Ellenbogengelenkschmerz: Beweglichkeit aktiv-passiv (Neutral-0-Methode).

Ellenbogengelenk 3

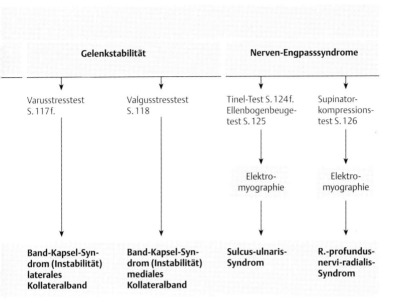

Gelenkstabilität		Nerven-Engpasssyndrome	
Varusstresstest S. 117f.	Valgusstresstest S. 118	Tinel-Test S. 124f. Ellenbogenbeugetest S. 125	Supinatorkompressionstest S. 126
		Elektromyographie	Elektromyographie
Band-Kapsel-Syndrom (Instabilität) laterales Kollateralband	**Band-Kapsel-Syndrom (Instabilität) mediales Kollateralband**	**Sulcus-ulnaris-Syndrom**	**R.-profundus-nervi-radialis-Syndrom**

Bewegungsumfang Ellenbogengelenk (Neutral-0-Methode)

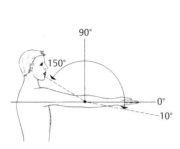

Abb. 3.1a Beugen/Strecken (Flexion/Extension).

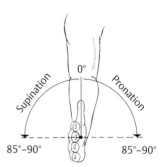

Abb. 3.1b Pronation/Supination des Unterarms (Unterarmumwendbewegung).

Funktionstests

Eine Reihe von Funktionstests weisen auf bestimmte Läsionen im Bereich des Ellenbogens hin. Die aussagekräftigsten werden im Folgenden aufgeführt. Sie sind je nach zu untersuchender anatomischer Struktur in 4 Gruppen gegliedert:
1. Orientierungstests,
2. Stabilitätstests,
3. Epikondylitistests,
4. Engpasssyndromtests.

Orientierungstests

Hyperflexionstest

Hinweis auf eine Ellenbogengelenkerkrankung.
Vorgehen: Der Patient sitzt. Der Untersucher umfasst das Handgelenk und bringt den Ellenbogen in eine maximale Flexion. Geachtet werden muss auf jede Bewegungseinschränkung und Schmerzlokalisation.

Ellenbogengelenk

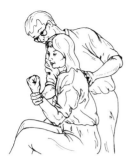

Abb. 3.3 Hyperflexionstest.

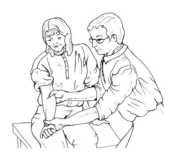

Abb. 3.4 Supinationsstresstest.

Beurteilung: Eine vermehrte oder eingeschränkte Beweglichkeit im Gelenk deutet in Verbindung mit Schmerzen auf einen Gelenkschaden, eine Muskelkontraktur, Tendinitis oder eine Banddehnung hin.

Supinationsstresstest

Abklärung einer Ellenbogengelenkerkrankung.
Vorgehen: Der Patient sitzt. Der Untersucher fasst mit einer Hand den Unterarm, mit der anderen hält er das Ellenbogengelenk von medial. Aus dieser Stellung übt er eine kräftige, abrupte supinatorische Bewegung aus.
Beurteilung: Dieser Test überprüft die Integrität des Ellenbogengelenks, einschließlich der knöchernen und ligamentären Strukturen. Schmerzen oder eine Bewegungseinschränkung deuten auf eine Gelenkdysfunktion hin, die näher untersucht werden sollte.

Stabilitätstests

Varusstresstest

Hinweis auf eine Bandinstabilität.
Vorgehen: Der Patient sitzt und hält den Arm gestreckt. Mit der einen Hand stabilisiert der Untersucher von medial den Oberarm, mit der anderen adduziert er (Varusstress) den Unterarm gegen den Oberarm im Ellenbogen.

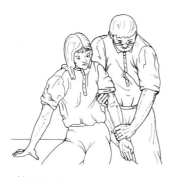 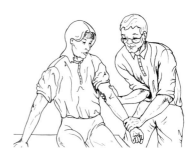

Abb. 3.5 Varusstresstest.   Abb. 3.6 Valgusstresstest.

Beurteilung: Bei diesem Test wird die Stabilität der lateralen Kollateralbänder im Ellenbogengelenk überprüft. Man achtet auf Schmerzen sowie auf ein außergewöhnliches Bewegungsausmaß im Seitenvergleich.

Valgusstresstest

Hinweis auf eine Bandinstabilität.
Vorgehen: Der Patient sitzt und hält den Arm gestreckt. Der Untersucher stabilisiert mit einer Hand von lateral den Oberarm, mit der anderen Hand abduziert (Valgusstress) er den Unterarm des Patienten gegen den Oberarm im Ellenbogengelenk.
Beurteilung: Bei diesem Test wird die Stabilität der medialen Kollateralbänder am Ellenbogen überprüft. Es wird auf Schmerzen und ein außergewöhnliches Bewegungsausmaß im Seitenvergleich geachtet.

Epikondylitistests

Chair-Test

Hinweis auf eine Epicondylitis lateralis.
Vorgehen: Der Patient wird aufgefordert, einen Stuhl anzuheben; dabei soll der Arm gestreckt, der Unterarm proniert sein.
Beurteilung: Auftreten oder Zunahme der Beschwerden über dem Epicondylus lateralis und der einstrahlenden Unterarmstreckmuskulatur weisen auf eine Epikondylitis hin.

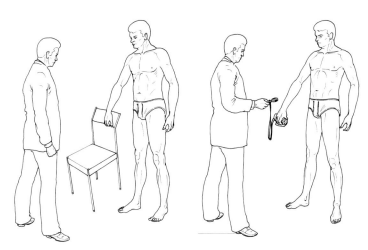

Abb. 3.7　Chair-Test.　　　　Abb. 3.8　Bowden-Test.

Bowden-Test

Hinweis auf einen Tennisellenbogen (Epicondylitis lateralis).
Vorgehen: Der Patient wird aufgefordert, eine bis ca. 4,0 kPa (= 30 mm Hg) aufgepumpte Blutdruckmanschette zusammenzupressen bzw. einen bestimmten Druck, den der Untersucher vorgibt, durch Zusammenpressen der Manschette zu halten.
Beurteilung: Das Auftreten sowie die Zunahme der Beschwerden im Bereich des Epicondylus lateralis und der einstrahlenden Unterarmstreckmuskulatur weisen auf eine Epikondylitis hin.

Thomson-Test (Tennisellenbogen-Zeichen)

Hinweis auf eine Epicondylitis lateralis.
Vorgehen: Der Patient wird aufgefordert, in leichter Dorsalextension der Hand eine Faust zu machen und das Ellenbogengelenk zu strecken. Die eine Hand des Untersuchers fixiert von streckseitig das Handgelenk, die andere greift die Faust des Patienten. Der Patient soll nun die Faust gegen Widerstand der Untersucherhand weiter extendieren, bzw. der Untersucher versucht, die dorsal extendierte Fauststellung gegen den Widerstand des Patienten in Richtung Flexion zu drücken.

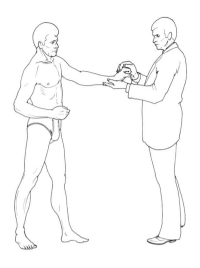 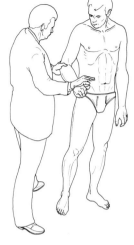

Abb. 3.**9** Thomson-Test.   Abb. 3.**10** Mill-Test.

Beurteilung: Starker Schmerz über dem lateralen Epikondylus und in der radialseitigen Muskelstreckerloge sprechen für eine Epicondylitis lateralis.

Mill-Test

Hinweis auf Epicondylitis lateralis.
Vorgehen: Die Untersuchung erfolgt am stehenden Patienten. Der Arm des Patienten ist leicht proniert, im Handgelenk dorsalextendiert und im Ellenbogengelenk gebeugt. Mit der einen Hand greift der Untersucher das Ellenbogengelenk, die andere liegt lateralseitig dem distalen Unterarm des Patienten auf bzw. umfasst ihn. Der Patient wird nun aufgefordert, gegen den Widerstand der Untersucherhand den Unterarm zu supinieren.
Beurteilung: Schmerzen über dem Epicondylus humeri lateralis und/oder in der lateralseitigen Streckmuskulatur deuten auf eine Epikondylitis hin.

Bewegungsstresstest

Hinweis auf eine Epicondylitis lateralis.
Vorgehen: Der Patient sitzt. Der Untersucher palpiert den Epicondylus lateralis, während der Patient in einer flüssigen Bewegung Handgelenk und Ellenbogen flektiert, den Unterarm proniert und anschließend den Ellenbogen wieder streckt.
Beurteilung: Pronation und Handgelenkflexion stellen eine größere Belastung für die an den Epicondylus lateralis ansetzenden Sehnen der Unterarmstreckmuskulatur dar. Das Auftreten von Schmerzen bei diesen Bewegungsmanövern im Bereich des Epicondylus lateralis und/oder in der radialseitigen Streckmuskulatur deutet auf eine Epikondylitis hin. Es können jedoch ebenfalls Schmerzen und Parästhesien als Folge einer Einengung des N. medianus auftreten, da der Nerv bei diesem Manöver in seinem Verlauf durch die Pronatoren unter Druck geraten kann.

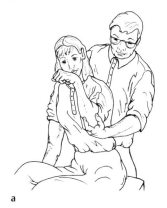 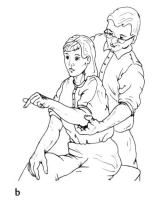

a b

Abb. 3.**11a** u. **b** Bewegungsstresstest:
a Ausgangsstellung,
b Streck-/Pronationsbewegung.

Cozen-Test

Hinweis auf eine Epicondylitis lateralis.
Vorgehen: Die Untersuchung wird am sitzenden Patienten vorgenommen. Der Untersucher fixiert mit einer Hand das Ellenbogengelenk, die andere Hand liegt der dorsal extendierten Faust des Patienten flach auf. Der Patient wird aufgefordert, die Faust gegen Widerstand

der Untersucherhand dorsal zu extendieren, bzw. der Untersucher versucht, die fixierte dorsal extendierte Fauststellung gegen den Widerstand des Patienten in Richtung Flexion zu drücken.
Beurteilung: Lokalisierter Schmerz am Epicondylus lateralis humeri oder ziehende Schmerzen in der radialseitigen Streckerloge sprechen für eine Epikondylitis.

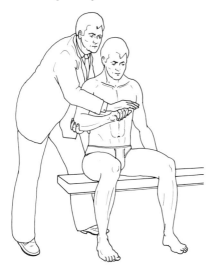

Abb. 3.**12** Cozen-Test.

Umgekehrter Cozen-Test

Hinweis auf eine Epicondylitis humeri medialis.
Vorgehen: Der Patient sitzt. Der Untersucher palpiert mit einer Hand den Epicondylus medialis. Die andere Hand liegt auf dem Handgelenk des supinierten Unterarms. Der Patient versucht, die gestreckte Hand gegen den Widerstand der Untersucherhand im Handgelenk zu flektieren.
Beurteilung: Die Unterarm- bzw. Handbeuger und der M. pronator teres haben ihren Ursprung am Epicondylus medialis. Ein akuter, stechender Schmerz am Epicondylus medialis deutet auf eine Epicondylitis medialis hin.

Bei diesem Test ist es besonders wichtig, den Ellenbogen zu stabilisieren, anderenfalls könnte eine forcierte Ausweich-/Pronationsbewegung ein Engpasssyndrom im Bereich der Pronator-Muskulatur verstärken (Pronator-Logen-Syndrom).

Ellenbogengelenk 3

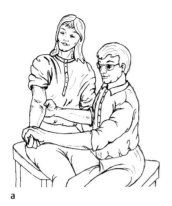 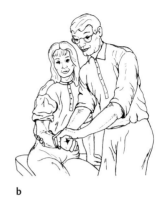

a b

Abb. 3.**13a** u. **b** Umgekehrter Cozen-Test:
a Ausgangsstellung,
b Flexion im Handgelenk gegen Widerstand der Untersucherhand.

Golferellenbogen-Zeichen

Hinweis auf eine Epicondylitis medialis.
Vorgehen: Der Patient beugt den Ellenbogen und flektiert die Hand nach palmar. Der Untersucher greift die Hand des Patienten. Mit der anderen Hand fixiert er den Oberarm. Der Patient soll nun versuchen, gegen den Widerstand der Untersucherhand den Arm im Ellenbogengelenk zu strecken.
Beurteilung: Schmerzen über dem medialen Epikondylus sprechen für eine Epikondylopathie (Golferellenbogen).

Unterarmstrecktest

Hinweis auf eine Epicondylitis medialis.
Vorgehen: Der Patient sitzt. Er beugt das Ellenbogengelenk und hält den Unterarm in Supination. Der Untersucher umgreift den distalen Unterarm. Der Patient versucht nun, gegen den Widerstand der Untersucherhand den Arm im Ellenbogengelenk zu strecken.
Beurteilung: Schmerzen am medialen Epikondylus sowie über der einstrahlenden Unterarmbeugemuskulatur deuten auf eine Epikondylopathie hin.

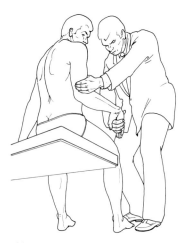
Abb. 3.14 Golferellenbogen-Zeichen.

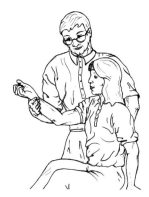
Abb. 3.15 Unterarmstrecktest.

■ Engpasssyndromtests

▬ Tinel-Test

Hinweis auf ein Sulcus-ulnaris-Syndrom.
Vorgehen: Der Patient sitzt. Der Untersucher fasst den Arm des Patienten und klopft vorsichtig mit dem Reflexhammer auf den Sulcus nervi ulnaris.
Beurteilung: Der N. ulnaris verläuft in einem knöchernen Sulcus hinter dem Epicondylus medialis. Aufgrund seiner relativ oberflächlichen Lage kommt es in diesem Bereich häufig zu einer Druckschädigung des Nervs. Verletzungen, Überdehnung, Entzündung, Narben oder eine chronische Druckschädigung sind die häufigsten Ursachen für eine Nervus-ulnaris-Schädigung. Treten beim vorsichtigen Beklopfen des Sulcus ulnaris Schmerzen und Parästhesien im Unterarm auf, so spricht dies für eine chronische Druckschädigung.

Bei diesem Test ist insbesondere darauf zu achten, dass ein nicht zu kräftiger Schlag auf den Nerv ausgeübt wird, da auch beim gesunden Nerv dies natürlich zu einer Schmerzsymptomatik führt. Ebenso kann ein wiederholtes Beklopfen des Nervs eine Schädigung verursachen.

Ellenbogengelenk 3

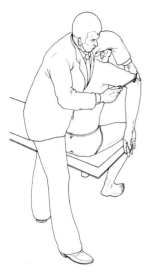

Abb. 3.**16** Tinel-Test.

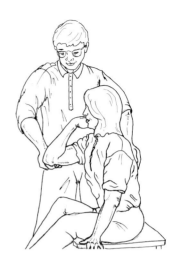

Abb. 3.**17** Ellenbogenbeugetest.

Ellenbogenbeugetest

Hinweis auf ein Sulcus-ulnaris-Syndrom.
Vorgehen: Der Patient sitzt. Das Ellenbogengelenk wird stark gebeugt, die Hand im Handgelenk flektiert. Diese Position soll vom Patienten 5 Minuten beibehalten werden.
Beurteilung: Der N. ulnaris verläuft durch den Kubitaltunnel, gebildet von den ulnaren Kollateralbändern und dem M. flexor carpi ulnaris. In der oben beschriebenen Position besteht eine maximale Dehnung des N. ulnaris.

Das Auftreten von Parästhesien entlang des Verlaufs des Nervs spricht für eine Druckschädigung des Nervs. Bei einem positiven Testergebnis sollte zur Diagnoseabsicherung eine Elektromyographie oder eine Nervenleitgeschwindigkeitsmessung durchgeführt werden.

Supinatorkompressionstest

Hinweis auf eine Schädigung des R. profundus nervi radialis.
Vorgehen: Der Patient steht. Der Untersucher tastet mit der einen Hand distal des lateralen Epikondylus die Rinne radial des M. extensor carpi radialis longus, die andere Hand setzt der aktiven Pronation und Supination Widerstand entgegen.
Beurteilung: Konstanter Druckschmerz in der Muskelrinne oder Schmerzen am proximalen radialen Unterarm, die sich unter Pro- und Supination verstärken, deuten auf eine Kompression des R. profundus nervus radialis im M. supinator hin (der R. profundus des N. radialis läuft durch den Muskel).

Der Druckschmerzpunkt liegt weiter ventral als der Schmerzpunkt bei der typischen Epicondylitis lateralis. Die Druckstörung des Nervs kann durch bindegewebige Veränderungen des Muskels, Radiusköpfchenfrakturen oder durch Weichteiltumoren verursacht sein. Besteht eine abgeschwächte oder aufgehobene Streckung der Langfinger in den Metakarpal-/Phalangealgelenken, so liegt eine Lähmung des durch den R. profundus nervus radialis versorgten M. extensor digitorum vor.

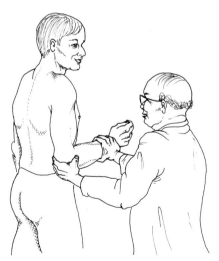

Abb. 3.**18** Supinatorkompressionstest.

4 Handgelenk, Hand und Finger

Verletzungen und Schäden an der Hand spielen sowohl im Alltag als auch beim Sport eine bedeutende Rolle. Die Untersuchung der Hand erfordert gute Kenntnisse in der funktionellen Anatomie und beginnt mit der Inspektion etwaiger Defekte und Stellungsanomalien. Das Handgelenk befindet sich in Ruhe bei passiver Haltung der Hand in einer Mittelstellung zwischen Flexion und Extension, wobei die Finger eine leichte Beugestellung aufweisen (Fingerbeuger 4-mal so stark wie die Fingerstrecker).

Gelenkentzündungen verursachen umschriebene Schwellungen über den Gelenken, Sehnenscheidenentzündungen machen sich durch Schwellung und Rötung der Haut im Sehnenverlauf bemerkbar. Bei Frauen nach der Menopause finden sich häufig Schwellungen der Fingerendgelenke mit schmerzhafter Beugekontraktur (Heberden-Arthrose). Die Fingergrund- und -mittelgelenke sind oft der erste Manifestationsort chronisch entzündlicher Erkrankungen (rheumatoide Arthritis).

Auch Ganglien, die entweder von den Sehnen, dem Sehnengleitgewebe oder den Gelenken ihren Ausgang nehmen, können Ursache einer Schwellung sein. Lähmungen führen zu Kontrakturen. So hat eine Radialislähmung die sog. Fallhand zur Folge. Bei einer Medianuslähmung entsteht die sog. Affenhand, bei einer Parese des N. ulnaris die Krallenhand (gestreckte Grundphalangen und gebeugte Mittel- und Endphalangen).

Bei der Palpation orientiert man sich über die Beschaffenheit der Haut, Muskeln und Sehnenscheiden, beurteilt Schwellungen und Entzündungen, Tumoren und bestimmt die genaue Lokalisation der Schmerzen.

Durch die passive Bewegungsprüfung lassen sich Bewegungseinschränkungen (Arthrosen) und Instabilitäten feststellen. Bei schmerzhaften Erkrankungen der Sehnenscheiden finden sich Krepitationen im Sehnenverlauf sowohl bei aktiver als auch passiver Bewegung.

Neurologische Veränderungen (z. B. Muskelatrophien), meist verursacht durch sog. Engpasssyndrome, zeigen bestimmte Funktionseinschränkungen, die durch eine entsprechende Funktionsdiagnostik beurteilt werden können.

Bewegungsumfang Hand (Neutral-0-Methode)

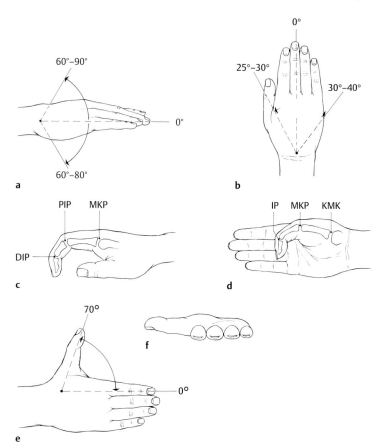

Abb. 4.1a Flexion/Extension des Handgelenks einschließlich der Interkarpalgelenke.
Abb. 4.1b Radial-/Ulnarabduktion der Hand.
Abb. 4.1c–d Bezeichnung der Fingergelenke (**c**) und Daumengelenke (**d**):
DIP = distales Interphalangealgelenk,
PIP = proximales Interphalangealgelenk,
MKP = Metakarpophalangealgelenk,
IP = Interphalangealgelenk des Daumens,
MKP = Metakarpophalangealgelenk des Daumens,
KMK = Karpometakarpalgelenk des Daumens (Daumensattelgelenk).
Abb. 4.1e–f Abduktion und Adduktion des Daumens zur Palmarebene.

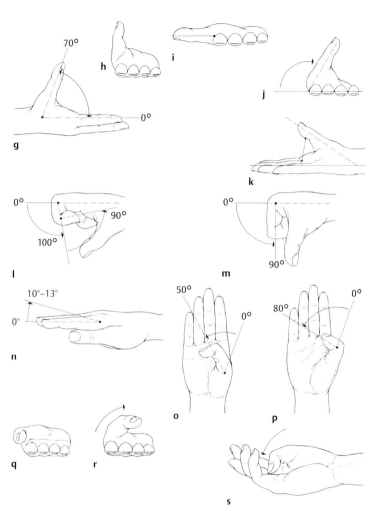

Abb. 4.**1g–h** Palmare Ab-/Adduktion des Daumens senkrecht zur Palmarebene.
Abb. 4.**1i–k** Zirkumduktion des gestreckten Daumens.
Abb. 4.**1l–m** Beugung der Fingergelenke: Im DIP- und PIP-Gelenk (**l**), im MKP-Gelenk (**m**).
Abb. 4.**1n** Überstreckung im MKP-Gelenk.
Abb. 4.**1o–p** Beugung der Daumengelenke: im MKP-Gelenk (**o**), im IP-Gelenk (**p**).
Abb. 4.**1q–s** Oppositionsbewegung des Daumens: Ausgangsstellung (**q**), während der Bewegung (**r**), Oppositionsstellung (**s**).

4 Handgelenk, Hand und Finger

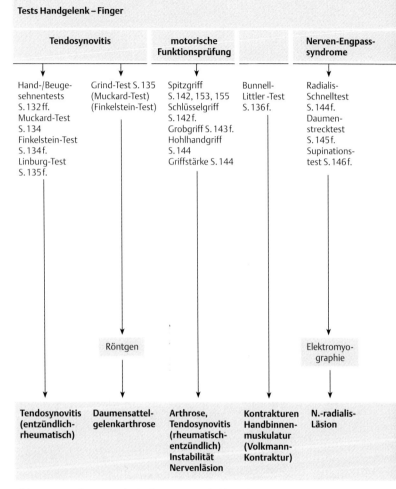

Abb. 4.2 Hand-Finger-Gelenkschmerz: Beweglichkeit aktiv-passiv (Neutral-0-Methode).

Handgelenk, Hand und Finger

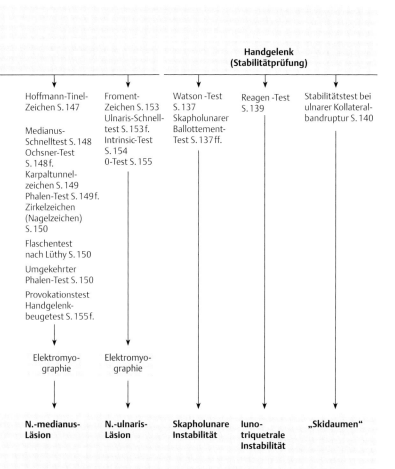

Handgelenk (Stabilitätprüfung)

| Hoffmann-Tinel-Zeichen S. 147 | Froment-Zeichen S. 153 | Watson-Test S. 137 | Reagen-Test S. 139 | Stabilitätstest bei ulnarer Kollateralbandruptur S. 140 |

- Hoffmann-Tinel-Zeichen S. 147
- Medianus-Schnelltest S. 148
- Ochsner-Test S. 148 f.
- Karpaltunnelzeichen S. 149
- Phalen-Test S. 149 f.
- Zirkelzeichen (Nagelzeichen) S. 150
- Flaschentest nach Lüthy S. 150
- Umgekehrter Phalen-Test S. 150
- Provokationstest Handgelenkbeugetest S. 155 f.

- Froment-Zeichen S. 153
- Ulnaris-Schnelltest S. 153 f.
- Intrinsic-Test S. 154
- 0-Test S. 155

- Watson-Test S. 137
- Skapholunarer Ballottement-Test S. 137 ff.

- Reagen-Test S. 139

- Stabilitätstest bei ulnarer Kollateralbandruptur S. 140

↓ Elektromyographie

↓ Elektromyographie

N.-medianus-Läsion | **N.-ulnaris-Läsion** | **Skapholunare Instabilität** | **luno-triquetrale Instabilität** | **„Skidaumen"**

Funktionstests

Hand-/Beugesehnentests

Musculus flexor digitorum profundus

Vorgehen: Der Untersucher legt zwei Finger seiner Hand (Zeige- und Mittelfinger) beugeseits so auf den betroffenen Finger des Patienten, dass der Finger im Mittelgelenk gestreckt bleibt. Der Patient wird nun aufgefordert, den Finger im Endgelenk isoliert zu beugen. Die Untersuchung erfolgt für jeden Finger einzeln.

Beurteilung: Der M. flexor digitorum profundus gehört zur tiefen Schicht der Beugemuskeln des Unterarms. Der Ansatz der Sehne liegt an der Palmarseite der Endphalangen der 2.–5. Finger.

Kann das Endgelenk nicht gebeugt werden, so liegt eine Sehnenverletzung vor (Sehnenriss); ist die Beugung mit Schmerzen verbunden, so muss an eine Tendosynovitis gedacht werden.

Abzugrenzen ist eine Endgelenkarthrose (Heberden) mit einer meist schmerzhaften Beugekontraktur.

Musculus flexor digitorum superficialis

Vorgehen: Der Patient wird aufgefordert, den zu untersuchenden Finger im Mittelgelenk zu beugen, die jeweils nicht zu untersuchenden Finger werden durch den Untersucher in Streckstellung gehalten, um die Funktion der Profundussehne auszuschalten. Da die Profundussehnen der drei ulnaren Finger einen gemeinsamen Muskelbauch haben, setzt die freie Beugung eines Fingers bei den in Streckstellung fixierten übrigen Fingern eine intakte Funktion der Sehnen des M. flexor digitorum superficialis voraus. Die Untersuchung wird für jeden einzelnen Finger getrennt durchgeführt.

Beurteilung: Der M. flexor digitorum superficialis ist ein breiter, kräftiger Muskel, der mit seinen Sehnen an den Seiten der Mittelphalangen ansetzt.

Ist der Patient in der Lage, den Finger im proximalen Interphalangealgelenk (Mittelgelenk) zu beugen, so ist die Sehne des M. flexor digitorum superficialis intakt. Liegen Verletzungen der Sehne vor, so ist eine Beugung nicht möglich, Schmerzen deuten auf eine Tendosynovitis der Sehne hin.

Handgelenk, Hand und Finger

▬ Musculus flexor pollicis longus und Musculus extensor pollicis longus

Vorgehen: Der Untersucher greift den Daumen des Patienten und fixiert ihn im Grundgelenk. Der Patient wird aufgefordert, das Daumenglied zu beugen und zu strecken. Der M. flexor pollicis longus gehört zu den tiefen Flexoren, der M. extensor zu den tiefen Extensoren und setzen an der Endphalanx des Daumens an.

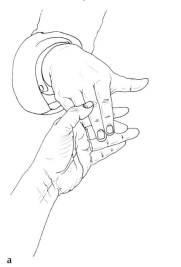

a

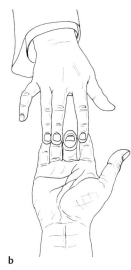

b

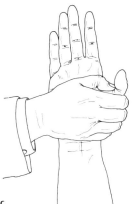

Abb. 4.**3a–c**   Hand-/Beugesehnentests:
a M. flexor digitorum profundus,
b M. flexor digitorum superficialis,
c M. flexor pollicis longus und M. extensor pollicis longus.

c

Beurteilung: Beuge- und Streckbehinderungen im Daumenendgelenk sprechen für eine Verletzung (Sehnenriss) oder Erkrankung (Tendosynovitis) der entsprechenden Sehne.

Muckard-Test

Abklärung einer akuten oder chronischen Tendosynovitis der Sehnen des M. abductor pollicis longus und des M. extensor pollicis brevis (Quervain-Krankheit).
Vorgehen: Der Patient „kippt" die Hand im Handgelenk nach ulnar ab; die Finger sind dabei gestreckt, der Daumen wird adduziert.
Beurteilung: Heftige Schmerzen über dem Processus styloideus radii mit Ausstrahlung in den Daumen und Unterarm deuten auf eine Tendosynovitis der Sehnen des M. abductor pollicis longus und des M. extensor pollicis brevis hin.

Zusätzlich besteht meist eine Schwellung und Druckschmerzhaftigkeit über dem 1. Strecksehnenfach. Die Abduktion des Daumens gegen Widerstand ist schmerzhaft.

Zur Tendosynovitis der Sehnen kommt es durch entzündliche Veränderungen des Gleitgewebes, oft verursacht durch Überanstrengung oder durch entzündlich-rheumatische Erkrankungen. Aber auch stumpfe Traumen können diese Erkrankungen auslösen.

Differenzialdiagnostisch muss an eine Arthrose (Rhizarthrose) des Karpometakarpalgelenks (Daumensattelgelenk) oder eine Styloiditis radii gedacht werden.

Finkelstein-Test

Hinweis einer Tendovaginitis stenosans de Quervain.
Vorgehen: Der in die Hohlhand eingebeugte Daumen wird von den Langfingern gefasst und das Handgelenk nach ulnar abgekippt – aktiv oder passiv vom Untersucher.
Beurteilung: Schmerzen und Krepitation über dem Processus styloideus radii sprechen für eine unspezifische Tendosynovitis des M. abductor pollicis longus und des M. extensor pollicis brevis (Ätiologie siehe Muckard-Test).

Es ist wichtig zu unterscheiden zwischen der Quervain-Tendosynovitis und der Arthrose im Daumensattelgelenk. Die gezielte Untersuchung des Daumensattelgelenks und ein Röntgenbild ermöglichen eine schnelle Diagnoseabklärung.

Der Test sollte immer im Seitenvergleich geprüft werden.

Handgelenk, Hand und Finger

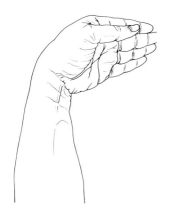

Abb. 4.4   Muckard-Test.

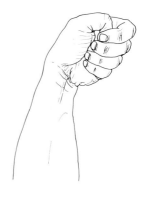

Abb. 4.5   Finkelstein-Test.

Grind-Test

Beurteilung einer Daumensattelgelenkarthrose (Rhizarthrose).
Vorgehen: Der Untersucher fasst den schmerzhaften Daumen und führt malende Bewegungen des in seiner Längsachse gestauchten Daumens durch.
Beurteilung: Klagt der Patient über Schmerzen im Bereich des Daumensattelgelenks, so handelt es sich in der Regel um eine Daumensattelgelenkarthrose (DD Bennett- bzw. Rolando-Fraktur). Ein zusätzlicher Druckschmerz und eine schmerzhafte Instabilität in diesem Gelenk sind zusätzlich Zeichen, die auf einen Verschleiß hinweisen. Auch klagt der Patient über Schmerzen im Daumensattelgelenk, wenn er gegen Widerstand der Untersucherhand den Daumen opponieren soll.

Linburg-Test

Hinweis auf eine angeborene Sehnenfehlbildung (M. flexor pollicis longus/M. flexor digitorum profundus).
Vorgehen: Der Patient wird aufgefordert, bei gestreckten Fingern den Daumen durch eine kombinierte Flexions-Adduktions-Bewegung in die Handfläche zu legen.
Beurteilung: Bei einer angeborenen ligamentären Verbindung zwischen der Sehne des M. flexor pollicis longus und der Sehne des M. flexor digitorum profundus (indicis) beugt sich das Endgelenk des Zeigefingers während der kombinierten Daumenbewegung.

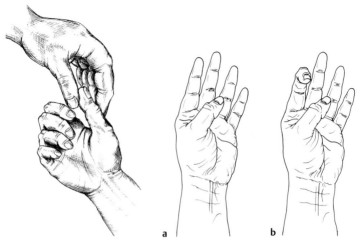

Abb. 4.**6** Grind-Test. Abb. 4.**7a** u. **b** Linburg-Test.

▬ Bunnell-Littler-Test

Beurteilung einer ischämischen Kontraktur der Handbinnenmuskulatur.
Vorgehen: Die Hand des Patienten ist gestreckt. Im 1. Teil der Untersuchung beurteilt der Untersucher an einem Finger die aktive und passive Beugung aller drei Fingergelenke. Im 2. Teil fixiert er das Grundgelenk in Streckstellung und überprüft erneut die Beugung im Mittel- und Endgelenk des Fingers.
Beurteilung: Liegt eine ischämische Kontraktur der Handbinnenmuskeln vor, so kann bei passiver Fixation des Grundgelenks in Streckstellung das Mittel- und Endgelenk weder aktiv noch passiv gebeugt werden. Die Ursache ist eine Verkürzung der Mm. interossei. Bei aktiv oder passiv gebeugtem Handgelenk können aktiv das Mittel- und Endgelenk gebeugt werden. In der Regel sind mehrere Finger von der Kontraktur betroffen. Der Test erlaubt, eine ischämische Kontraktur von anderen Gelenkveränderungen wie Gelenksteifen, Sehnenverwachsungen und Sehnenscheidenentzündungen abzugrenzen.

Infolge Drucksteigerung in den Faszienräumen der Hand kommt es zur Beugestellung der Fingergrundgelenke mit Streckstellung der Mittel- und Endgelenke, Verstärkung des queren Hohlhandbogens und Adduktionsstellung des gestreckten Daumens (pathologische Intrinsic-plus-Stellung).

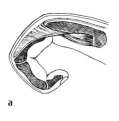
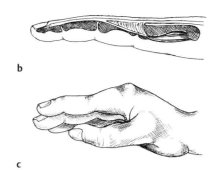

Abb. 4.**8a–c** Funktionstest nach Bunnell:
a Aktiv und passiv, Beugung aller Fingergelenke möglich (1. Teil);
b Grundgelenkfixation in Streckstellung – Beugung Mittel-/Endgelenk nicht möglich (2. Teil);
c Intrinsic-plus-Stellung.

Watson-Test (Skaphoid-Shift-Test)

Stabilitätstest der Handwurzel.
Vorgehen: Dieser Test wird am sitzenden Patienten mit aufgelegtem Ellenbogen durchgeführt. Das Os scaphoideum wird in maximaler Ulnarabduktion des Handgelenks zwischen Daumen und Zeigefinger des Untersuchers fixiert, wobei der Daumen auf das Tuberculum ossis scaphoidei (distaler Pol) drückt und so das Os scaphoideum in Extension hält. Das Handgelenk wird nun radial abduziert, was normalerweise von einer Flexion des Os scaphoideum begleitet wäre. Durch den Daumendruck des Untersuchers wird diese Flexion jedoch verhindert.
Beurteilung: Bei positivem Test verschiebt sich der proximale Pol des Os scaphoideum zum dorsalen Rand der Fossa scaphoidea, subluxiert und stößt dabei gegen den Zeigefinger. Dieses Schnappen geht mit Schmerzen einher und zeigt eine Läsion des skapholunaren Bandapparats an, gibt allerdings keine Auskunft über das Ausmaß der Läsion.

Skapholunarer Ballottement-Test

Stabilitätstest der Handwurzel.
Vorgehen: Os scaphoideum und Os lunatum werden jeweils fest zwischen Daumen und Zeigefinger beider Hände des Untersuchers gefasst und gegenläufig nach dorsal respektive palmar bewegt.

4 Handgelenk, Hand und Finger

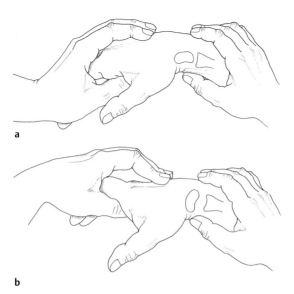

Abb. 4.**9a** u. **b** Watson-Test (Skaphoid-Shift-Test):
a In Ulnarduktion wird das Os scaphoideum in Extension gehalten.
b Radialabduktion des Handgelenks.

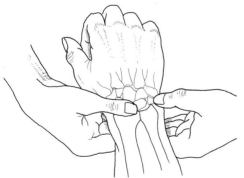

Abb. 4.**10** Skapholunarer Ballottement-Test.

Beurteilung: Ist die Widerstandsfähigkeit des scapholunaren Bandapparats gegen diese Scherkräfte vermindert, liegt eine Instabilität vor. Eine schmerzhafte Scherbewegung spricht ebenfalls für eine Bandverletzung. Die scapholunare Instabilität entsteht oft als Folge eines Sturzes auf den Daumen bei proniertem Unterarm und extendiertem und ulnarabduziertem Handgelenk oder eines Anpralltraumas beim Ballsport. Hierbei kommt es zur Zerreißung des Bandapparats zwischen Os scaphoideum und Os lunatum. Eine chronische scapholunare Instabilität kann auch ohne Trauma entstehen, z. B. nach Ganglionexstirpation oder durch degenerative Veränderungen. Die Patienten beklagen einen starken Druck- und Bewegungsschmerz in der radioproximalen Handwurzel, besonders beim Aufstützen, sowie Kraftverlust und beschreiben gelegentlich ein Knacken bei Ulnarabduktion des Handgelenks.

▄▄ Reagen-Test (lunotriquetraler Ballottement-Test)

Stabilitätstest der Handwurzel.
Vorgehen: Der Untersucher hält das Os lunatum zwischen Daumen und Zeigefinger der einen Hand und das Os triquetrum zwischen den Fingern der anderen Hand, während er versucht, beide Handwurzeln gegeneinander zu bewegen.
Beurteilung: Bei positivem Test ist die Scherbewegung schmerzhaft, auch wenn sich eine Instabilität nicht immer nachweisen lässt.

Die lunotriquetrale Instabilität kann als Folge eines Hyperpronationstraumas oder eines Hyperextensionstraumas entstehen. Die Patienten klagen über Schmerzen im ulnoproximalen Handgelenk. Während ein Druckschmerz über dem lunotriquetralen Gelenk sowie ein Bewegungsschmerz provozierbar sind, verursachen Pronation und Supination keine Schmerzen. Die Verletzung geht nicht zwingend mit Kraftverlust einher. Die Instabilität beschreiben die Patienten gelegentlich als ein Klicken, welches bei Bewegung des Handgelenks auftritt.

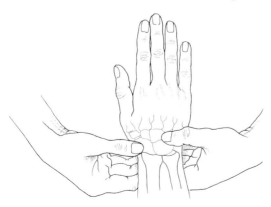

Abb. **4.11** Reagen-Test (lunotriquetraler Ballottement-Test).

Stabilitätstest bei ulnarer Kollateralbandruptur am Daumengrundgelenk

Vorgehen: Der Patient beugt den betroffenen Daumen im Grundgelenk um 20°–30°. Aus dieser Stellung führt der Untersucher eine Radialabduktion des Daumens durch.

Beurteilung: Kann der Daumen abduziert werden, so spricht dies für eine Ruptur des ulnaren Seitenbandes. Diese auch als Skidaumen bekannte häufige Verletzung des ulnaren Kollateralbandes am Daumengrundgelenk entsteht durch eine forcierte Radialduktion des gestreckten Daumens bei einem Sturz auf die Hand. Die Stabilitätsprüfung erfolgt in 20°- bis 30°-Beugestellung des Daumens, da anderenfalls bei Anspannung des möglicherweise intakt gebliebenen accessorischen Seitenbandes in Extension eine Ruptur des Kollateralbandes maskiert werden kann. Bei zusätzlich in Streckstellung aufklappbarem Gelenk kann eine komplexe Kapsel-/Bandverletzung angenommen werden.

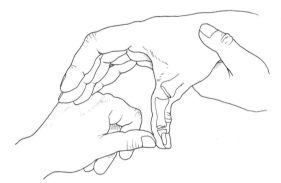

Abb. 4.12 Stabilitätstest bei ulnarer Kollateralbandruptur am Daumengrundgelenk.

Kompressionssyndrome der Armnerven

Im Bereich der Arme findet sich eine Reihe von Störungsmöglichkeiten der Armnerven. Klinische Tests erlauben, diese zu differenzieren.

Pronator-Logen-Syndrom

Der N. medianus kann nach Verlauf durch den Ellenbogen im Pronatorkanal (zwischen Caput humerale und Caput ulnare des M. pronator teres) komprimiert werden.

Handgelenk, Hand und Finger

Eine Reihe von Ursachen für ein Pronator-Logen-Syndrom kommt in Frage, wie Druck von außen auf den Unterarm, Hypertrophie des M. pronator teres (Muskeltremor) und ein direktes Trauma. Schmerzen, Brennen und Gefühlsstörungen der Hand, eine Schwäche der Daumenopposition und der Beugung der Finger I-III (Schwurhand) sind typische Befunde. Die Pronation gegen Widerstand verstärkt die Beschwerden.

Kompressionssyndrom der Loge de Guyon

In der Loge de Guyon (gebildet von Retinaculum flexorum, Lig. piso hamatum und der Palmaraponeurose) verläuft die A. ulnaris mit dem N. ulnaris.

Die Ursachen für eine Kompression des N. ulnaris sind akute und chronische Traumen, wie z. B. eine chronische Druckschädigung beim Radfahren.

Sensible (Gefühls-) Störungen der Ulnarseite des Ring- und Kleinfingers und motorische Störungen (Hypothenarmuskulatur) sind typische Zeichen des Kompressionssyndroms.

Karpaltunnelsyndrom (KTS)

Eine Kompression des N. medianus kann im Karpaltunnel erfolgen. Durch den Karpaltunnel (gebildet durch die Handwurzelknochen und das Retinaculum musculorum flexorum = Lig. carpi transversum) verlaufen alle Fingerbeugesehnen und der N. medianus. Die Ursachen für ein KTS mit Einengung des Tunnels sind Skelettveränderungen, Knochentumoren (Ganglien), Verletzungen und Sehnenscheidenentzündungen (Tenosynovitiden). Bevorzugt erkranken Frauen zwischen dem 50. und 60. Lebensjahr. Nächtliche Parästhesien und Brachialgien, eine morgendliche Steifigkeit sowie sensible und motorische Störungen (Atrophie der Thenarmuskulatur) im Versorgungsgebiet des N. medianus sind typische Zeichen einer Kompression.

Differenzialdiagnostisch sind Läsionen des Halsmarkes, des Plexus brachialis, ein Pronator-Logen-Syndrom, ein Kompressionssyndrom der Loge de Guyon, ein Thoracic-Outlet-Syndrom sowie eine Rhizarthrose zu beachten.

Zur Diagnose des KTS sind das EMG und die Bestimmung der Nervenleitgeschwindigkeit (Elektroneurographie) wichtige Untersuchungen.

Sulcus-ulnaris-(Kompressions-)Syndrom

Der N. ulnaris verläuft in einem knöchernen Sulkus hinter dem Epicondylus medialis. Aufgrund seiner relativ oberflächlichen Lage kommt es in diesem Bereich häufig zu einer Druckschädigung des Nervs. Verletzungen, Überdehnungen, Entzündungen, Narben oder eine chronische Druckschädigung sind die häufigsten Ursachen für eine Nervus-ulnaris-Schädigung.

Sensible (Taubheit des Kleinfingers) und motorische Störungen im Versorgungsgebiet des N. ulnaris sind typische Befunde einer Schädigung.

Durch das EMG und die sensible Neurographie ist der Ort der Druckschädigung festzustellen.

Motorische Funktionstests an der Hand

Nachweis von motorischen und sensiblen Ausfällen bei Nervenläsionen.

Prüfung des Spitzgriffes

Vorgehen: Der Patient soll einen kleinen Gegenstand zwischen den Kuppen von Daumen und Zeigefinger aufnehmen.
Beurteilung: Für eine zufriedenstellende Ausführung ist ein intaktes Gefühl notwendig; der Test soll vom Patienten mit geschlossenen Augen wiederholt werden. Hinsichtlich der Motorik ist eine volle Funktionsfähigkeit der Mm. lumbricales und Mm. interossei unerlässlich.

Prüfung des Schlüsselgriffes

Vorgehen: Der Patient wird aufgefordert, einen Schlüssel zwischen dem Daumen und der Seite des Zeigefingers zu halten.
Beurteilung: Bei Sensibilitätsausfällen an der medialen Seite des Zeigefingers, z. B. bei Läsion des N. radialis, ist der Schlüsselgriff nicht möglich.

Handgelenk, Hand und Finger

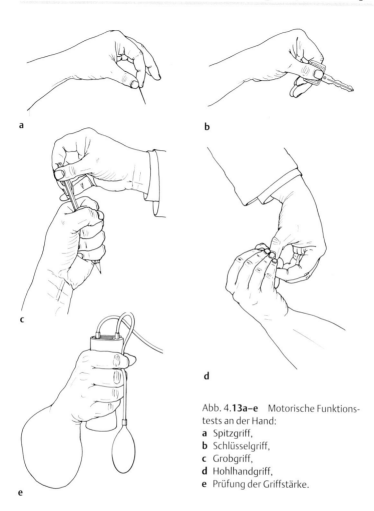

Abb. 4.**13a–e** Motorische Funktionstests an der Hand:
a Spitzgriff,
b Schlüsselgriff,
c Grobgriff,
d Hohlhandgriff,
e Prüfung der Griffstärke.

Prüfung des Grobgriffes

Vorgehen: Der Patient wird aufgefordert, einen Bleistift unter Einsatz von Daumen und Langfingern in der Hand festzuhalten, während der Untersucher versucht, den Bleistift wegzuziehen.

Ist die Fingerbeugung eingeschränkt, so wiederholt man den Test unter Verwendung eines Gegenstandes mit größerem Durchmesser.

Beurteilung: Bei Verletzungen des N. medialis oder ulnaris ist die volle Fingerbeugung nicht möglich und die Kraft eingeschränkt, so dass der Test positiv ausfällt.

Prüfung des Hohlhandgriffes

Vorgehen: Das Umschließungsvermögen der Hand des Patienten wird geprüft, indem man ihm einen kleinen Ball in die Hand gibt und festhalten lässt.
Beurteilung: Prüfung der Adduktionskraft des Daumens und der Fingerbeugefähigkeit und damit Beurteilung der Nn. medianus und ulnaris.

Prüfung der Griffstärke

Vorgehen: Der Untersucher pumpt eine Blutdruckmanschette bis zu 26,7 kPa (= 200 mm Hg) auf und fordert den Patienten dazu auf, sie so stark wie möglich zusammenzudrücken.
Beurteilung: Bei normaler Handfunktion sollte ein Ergebnis von 26,7 kPa (= 200 mm Hg) oder darüber erreicht werden, wobei Kraftunterschiede zwischen männlichen und weiblichen sowie kindlichen Patienten zu bedenken sind. Der Test muss im Seitenvergleich beurteilt werden.

Radialis-Schnelltest

Screening-Methode zur Beurteilung einer Radialislähmung.
Vorgehen: Der Patient wird aufgefordert, bei 90° gebeugtem Ellenbogengelenk das Handgelenk zu strecken.
Beurteilung: Liegt eine Lähmung des N. radialis vor mit Betroffensein der Handgelenkstrecker, so ist die Handgelenkstreckung (Extension) nicht möglich. Die Hand hängt „schlaff" herab. Diese Stellung wird auch als sog. Fallhand bezeichnet. In einem 2. Testschritt wird der Patient gebeten, den Daumen zu abduzieren. Bei Vorliegen einer Radialislähmung ist aufgrund der Parese des M. abductor pollicis longus (M. extensor pollicis brevis) die Abduktion des Daumens nicht möglich.

Handgelenk, Hand und Finger

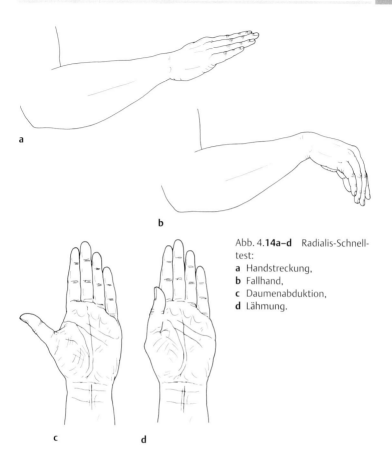

Abb. 4.**14a–d** Radialis-Schnelltest:
a Handstreckung,
b Fallhand,
c Daumenabduktion,
d Lähmung.

Daumenstrecktest

Beurteilung einer N.-radialis-Läsion.
Vorgehen: Der Patient sitzt. Die eine Hand des Untersuchers fasst den Unterarm im Handgelenk, die andere drückt den Daumen in eine Adduktionsstellung. Nachfolgend wird der Patient gebeten, den Daumen sowohl im Grund- als auch im Mittelgelenk zu strecken bzw. zu abduzieren.
Beurteilung: Dieser Test erfordert einen intakten N. radialis. Ist dieser geschädigt, so liegt eine Schwäche oder Unfähigkeit der Daumenstreckung vor, bedingt durch eine Parese des M. extensor pollicis longus

Handgelenk, Hand und Finger

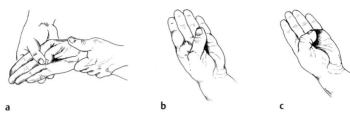

Abb. 4.**15a–c** Daumenstrecktest:
a Ausgangsstellung,
b normale Funktion,
c pathologisch mit Streckschwäche des Daumens.

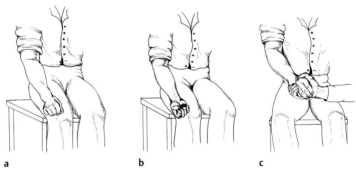

Abb. 4.**16a–c** Supinationstest:
a Ausgangsstellung,
b freie Supination,
c Supination gegen Widerstand.

und brevis. Bei Patienten mit Arthrose oder chronischer Polyarthritis im Bereich der Daumengelenke erzeugt dieser Test neben einer Schwäche in der Regel meist zusätzlich Schmerzen. Liegt eine reine Lähmung vor, ohne degenerative Veränderungen, so finden sich keine Gelenkbeschwerden.

Supinationstest

Störung des M. supinator.
Vorgehen: Der Patient sitzt. Das Ellenbogengelenk hält er leicht gebeugt, den Unterarm proniert. Der Ellenbogen wird am Körper ange-

legt, um Mitbewegungen im Schultergelenk zu vermeiden. Nachfolgend wird der Patient gebeten, den Unterarm zu supinieren, zunächst frei, dann gegen Widerstand der Untersucherhand.

Beurteilung: Eine Schwäche oder Unfähigkeit, den Unterarm zu supinieren, zeigt eine Parese des M. supinator an. Der Muskel wird versorgt durch den tiefen Ast des N. radialis (R. profundus n. radialis).

Es ist darauf zu achten, dass bei der Ausführung dieses Tests der Ellenbogen nicht zu stark gebeugt wird, bei stärkerer Beugung wird der M. biceps brachii bei der Supination miteinbezogen. Wenngleich natürlich beide Muskeln an der Supinationsbewegung mitbeteiligt sind, so würde dies doch zu einem falsch-negativen Testergebnis führen, da in stärkerer Beugung der M. biceps brachii, in Streckung mehr der Supinator für die Supination des Unterarms verantwortlich ist.

Hoffmann-Tinel-Zeichen

Hinweis auf eine N.-medianus-Läsion.

Vorgehen: Die Hand liegt leicht dorsalflexiert, mit Unterstützung einer Unterlage, dem Tisch auf. Mit einem Reflexhammer oder mit dem Zeigefinger wird der N. medianus in Höhe der Handgelenkbeugefalte vorsichtig beklopft.

Beurteilung: Bis in die Hand und z. T. auch in den Unterarm ausstrahlende Parästhesien und Schmerzen weisen auf ein Kompressionssyndrom des N. medianus hin (Karpaltunnelsyndrom). Das Zeichen ist falsch negativ, wenn die Nervenkompression schon sehr lange besteht und die Leitfähigkeit des Nervs bereits deutlich reduziert ist.

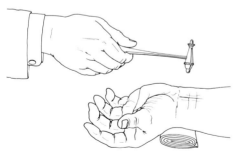

Abb. 4.**17** Hoffmann-Tinel-Zeichen.

Medianus-Schnelltest

Screening-Methode bei Verdacht auf N.-medianus-Parese.

Vorgehen: Der Patient wird aufgefordert, die Daumen- und Kleinfingerkuppe zusammenzuführen. Im nächsten Schritt wird er gebeten, eine Faust zu machen. Schließlich soll er bei gestreckten Fingern die Hand leicht palmar flektieren.

Beurteilung: Aufgrund des Ausfalls des M. opponens pollicis ist ein Zusammenführen der Daumen- und Kleinfingerkuppe nicht möglich.

Aufgrund der Schwäche der Daumenopposition sowie der Beugung der Finger I–III ist ein voller Faustschluss nicht möglich. Es lassen sich nur die Finger IV und V zum Faustschluss bewegen. Die übrigen Finger bleiben gestreckt. Es entsteht die sog. Schwurhand.

Durch den Ausfall der Mm. opponens, abductor pollicis brevis und flexor pollicis brevis mit Überwiegen des M. adductor pollicis liegt der Daumen in der Fingerebene, bzw. der Daumennagel liegt auf gleicher Ebene wie die Langfingernägel und kann nicht opponiert werden (sog. Affenhand).

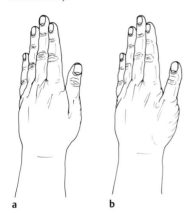

Abb. 4.**18a** u. **b** Medianus-Schnelltest:
a Normalstellung,
b „Affenhand-Stellung".

Ochsner-Test

Hinweis auf eine Lähmung des N. medianus.

Vorgehen: Der Patient wird aufgefordert, die Hände wie zum Beten zu falten.

Beurteilung: Liegt eine Lähmung des N. medianus vor, so können die Finger II und III nicht gebeugt werden (Teillähmung des M. flexor digitorum profundus – Caput radiale).

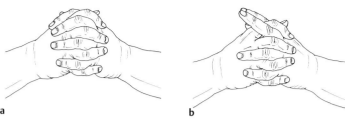

a **b**

Abb. 4.**19a** u. **b** Ochsner-Test:
a Normalstellung,
b Streckstellung der Finger II und III aufgrund einer Beugeschwäche.

Karpaltunnelzeichen

Hinweis auf eine Schädigung des N. medianus.
Vorgehen: Der Patient wird aufgefordert, die Handgelenke für 1–2 Minuten in voller Beugestellung zu halten.
Beurteilung: Kommt es zum Auftreten oder zur Verschlimmerung von Parästhesien im Ausbreitungsgebiet des N. medianus, so spricht dies für ein Karpaltunnelsyndrom.

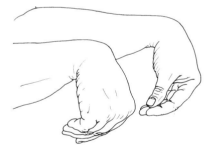

Abb. 4.**20** Karpaltunnelzeichen.

Phalen-Test

Hinweiszeichen auf Schädigung des N. medianus.
Vorgehen: Das sog. Handgelenkbeugezeichen wird geprüft, indem der Patient die Hände in eine Palmarflexion fallen lässt und diese Stellung für ca. 1–2 Minuten hält. Durch das Aneinanderlegen der Handrücken wird der Druck im Karpaltunnel erhöht.
Beurteilung: Durch das Aneinanderlegen der Handrücken kommt es nicht nur bei Vorliegen eines Karpaltunnelsyndroms sondern auch bei

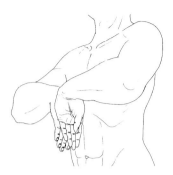

Abb. 4.**21** Phalen-Test.

Gesunden häufig zu Parästhesien im Medianusgebiet. Besteht bereits ein Karpaltunnelsyndrom, so verschlechtern sich die Symptome unter dem Phalen-Test. Ähnlich dem Hoffmann-Tinel-Zeichen kann der Test bei längerer Erkrankungsdauer falsch negativ ausfallen.

Zirkelzeichen (Nagelzeichen)

Hinweis auf eine Lähmung des N. medianus.
Vorgehen: Der Patient wird aufgefordert, mit dem Daumen die Kleinfingerkuppe zu berühren.
Beurteilung: Liegt eine N.-medianus-Lähmung vor, kommt es zum Ausfall des M. opponens pollicis. Der Daumen kann nicht mehr opponiert werden und bewegt sich lediglich auf einem Kreisbogen, der eine Adduktionsbewegung in Richtung Hohlhand darstellt.

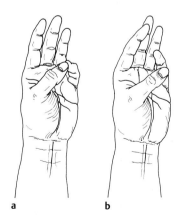

Abb. 4.**22a** u. **b** Zirkel-Zeichen:
a normal,
b pathologisch mit Oppositionsschwäche des Daumens.

Flaschentest nach Lüthy

Hinweis auf Lähmung des N. medianus.
Vorgehen: Der Patient wird aufgefordert, mit jeder Hand eine Flasche zwischen Daumen einerseits und Zeigefinger andererseits zu fassen.
Beurteilung: Bei einer Lähmung des M. abductor pollicis brevis liegt die Schwimmfalte zwischen Daumen und Zeigefinger der Flasche nicht an. Die Flasche kann somit nicht zwischen Daumen und Zeigefinger randständig gefasst werden.

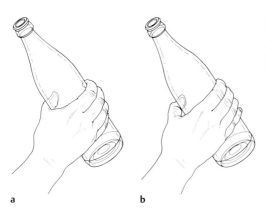

Abb. 4.**23a** u. **b**
Flaschentest nach Lüthy:
a normal,
b pathologisch.

Umgekehrter Phalen-Test

Hinweis auf ein Karpaltunnelsyndrom (N. medianus).
Vorgehen: Der Patient sitzt. Er wird gebeten, beide Hände im Handgelenk maximal dorsal zu extendieren und diese Stellung für eine Minute beizubehalten.
Beurteilung: Durch diese Stellung erhöht sich der Druck im Karpaltunnel. Parästhesien im N.-medianus-Gebiet deuten auf ein Karpaltunnelsyndrom hin. Der umgekehrte Phalen-Test ist weniger zuverlässig als der Phalen-Test.

Pronationstest

Beurteilung einer Störung der Mm. pronator teres und pronator quadratus.
Vorgehen: Der Patient sitzt. Beide Hände und Unterarme liegen in Supinationsstellung auf dem Tisch. Man bittet den Patienten, die Un-

4 Handgelenk, Hand und Finger

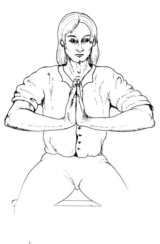

Abb. 4.24 Umgekehrter Phalen-Test.

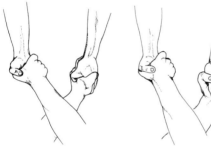

a b

Abb. 4.25a u. b
Pronationstest:
a Ausgangsstellung,
b Pronationsschwäche rechter Arm.

terarme zu pronieren, zunächst frei, dann gegen Widerstand der Untersucherhände.

Beurteilung: Eine Schwäche der aktiven Pronation gegen Widerstand an einem Unterarm im Seitenvergleich zeigt eine Läsion des N. medianus an. Die Läsion liegt normalerweise auf Höhe des Ellenbogens. Liegt die Läsion des N. medianus distal vom Ellenbogen, kann der Patient in der Lage sein, den Unterarm aktiv gegen Widerstand zu pronieren, da dann der M. pronator teres noch weitgehend funktionsfähig ist.

Froment-Zeichen

Hinweis auf ein Sulcus-ulnaris-Syndrom.
Vorgehen: Der Patient wird aufgefordert, ein Blatt Papier zwischen Daumen und Zeigefinger (Spitzgriff) im Gegenzug der Gegenhand oder des Untersuchers festzuhalten. Der Muskel für dieses Vorgehen ist der M. adductor pollicis, der vom N. ulnaris versorgt wird.
Beurteilung: Bei Schwäche oder Funktionsausfall dieses Muskels wird das Interphalangealgelenk des Daumens gebeugt (durch eine Kontraktion des vom N. medianus versorgten M. flexor pollicis brevis). Wegweisend sind gelegentlich hinzukommende palmare Hypästhesien am 5. und 4. Finger ulnar.

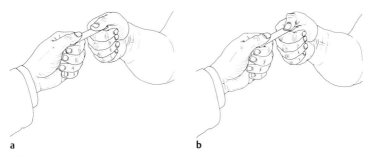

a b

Abb. 4.**26a** u. **b** Froment-Zeichen:
a normal,
b pathologisch.

Ulnaris-Schnelltest

Hinweis auf eine Lähmung des N. ulnaris.
Vorgehen: Der Patient wird aufgefordert, eine Faust zu machen.
Beurteilung: Bleiben der 4. und 5. Finger gestreckt, ist also eine Beugung im Grund- und Mittelgelenk dieser Finger nicht möglich, so liegt eine Lähmung der Mm. interossei vor. Handelt es sich um eine schon lange zurückliegende Ulnarisparese, so zeigt sich eine deutliche Muskelatrophie zwischen dem 4., 5. und 1. und 2. Strahl der Hand.

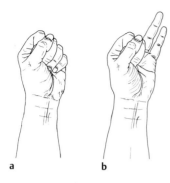

Abb. 4.**27a** u. **b** Ulnaris-Schnelltest:
a normal,
b pathologisch mit Beugeverlust des 4. und 5. Fingers.

Intrinsic-Test

Hinweis auf ein Kompressionssyndrom des N. ulnaris.
Vorgehen: Der Patient wird aufgefordert, zwischen 4. und 5. Finger ein Blatt Papier zu fixieren. Der Untersucher versucht, das Blatt dem Patienten zu entziehen.
Beurteilung: Liegt eine Affektion des N. ulnaris vor, ist die Adduktionskraft des Kleinfingers eingeschränkt. Der Patient kann das Papier nicht ausreichend festhalten. Der Test sollte im Seitenvergleich durchgeführt werden. Der N. ulnaris kann im Bereich des Karpaltunnels, am Ellenbogen und im Guyon-Kanal am Handgelenk komprimiert sein. Ein positives Hoffmann-Tinel-Zeichen und Parästhesien an Ring- und Kleinfinger sind zusätzlich Kompressionszeichen. Bei Vorliegen einer kompletten N.-ulnaris-Lähmung kommt es zu einem Ausfall der Handbinnenmuskulatur. Die Finger sind in den Grundgelenken überstreckt, in den Mittel- und Endgelenken gleichzeitig gebeugt.

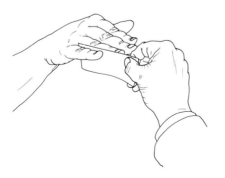

Abb. 4.**28** Intrinsic-Test.

O-Test

Vorgehen: Der Spitzgriff ist eine kombinierte Bewegung, an der mehrere Muskeln beteiligt sind. Normalerweise entsteht dabei zwischen Daumen und Zeigefinger die Form eines „O". Bei regelrechter Funktion der beteiligten Muskeln kann der Untersucher auch bei stärkerem Zug seines in den zwischen Daumen und Zeigefinger eingehakten eigenen Zeigefingers die Form des „O" nicht verändern.

Beurteilung: Beim N.-interosseus-anterior-Syndrom, bei dem es u. a. zu einer Lähmung des M. flexor digitorum profundus II und des M. flexor pollicis longus kommt, bleiben Daumen und Zeigefinger im Endgelenk gestreckt, so dass kein „O" mehr gebildet werden kann.

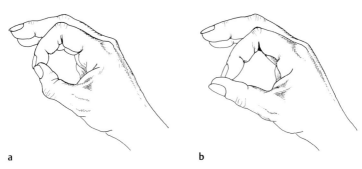

Abb. 4.**29a** u. **b**   O-Test:
a normal,
b pathologisch bei Lähmung des M. digitorum profundus II/M. flexor pollicis longus.

Handgelenkbeugetest

Beurteilung einer peripheren Nervenläsion am Unterarm.

Vorgehen: Der Patient sitzt mit beiden Unterarmen supiniert. Man bittet ihn, die Handgelenke zu beugen, zunächst frei, dann gegen den Widerstand der Untersucherhände.

Beurteilung: Eine Schwäche der aktiven Beugung gegen Widerstand zeigt eine Parese oder Paralyse der Beugemuskeln im Unterarm an, besonders des M. flexor carpi radialis. Eine Schwäche der Bewegung ohne Widerstand deutet auf eine vollständige Parese hin. Eine Schwäche der aktiven Beugung gegen Widerstand zeigt ein Problem des N. medianus auf Höhe des Ellenbogens oder weiter proximal an. Eine

4 Handgelenk, Hand und Finger

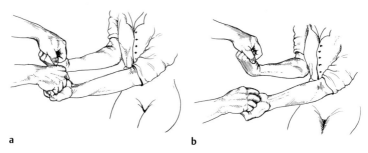

Abb. 4.**30a** u. **b** Handgelenkbeugetest:
a normal,
b pathologisch mit Schwäche der aktiven Beugefähigkeit im linken Unterarm.

völlige Unfähigkeit, das Handgelenk gegen Widerstand zu beugen, könnte eine Läsion anzeigen, die den N. medianus und N. ulnaris betrifft.

5 Hüftgelenk

Hüftschmerzen können sehr vielfältige Ursachen haben. Bei Kindern und Jugendlichen bedeuten sie meist eine ernsthafte Erkrankung und bedürfen deshalb auf jeden Fall einer ausführlichen Abklärung.

Hüftschmerzen werden meist in der Leiste oder retrotrochantär angegeben, zeitweise mit Ausstrahlung in die Innenseite des Oberschenkels bis hin zum Kniegelenk. Daher kann, insbesondere bei Kindern, eine Erkrankung des Hüftgelenks leicht als Erkrankung des Kniegelenks fehlgeleitet werden. Differenzialdiagnostisch sind Insertionstendopathien im Adduktorenbereich, Affektionen der Lendenwirbelsäule und insbesondere der Iliosakralgelenke zu berücksichtigen.

Viele der mit Schmerzen einhergehenden Hüftgelenkerkrankungen können einem bestimmten Lebensalter zugeordnet werden. Sind im Kindesalter die angeborene Hüftluxation, der Morbus Perthes, im jugendlichen Alter der Hüftkopfabrutsch (Epiphysiolysis capitis femoris) oft Ursache von Hüftproblemen und Hüftgelenkbeschwerden, ist die Koxarthrose im Erwachsenenalter der Hauptgrund für Schmerzen im Hüftgelenk.

Die meist nicht (aus-)behandelte angeborene Hüftluxation mit Verbleiben einer Dysplasie der Hüftpfanne ist eine der häufigsten Ursachen für einen späteren Gelenkverschleiß (Dysplasiekoxarthrose). Belastungsabhängige Schmerzen – meist von den Betroffenen als Leistenschmerz empfunden – beruhen oft auf einer Hüftdysplasie.

Die aseptische Hüftkopfnekrose, Verletzungen, der „normale" Alterungsprozess, Rheuma- und Stoffwechselstörungen sind weitere Erkrankungen, die zu einem Hüftgelenkverschleiß führen. Das Hüftgelenk ist von einem kräftigen Muskelmantel umgeben. Die Inspektion allein gibt nur wenige Befunde über den Zustand des Gelenks. Selbst ein erheblicher Gelenkerguss wird nicht ohne weiteres wahrgenommen. Für die Beurteilung der Beckenstellung sind die Haltung der Beine (Hüftbeugekontraktur, Rotationsfehler, Beinverkürzung) und Wirbelsäulenfehlstellungen (Skoliose, Lordose) von Bedeutung. Fehlstellungen von Becken und Wirbelsäule können durch pathologische Zustände des Hüftgelenks bedingt sein und ermöglichen Rückschlüsse über den Zustand des Gelenks.

Da das Becken in seiner Normalstellung nach vorn geneigt ist, entsteht hierdurch eine Lendenlordose. Kontraktur und Hüftgelenk haben eine pathologische Stellung der Beine, des Beckens und des Rückens zur Folge, die man beim Stehen meist deutlicher als beim Liegen wahrnehmen kann. Eine verstärkte Lendenlordose kann die Folge einer Beugekontraktur der Hüfte sein, die durch eine vermehrte Vorwärtsneigung des Beckens und Verstärkung der Lordose aufgehoben werden kann. Die wirkliche und die scheinbare Beinverkürzung haben ebenfalls einen deutlichen Einfluss auf die Beinstellung und das Gangbild. Bei der Beinlängenuntersuchung muss an eine scheinbare Verlängerung oder Verkürzung durch eine Abduktions- bzw. Adduktionskontraktur gedacht werden.

Besteht eine Abduktionskontraktur des Beins im Hüftgelenk, kann der Kranke nur dann die Beine parallel stellen, indem er das Becken neigt. Die gesunde Hüfte schiebt sich dadurch in die Höhe, so dass dieses Bein relativ verkürzt erscheint. Analoge Folgen hat auch eine Adduktionskontraktur der Hüfte, jetzt aber für das kranke Bein, das scheinbar verkürzt erscheint. Will der Kranke sich nicht auf der einen Seite auf die Zehen stellen, um die Verkürzung zu kompensieren, so muss das Bein der anderen Seite im Knie gebeugt werden. Dadurch entsteht zusätzlich eine Beugestellung der Hüfte, die der Kranke durch eine Vorwärtsneigung des Beckens kompensieren kann.

Fehlstellungen des Beckens, die durch Hüftgelenkerkrankungen bedingt sind, haben meist Veränderungen der Wirbelsäule in Form einer Lumbalskoliose und Torsion der Wirbelsäule oder einer kompensatorischen Verkrümmung des lumbodorsalen Abschnitts zur Folge.

Die Beurteilung des Gangbildes des Patienten ermöglicht, Gangstörungen und -behinderungen artikulärer (Arthrose, Entzündungen) und/oder muskulärer Ursachen zu unterscheiden. Mit dem Schmerzhinken (Duchenne-Hinken) versucht der Patient, die den Schmerz auslösende Belastung des Hüftgelenks zu reduzieren. Beim Insuffizienzhinken (Trendelenburg-Hinken) kommt es in der Standbeinphase des Gehens, bedingt durch eine Insuffizienz der Hüftabduktoren, also im Wesentlichen der Glutäalmuskulatur, zu einem Absinken des Beckens zur gesunden Seite. Beim Verkürzungshinken kommt es in der Standphase zu einer leichten Verlagerung des Oberkörpers über das Standbein; das Gangbild ist ansonsten noch relativ harmonisch. Beim Versteifungshinken nach Arthrodese im Hüftgelenk fehlt das eigentliche Hinken mit dem Abkippen des Beckens in der Standbeinphase. Vielmehr wird in der Schwungbeinphase die Anteversion des Oberschen-

Hüftgelenk 5

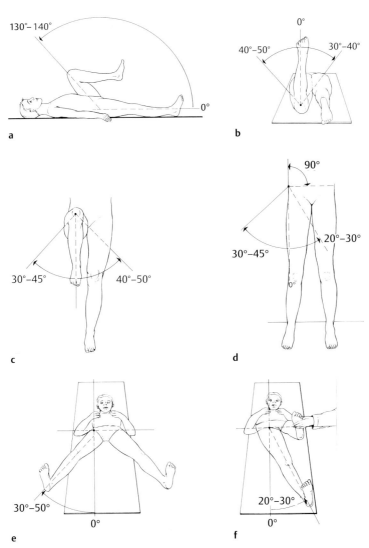

Abb. 5.**1a** Beugen/Strecken Hüftgelenk; in Rückenlage.
Abb. 5.**1b–c** Innen-/Außenrotation im Hüftgelenk: bei gestrecktem Hüftgelenk in Bauchlage (**b**), bei gebeugtem Hüftgelenk in Rückenlage (**c**).
Abb. 5.**1d** Ab-/Adduktion im Hüftgelenk.
Abb. 5.**1e–f** Ab-/Adduktion im Hüftgelenk.

Hüftgelenk

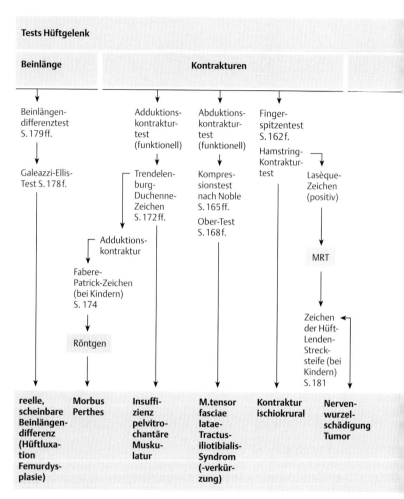

Abb. 5.2 Hüftgelenkschmerz: Beweglichkeit aktiv-passiv (Neutral-0-Methode).

Hüftgelenk

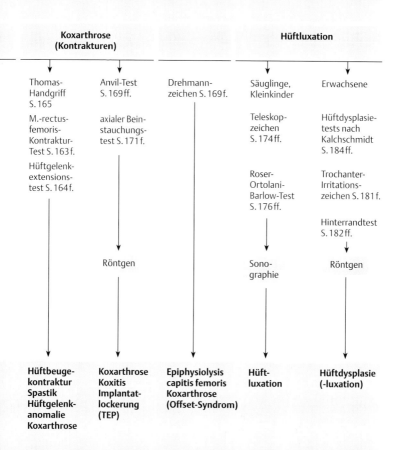

Koxarthrose (Kontrakturen)			Hüftluxation	
Thomas-Handgriff S. 165	Anvil-Test S. 169 ff.	Drehmannzeichen S. 169 f.	Säuglinge, Kleinkinder	Erwachsene
M.-rectus-femoris-Kontraktur-Test S. 163 f.	axialer Beinstauchungstest S. 171 f.		Teleskopzeichen S. 174 ff.	Hüftdysplasietests nach Kalchschmidt S. 184 ff.
Hüftgelenkextensionstest S. 164 f.			Roser-Ortolani-Barlow-Test S. 176 ff.	Trochanter-Irritationszeichen S. 181 f.
				Hinterrandtest S. 182 ff.
	Röntgen		Sonographie	Röntgen
Hüftbeugekontraktur Spastik Hüftgelenkanomalie Koxarthrose	Koxarthrose Koxitis Implantatlockerung (TEP)	Epiphysiolysis capitis femoris Koxarthrose (Offset-Syndrom)	Hüftluxation	Hüftdysplasie (-luxation)

161

Hüftgelenk

kels durch eine verstärkte Beckenkippung in der Sagittalebene aus der Hyperlordose heraus in die Lendenkyphose bewirkt.

Funktionstests helfen, eine Hüftgelenkerkrankung näher zu beurteilen und ggf. die Ursache (Diagnose) zu klären.

■ Funktionstests

▬ Fingerspitzentest

Beurteilung einer Kontraktur der ischiokruralen Muskulatur.

Vorgehen: Der Patient sitzt. Er beugt ein Bein im Hüft- und Kniegelenk und zieht es mit dem gleichseitigen Arm an seinen Oberkörper. Das andere Bein bleibt gestreckt. Der Patient wird aufgefordert, mit dem freien Arm die Zehen des ausgestreckten Beins mit den Fingerspitzen zu erreichen. Der Test wird auf der Gegenseite wiederholt.

Beurteilung: Liegt eine Kontraktur der ischiokruralen Muskulatur vor, so erreicht der Patient mit den Fingerspitzen nur die Nähe des Fußes und klagt über einen „ziehenden" Schmerz in der Oberschenkelrückseite.

Der Test ist positiv, wenn eine Seitendifferenz mit Beschwerden vorliegt. Anlagebedingt findet sich oft eine seitengleiche, schmerzfreie Verkürzung der ischiokruralen Muskulatur. Ein Wirbelsäulenleiden

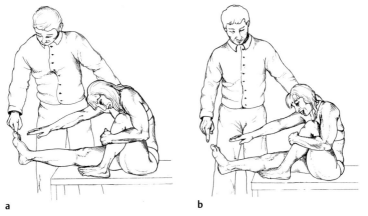

Abb. 5.**3a** u. **b**   Fingerspitzentest:
a normal,
b pathologisch bei Kontraktur der ischiokruralen Muskulatur.

und eine Koxarthrose können sekundär die Bewegungsfähigkeit des Patienten einschränken.

Bemerkung: Nervenwurzelreizerscheinungen lassen sich durch andere Tests ausschließen. Eine verkürzte ischiokrurale Muskulatur bewirkt eine Erhöhung des retropatellaren Drucks und kann damit für retropatellare Beschwerden verantwortlich sein.

Musculus-rectus-femoris-Kontraktur-Test

Vorgehen: Der Patient liegt auf dem Rücken, die Unterschenkel hängen über das Tischende. Der Patient wird gebeten, ein Knie zu greifen und an die Brust zu ziehen. Man beobachtet den Winkel, den das hängende Bein einnimmt. Der Test wird auf der Gegenseite wiederholt.

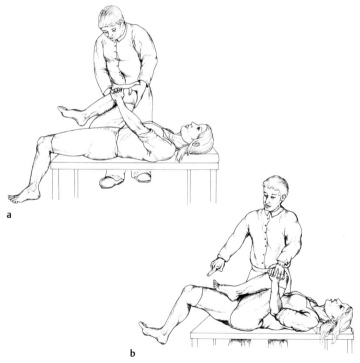

Abb. 5.**4a** u. **b** M.-rectus-femoris-Kontraktur-Test:
a freie Streckung (linke Hüfte),
b pathologisch mit Vorliegen einer Beugekontraktur (rechte Hüfte).

5 Hüftgelenk

Beurteilung: Liegt eine Kontraktur des M. femoris vor, so kommt es bei zunehmendem Heranziehen des Kniegelenks an den Oberkörper zu einer Beugebewegung des zunächst auf dem Tisch aufliegenden Beins, je nach Kontraktur des M. rectus femoris. Der Test ist ebenfalls positiv bei einer Hüftbeugekontraktur, bedingt durch ein Hüftgelenkleiden, bei einer Psoasirritation (Psoasabszess), bei einem LWS-Leiden mit verstärkter Lordose und bei einer veränderten Beckenkippung.

Bemerkung: Ein kontrakter, nicht dehnbarer M. quadriceps führt zur Erhöhung des retropatellaren Drucks und kann damit für retropatellare Beschwerden verantwortlich sein.

Hüftgelenkextensionstest

Beurteilung einer Hüftbeugekontraktur.

Vorgehen: Patient liegt auf dem Bauch mit über dem Rand der Untersuchungsliege gebeugten Hüftgelenken. Das nicht zu untersuchende Bein wird zwischen den Beinen des Untersuchers gehalten, auf einen Stuhl gelagert oder einfach hängen gelassen.

Der Untersucher fixiert mit einer Hand das Becken, mit der anderen streckt er langsam das zu untersuchende Bein in der Hüfte. Die Lendenlordose ist durch die Bauchlagerung voll ausgeglichen.

Beurteilung: Der Punkt, wo sich das Becken mitbewegt bzw. die LWS sich in eine Lordose ausrichtet, zeigt das Ende der Streckfähigkeit der

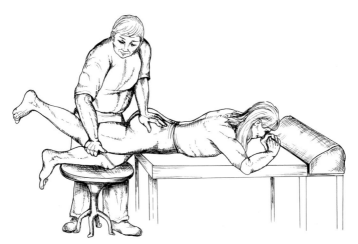

Abb. 5.5 Hüftgelenkextensionstest.

Hüfte an. Der Winkel zwischen der Oberschenkelachse und der Horizontalen (Untersuchungsliege) zeigt in etwa die Beugekontraktur der Hüfte an. Bei diesem Test lässt sich eine Beugekontraktur gut beurteilen, besonders bei beidseitigen Kontrakturen (z. B. Spastik).

Thomas-Handgriff

Beurteilung der Streckbarkeit des Beins im Hüftgelenk.
Vorgehen: Rückenlage. Das nicht betroffene Bein wird im Hüftgelenk so weit gebeugt, bis die Lendenlordose aufgehoben ist. Dies kontrolliert man durch die zwischen Lendenwirbelsäule und Untersuchungstisch gelegte Hand. In dieser Position ist das Becken in seiner Normalstellung fixiert. Das Becken zeigt eine Kippung nach vorne von ca. 12°. Hierdurch entsteht die Lendenlordose. Eine vermehrte Hüftbeugekontraktur kann durch eine Verstärkung der Lendenlordose kompensiert werden. Der Kranke nimmt daher nur scheinbar eine normale Haltung ein.
Beurteilung: Die Extension ist bis zur Neutral-0-Stellung möglich, der Oberschenkel liegt auf der Unterlage flach auf. Durch eine weitere Beugung kann das Becken weiter aufgerichtet werden. Bleibt das untersuchte Bein dabei auf der Unterlage liegen, entspricht der erreichte Aufrichtewinkel des Beckens der Überstreckbarkeit des Hüftgelenks.

Bei einer Beugekontraktur bleibt die zu untersuchende Hüfte nicht gestreckt auf der Unterlage liegen, sondern folgt der fortschreitenden Hüftbeugung bzw. Beckenbewegung in einer zunehmenden Beugestellung. Die Beugekontraktur kann bestimmt werden, indem man den Winkel misst, den das gebeugte, erkrankte Bein mit dem Untersuchungstisch bildet.

Hüftbeugekontrakturen finden sich bei Arthrosen, Entzündungen und Gelenkfehlstellungen der Hüftgelenke und können auch Ursache einer Wirbelsäulenerkrankung sein.

Kompressionstest nach Noble

Beurteilung einer Kontraktur des M. tensor fasciae latae.
Vorgehen: Rückenlage. Das Bein wird vom Untersucher im Knie 90° und im Hüftgelenk ca. 50° gebeugt gehalten. Die Langfinger der linken, am Oberschenkel liegenden Hand üben einen leichten Druck auf den lateralen Femurkondylus aus. Das Kniegelenk wird bei Beibehaltung der Hüftbeugung und Druck am lateralen Femurkondylus zunehmend, zunächst passiv, gestreckt. Aus einer Kniebeugung von 40° wird der Patient dann aufgefordert, das Knie langsam voll zu strecken.

5 Hüftgelenk

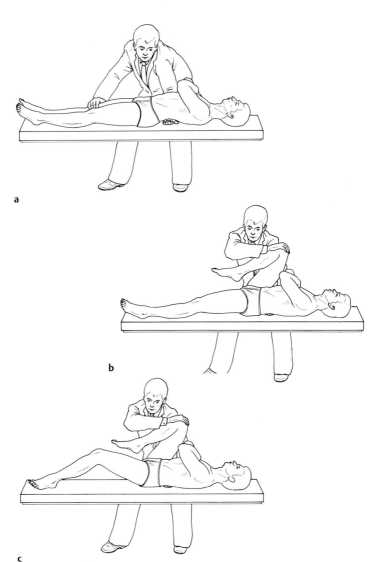

Abb. 5.**6a–c** Thomas-Handgriff:
a Ausgangsstellung,
b normal,
c Beugekontraktur im linken Hüftgelenk.

Hüftgelenk 5

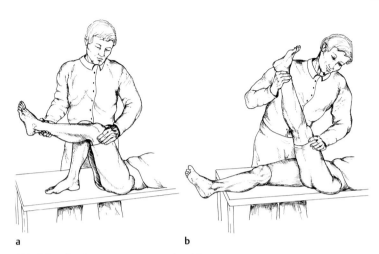

Abb. 5.**7a** u. **b** Kompressionstest nach Noble:
a Ausgangsstellung,
b Streckstellung.

Beurteilung: Der M. tensor fasciae latae entspringt am ventrolateralen Rand des Darmbeins (Spina iliaca anterior superior). Er ist eine ventrale Abspaltung des Gluteus medius. Seine Sehne tritt von vorne her an einen Verstärkungszug der Fascia lata des Oberschenkels, den Tractus iliotibialis, heran.

Über den Tractus iliotibialis setzt der M. tensor fasciae latae an der Tuberositas tractus iliotibialis (Tuberculum Gerdy) an. In seinem distalen Anteil überspannt er den lateralen Epikondylus. Der Tractus iliotibialis wird maximal belastet, wenn das Knie aus 30° Beugung voll gestreckt wird.

Schmerzen im Verlauf des Tractus iliotibialis proximal und distal deuten auf eine Kontraktur des Muskels bzw. des Traktus hin. Tritt bei der zunehmenden Streckung ein Schmerz auf der Rückseite des Oberschenkels auf, so spricht dies eher für eine Kontraktur der ischiokruralen Muskulatur und sollte nicht mit einer Kontraktur des M. tensor fasciae latae verwechselt werden.

Ober-Test

Beurteilung einer Kontraktur des Tractus iliotibialis.

Vorgehen: Der Patient liegt mit angewinkeltem Bein (zum Ausgleich der Lendenlordose) auf der gesunden Seite. Der Untersucher umgreift mit der einen Hand das betroffene Bein, während er mit der anderen das Becken stabilisiert. Durch Streckung des Beins im Hüftgelenk wird der Oberschenkel in eine Linie mit dem Becken gebracht und dadurch der Tractus iliotibialis in Höhe des Trochanter major fixiert. Aus dieser Position wird das Bein adduziert.

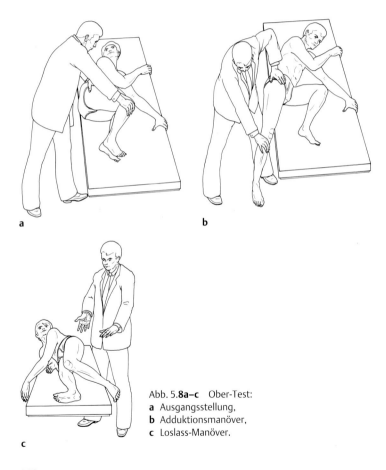

Abb. 5.**8a–c** Ober-Test:
a Ausgangsstellung,
b Adduktionsmanöver,
c Loslass-Manöver.

Beurteilung: Liegt eine Verkürzung des Tractus iliotibialis vor, so lässt sich die Hüfte nur in einem Ausmaß adduzieren, das im direkten Verhältnis zum Grad der Verkürzung des Tractus steht. Es kann auch so ausgeführt werden, dass der Untersucher das gestreckte Bein abduziert und nachfolgend dieses aus einer bestimmten Abspreizstellung loslässt. Fällt das Bein nicht in eine entsprechende Anspreizstellung bzw. kommt es schnell zu einer Beuge- und Rotationsbewegung, so liegt eine Kontraktur des Tractus iliotibialis vor. Der Test ist in der Regel schmerzfrei, kann aber auch schmerzauslösend sein. Die Lokalisation der Schmerzen wird vornehmlich im Bereich des lateralen Femurkondylus angegeben.

Bemerkung: Ein verkürzter Tractus iliotibialis führt zu chronischen Schmerzen auf der Lateralseite des Oberschenkels und über die Verbindung des lateralen Retinakulums auch zu Funktionsstörungen im Femoropatellargelenk.

Drehmann-Zeichen

Hinweis auf eine Hüftgelenkerkrankung.

Vorgehen: Rückenlage. Der Untersucher fasst das Bein am Fuß und in Höhe des Kniegelenks und beugt es. Kommt es bei der Beugung zu einer zunehmenden Außenrotation des Beins im Hüftgelenk, so liegt eine Hüftgelenkerkrankung vor. Die Bewegung kann schmerzfrei, aber auch schmerzhaft sein.

Beurteilung: Bei Jugendlichen findet sich ein positives Drehmann-Zeichen in erster Linie bei einer Hüftkopfepiphysenlösung. Infolge der Epiphysiolyse kommt es bei Beugung des Hüftgelenks zu einer zunehmenden Außenrotation.

Aber auch eine Hüftgelenkinfektion, eine beginnende Hüftarthrose oder ein Tumor können einen positiven Test ergeben.

Anvil-Test

Hinweis auf ein Hüftgelenkleiden.

Vorgehen: Der Patient liegt auf dem Rücken. Die Beine sind gestreckt. Der Untersucher hebt mit einer Hand das gestreckte Bein leicht an, mit der anderen schlägt er mit der Faust in axialer Richtung gegen die Ferse.

Beurteilung: Die Kraft des Schlags setzt sich fort bis in das Hüftgelenk. Schmerzen in der Leiste oder im hüftgelenknahen Abschnitt des Oberschenkels deuten auf ein Hüftleiden hin (z. B. Koxarthrose, Koxi-

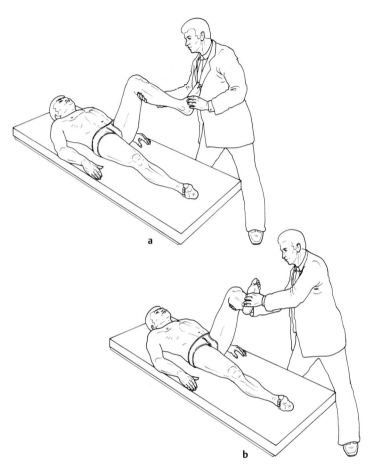

Abb. 5.**9a** u. **b** Drehmann-Zeichen:
a Knie-Hüftbeugung,
b Außenrotationsbewegung im Hüftgelenk.

tis), bei einer Hüftendoprothese auf eine Implantatlockerung (Schmerzen in der Leiste deuten auf eine Pfannenlockerung hin, über der Lateralseite des Oberschenkels auf eine Schaftlockerung).

Beschwerden im Lendenwirbelsäulenbereich treten bei Bandscheibenerkrankungen oder bei rheumatischen Wirbelsäulenleiden auf.

Hüftgelenk 5

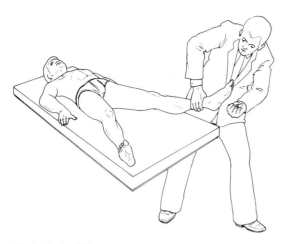

Abb. 5.**10** Anvil-Test.

▬ Axialer Beinstauchungsschmerz

Variante des Anvil-Tests mit Hinweis auf eine Hüftgelenkerkrankung.
Vorgehen: Patient in Rückenlage, ein Bein ist gestreckt, das andere im Knie gebeugt und im Hüftgelenk außenrotiert. Der Außenknöchel des gebeugten Beins liegt oberhalb der Kniescheibe des anderen Beins.

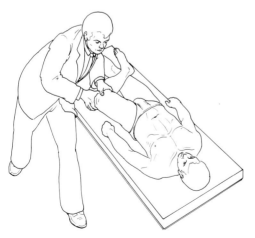

Abb. 5.**11** Axialer Beinstauchungsschmerz.

Der Untersucher umfasst mit beiden Händen den distalen Oberschenkel und staucht ihn in axialer Richtung.
Beurteilung: Durch diese Bewegung kommt es zu einer Stauchung im Hüftgelenk und der betroffenen Beckenseite.

Schmerzen in der Leiste deuten auf eine Hüftgelenkerkrankung, z. B. eine Koxarthrose hin; Schmerzen nach Implantation einer Hüftendoprothese auf eine Implantatlockerung.

Beschwerden im LWS-Bereich treten bei Bandscheibenaffektionen oder rheumatischen Wirbelsäulenleiden auf.

Trendelenburg-Duchenne-Zeichen

Funktionsprüfung der pelvitrochantären Muskulatur.
Vorgehen: Der Untersucher befindet sich hinter dem aufrecht stehenden Patienten. Der Patient wird aufgefordert, ein Bein unter Beugung im Knie und Hüftgelenk anzuheben.
Beurteilung: Beim Einbeinstand kontrahiert sich die Becken- und Trochantermuskulatur (Mm. glutaei medius et minimus) auf der Standseite und hebt das Becken auf der nicht unterstützten Seite bzw. hält es in nahezu horizontaler Stellung.

Dieser Vorgang ermöglicht ein harmonisches Gehen. Sind die Mm. glutaei erkrankt (Muskelschwäche aufgrund einer Hüftluxation, Lähmung, Zustand nach mehreren Hüftgelenkoperationen), mit einem entsprechenden Funktionsverlust, so sind sie nicht mehr in der Lage, das Becken auf der Standseite zu halten. Das Becken neigt sich zur gesunden, nicht belasteten Seite (Trendelenburg-Zeichen positiv). Im Gehen findet sich der typische Watschelgang (Entengang), besonders bei beidseitigem Befall (doppelte Hüftluxation).

Das Abkippen des Beckens zur gesunden Seite und damit des Körperschwerpunktes wird in der Regel dadurch kompensiert, dass der Oberkörper zur Standbeinseite hin verlagert wird (Duchenne-Zeichen).

Gründe einer Insuffizienz der pelvitrochantären Muskulatur:
1. echte „Schwäche" (Parese-Paralyse),
2. Distanz Ursprung-Ansatz vermindert (Hüftluxation, Trochanterhochstand, Varusosteotomie, Morbus Perthes),
3. veränderte Hebelverhältnisse (Schenkelhalsverkürzung, erhöhte Antetorsion),
4. Schmerzen.

Hüftgelenk 5

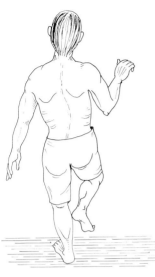
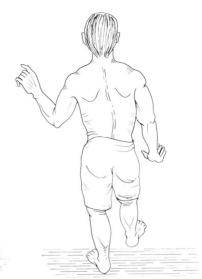
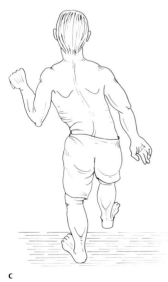

Abb. 5.12a–c Trendelenburg-Duchenne-Zeichen:
a Normalzustand mit Anheben des Beckens durch Kontraktion der pelvitrochantären Muskulatur auf der Standbeinseite.
b Bei Insuffizienz der pelvitrochantären Muskulatur sinkt das Becken zur gesunden, nicht belasteten Seite (Trendelenburg-Zeichen positiv).
c Die Insuffizienz der pelvitrochantären Muskulatur kann teilweise durch Verlagerung des Körperschwerpunktes auf die Standbeinseite kompensiert werden (Duchenne-Zeichen).

Tabelle 5.1 Graduelle Einteilung des Trendelenburg-Zeichens (nach Hoppenfeld 1982)

Negativ	Das Becken auf der Spielbeinseite kann kraftvoll gehoben werden.
Schwach positiv	Das Becken auf der Spielbeinseite kann gerade noch gehalten, aber nicht mehr angehoben werden.
Positiv	Das Becken auf der Spielbeinseite sinkt ab.

Fabere-Patrick-Zeichen (Hinweis auf einen Morbus Perthes)

Vorgehen: Das Kind liegt auf dem Rücken, ein Bein ist gestreckt, das andere im Knie gebeugt. Der Außenknöchel des gebeugten Beins liegt oberhalb der Kniescheibe des anderen Beins. Die Ausführung kann auch so erfolgen, dass der Fuß des gebeugten Beins innen am Knie des anderen Beins aufgesetzt wird. Das gebeugte Bein wird dann nach außen fallen gelassen bzw. gedrückt.

Beurteilung: Normalerweise erreicht das Knie des abgespreizten Beins fast die Unterlage. Im Seitenvergleich messen wir den Abstand zwischen Knie und Unterlage. Auf der Seite des positiven Patrick-Zeichens ist die Bewegung behindert. Die Adduktoren sind gespannt, und das Kind empfindet Schmerzen, wenn aus der eingeschränkten Abduktionsbewegung das Bein weiter abduziert wird. Schmerzen in der Leistenregion können auf einen beginnenden Morbus Perthes hinweisen.

Das Krankheitsbild Morbus Perthes wird zu den aseptisch-ischämischen Nekrosen gezählt. Das Leiden manifestiert sich an der Epiphyse, Metaphyse und Apophyse der langen Röhrenknochen und an den enchondral verknöchernden Fuß- und Handwurzelknochen. Die Perthes-Erkrankung ist die häufigste aseptische Knochennekrose. Sie tritt hauptsächlich zwischen dem 3. und 12. Lebensjahr auf, wobei die meisten Erkrankungsfälle im Alter zwischen 4 und 8 Jahren liegen. Im Beginn der Erkrankung ermüden die Kinder rasch und beginnen, leicht zu hinken. Sie klagen über geringe Schmerzen im Hüftgelenk, manchmal aber auch nur über Knieschmerzen.

Teleskopzeichen

Hinweis auf eine angeborene Hüftluxation.
Vorgehen: Der Untersucher umfasst das betroffene Bein mit einer Hand und bringt es in eine Hüft- und Kniebeugung. Die andere Hand liegt dorsolateral der Hüfte und tastet mit dem Daumen den Trochan-

Hüftgelenk 5

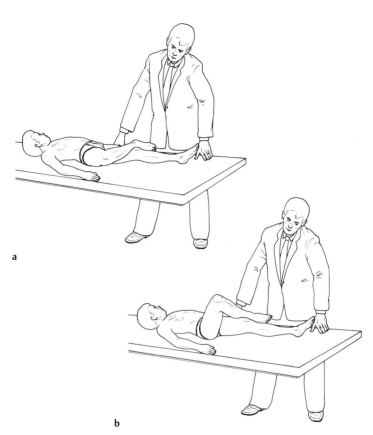

Abb. 5.**13a** u. **b** Fabere-Patrick-Zeichen:
a normal,
b pathologisch – schmerzhafte Abspreizbehinderung.

ter und mit dem Zeigefinger die Bewegung des Hüftkopfes. Die das Bein führende Hand schiebt das Femur in Richtung der Femurachse durch abwechselnden Zug und Druck.

Beurteilung: Bei einer Hüftluxation besteht der Eindruck, dass das Bein sich scheinbar verkürzt oder verlängert. Die tastende Hand folgt den Verschiebungen des Femurkopfes bzw. des Trochanter major, jeweils in die luxierte Position und in die Repositionsrichtung.

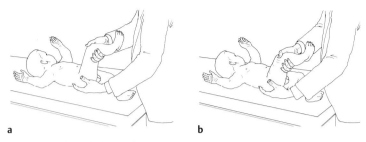

Abb. 5.**14a** u. **b** Teleskopzeichen:
a nach dorsal gerichteter axialer Druck – scheinbare „Beinverkürzung",
b Längszug des Beins – scheinbare „Verlängerung".

▬ Roser-Ortolani-Barlow-Test

Beurteilung einer Hüftgelenkinstabilität (Säuglingsalter).

Vorgehen: In Rückenlage wird das eine Bein des Kindes mit einer Hand im Hüftgelenk stark gebeugt und das Becken damit fixiert. Die andere Hand fasst das Knie und den Oberschenkel der zu untersuchenden Seite, so dass die Finger auf dem Trochanter und der Daumen unterhalb der Inguinalfalte zu liegen kommen.

Bei zunächst starker Adduktion des Oberschenkels erfolgt ein vorsichtiger axialer Druck, während gleichzeitig der Daumen den Oberschenkel von der Innenseite nach außen drückt. Diesem Druck nach außen bieten die Finger kontrollierten, federnden Widerstand, so dass eine Instabilität des Gelenks durch die wechselnde Schubrichtung, Daumen einerseits und Langfinger andererseits, zu spüren ist (Barlow-Dislokationstest).

In der zweiten Untersuchungsphase wird bei anhaltendem axialen Druck der Oberschenkel langsam abduziert. Ist der Kopf in der ersten Phase aus dem Pfannenzentrum herausgedrängt worden, so kann er nun durch den Andruck der Finger gegen den Trochanter major bei gleichzeitiger zunehmender Abduktion mit einem spürbaren Schnappen in die Pfanne zurückrutschen (Reposition), (Ortolani-Schnapp-Phänomen).

Die Untersuchung sollte für jede Seite einzeln durchgeführt werden.

Beurteilung: Die Untersuchung erlaubt zum einen die Feststellung einer Hüftgelenkinstabilität, bietet zum anderen eine Möglichkeit, den Grad der Instabilität genauer zu bestimmen. Zu unterscheiden sind nach Tönnis vier Grade:

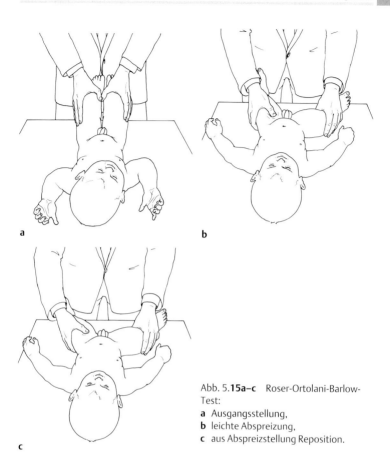

Abb. 5.**15a–c** Roser-Ortolani-Barlow-Test:
a Ausgangsstellung,
b leichte Abspreizung,
c aus Abspreizstellung Reposition.

I. Leicht instabile Hüftgelenke ohne Hüftschnappen
II. Subluxierbare Hüfte. Sie ist voll oder weitgehend und nur durch Abduktion zu reponieren (Schnappgeräusch).
III. Aus- und einrenkbare Hüfte.
IV. Luxierte, nicht mehr einrenkbare Hüfte. Die Pfanne ist leer, der Kopf dorsal zu tasten, die Abduktion ist deutlich eingeschränkt, das Reponieren ist nicht möglich.

Beachte: Ein trockenes Klicken („Dry Click") ohne Luxation ist oft in den ersten Lebenstagen auszulösen, verschwindet aber danach wieder!

Der Roser-Ortolani-Barlow-Test hat vor allem in den ersten 2–3 Lebenswochen eine besondere praktische Bedeutung. Sind die Kinder etwas älter, so bietet sich alternativ der **Ludloff-Hohmann-Test** an. Bei einem gebeugten und abgespreizten Hüftgelenk erfolgt normalerweise eine spontane Kniebeugung aufgrund der physiologischen, gelenkmechanischen ischiokruralen Muskelspannung. Lässt sich jedoch bei einer solchen Beuge-/Abspreizbewegung das Kniegelenk komplett strecken, so besteht der Verdacht auf ein instabiles Hüftgelenk.

Galeazzi-Ellis-Test

Beurteilung einer Beinlängendifferenz.
Vorgehen: Rückenlage mit rechtwinklig gebeugten Kniegelenken und flach aufgesetzten Füßen. Der Untersucher beurteilt vom Untersuchungstischende und von der Seite her beide Kniepositionen.
Beurteilung: Normalerweise stehen beide Knie in gleicher Höhe. Steht eines der Knie höher als das andere, so ist die Tibia dieser Extremität

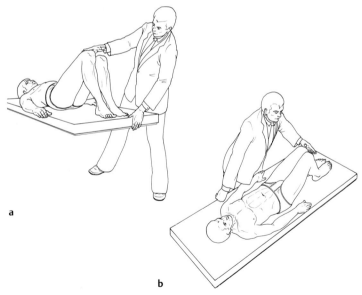

Abb. 5.**16a** u. **b** Galeazzi-Ellis-Test:
a verkürzter Unterschenkel,
b verkürzter Oberschenkel.

länger bzw. die Gegenseite kürzer. Steht ein Knie weiter nach vorn, so ist der Femur dieser Extremität länger bzw. die Gegenseite kürzer. Der Test mit Beurteilung der Oberschenkellängen ist als Zusatzuntersuchung in der Beurteilung einer Hüftgelenkluxation angezeigt. Hier handelt es sich allerdings um eine sog. scheinbare Längendifferenz, da beide Beine im Oberschenkel gleich lang sind, durch die Hüftluxation der eine Oberschenkel allerdings zur Gegenseite verkürzt erscheint.

Zu beachten ist, dass bei einer beidseitigen Luxation der Galeazzi-Test ein falsch negatives Ergebnis zeigt.

▬ Beinlängendifferenz-Test

Beurteilung einer reellen und funktionellen Beinlängendifferenz.

Vorgehen: Die Messung einer reellen Beinlängendifferenz erfolgt orientierend im Stand durch Unterlage von unterschiedlich dicken (0,5 cm, 1 cm und 2 cm) Holzbrettchen unter das kürzere Bein bis zum Ausgleich des Beckenschiefstandes.

Beurteilung: Die Beurteilung des Ausgleichs des Beckenschiefstandes ist meist gut zu erkennen, vor allem wenn der Patient vorn übergeneigt steht. Bei horizontalem Becken entspricht die Beinlängendifferenz der Höhe des untergelegten Brettchenstapels. Die Beurteilung der Beinlängendifferenz über die Palpation beider Beckenkämme von dorsal ist oft ungenau, häufig stehen die Darmbeinschaufeln (Beckenkämme) unterschiedlich hoch, bei röntgenologisch gleich langen Beinen und senkrechter Wirbelsäule.

Asymmetrische Darmbeinschaufeln sind z. B. häufig bei Dysplasiehüften zu finden. Die Darmbeinschaufel auf der Dysplasieseite ist meist kleiner, oft ermöglicht erst eine Röntgenübersicht im Stand mit sichtbarem Sakrum und unterer Lendenwirbelsäule eine absolut sichere Aussage über Art und Ausmaß der Beinlängendifferenz.

Kann der Beckenschiefstand mit Brettchenunterlage nicht ausgeglichen werden, so liegt eine fixierte Fehlstellung in einem oder mehreren Gelenken oder eine fixierte Skoliose vor und führt zu einer funktionellen Beinlängendifferenz. Sie entsteht durch eine Hüftbeuge- oder Adduktionskontraktur. Das Becken neigt sich zur gesunden Seite, das gesunde Bein erscheint verlängert, das kranke Bein verkürzt.

Eine Abduktionskontraktur im Hüftgelenk verursacht eine funktionelle Beinverlängerung, das Becken neigt sich zur kranken Seite, das gesunde Bein erscheint verkürzt, das kranke Bein verlängert. Eine reelle Beinlängendifferenz lässt sich am besten im Stehen, eine funktionelle Beinlängendifferenz besser im Liegen beurteilen und messen.

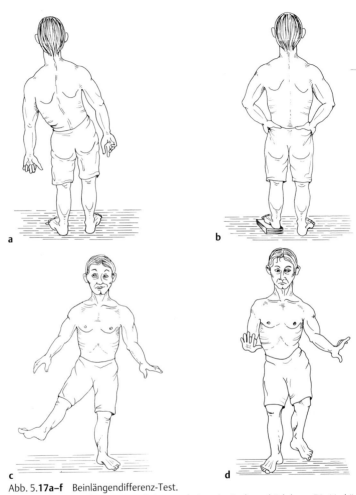

Abb. 5.**17a–f** Beinlängendifferenz-Test.

a–b Reelle Beinverkürzung: Die Beine erscheinen im Stehen gleich lang. Die Verkürzung links ist durch Beckenschiefstand und skoliotische Haltung ausgeglichen (**a**). Durch Unterlage von Holzbrettchen in verschiedenen Höhen sind Beckenschiefstand und skoliotische Haltung ausgleichbar (**b**).

c–d Funktionelle Beinverlängerung: Abduktionskontraktur rechts (**c**). Beckenneigung zur kranken Seite. Das gesunde Bein erscheint verkürzt, das kranke Bein verlängert (**d**).

e–f Funktionelle Beinverkürzung: Adduktionskontraktur rechts (**e**). Das kranke Bein erscheint verkürzt, das gesunde Bein verlängert (**f**).

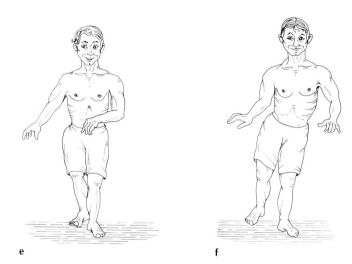

e f

Zeichen der Hüft-Lenden-Strecksteife

Hinweis auf eine Rückenmarkerkrankung und einen Bandscheibenschaden bei Kindern.
Vorgehen: Kind in Rückenlage. Der Untersucher hebt die gestreckten Beine an.
Beurteilung: Kommt es beim Anheben der Beine zu einer reflektorischen Beibehaltung der Hüftgelenkstreckung, so ist dies ein Hinweis auf eine Rückenmarkschädigung (z. B. Tumor), eine Rückenmarkeinengung (z. B. Spondylolisthese) oder eine Wurzelkompression durch einen Bandscheibenvorfall.

Trochanter-Irritationszeichen

Funktionsprüfung der Abduktoren – Hinweis auf eine Hüftdysplasie.
Vorgehen: Der Patient liegt auf der gesunden Seite. In der Seitlage führt er in leichter Abduktionsstellung Fahrradtretbewegungen durch.
Beurteilung: Verspürt der Patient Schmerzen über dem Trochanter und der Glutealmuskulatur, weist dies auf Überlastungsschmerzen der Abduktoren hin, die wiederum auf eine Hüftdysplasie hindeuten können. Dieser Test wird nur bei anamnestischer Angabe von Belastungsschmerzen der Abduktoren vorgenommen.

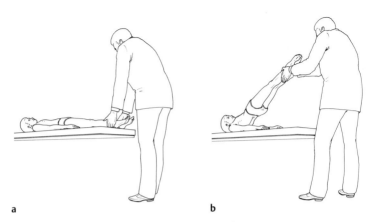

Abb. 5.**18a** u. **b** Zeichen der Hüft-Lenden-Strecksteife:
a Ausgangsstellung,
b pathologisch.

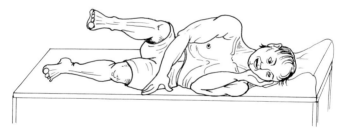

Abb. 5.**19** Trochanter-Irritationszeichen.

Hinterrand-Test

Hinweis auf eine dorsale Labrumläsion des Hüftgelenks.
Vorgehen: In Rückenlage wird das Hüftgelenk zuerst in eine forcierte Flexion, Abduktion und Außenrotationsstellung gebracht. Anschließend erfolgt die Extension in die Adduktion und Innenrotation.
Beurteilung: Bei diesem Manöver kommt es durch den Femurkopf zu Druck- und Scherstress auf den dorsalen Kapsel-Labrum-Komplex. Beklagt der Patient Beschwerden im dorsolateralen Hüftgelenkbereich, so weist dies auf eine dorsale Kapsel-Labrum-Läsion hin.

Hüftgelenk 5

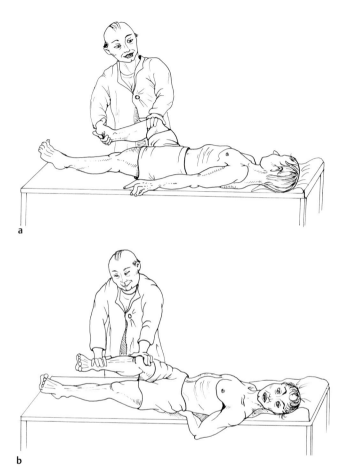

Abb. 5.**20a** u. **b** Hinterrand-Test.
a Forcierte Flexions-/Abduktions-/Außenrotationsbewegung des Beins im Hüftgelenk.
b Extensions-/Adduktions-/Innenrotationsbewegung des Beins im Hüftgelenk.

Durch einen diagnostischen Infiltrationstest (10 ml Xylocain 1%-ig intraartikulär) lässt sich differenzialdiagnostisch zwischen intra- und extraartikulärem Schmerzmuster unterscheiden. Bei Vorliegen einer Labrumläsion sollten die schmerzhaft eingeschränkte Beweglichkeit in der Flexion und Rotation sowie das Kapselmuster und die positiven Labrum-Provokationstests unmittelbar nach der Infiltration völlig normal oder deutlich gebessert sein.

Hüftdysplasie-Tests nach Kalchschmidt

Beurteilung von Beschwerden, die durch eine Hüftdysplasie bedingt sind.

Die meisten Patienten, die aufgrund einer Hüftdysplasie Beschwerden haben, berichten über belastungsabhängige Schmerzen und projizieren diese in die Leiste, manchmal auch in die Umgebung des Trochanter major oder in beide Regionen.

Es gibt aber auch Patienten, die ihre Beschwerden nicht klar der anatomischen Region zuordnen können und über Schmerzen im Kreuz, Gesäßbereich und Oberschenkel klagen.

Bei klinischem und röntgenologischem Verdacht auf eine schmerzhafte Dysplasie helfen folgende Tests weiter:

Test 1

Der Patient steht auf dem schmerzhaften Bein, nun wird der Körper des Patienten durch Führung an den Schultern so gedreht, dass das Hüftgelenk in die maximale Außenrotation gerät, bei Rückneigung des Oberkörpers kommt das Hüftgelenk in eine zusätzliche Überstreckung.

Bei hüftdysplasiebedingten Beschwerden entstehen Schmerzen in der Leiste. Wenn sich der Patient danach nach vorne beugt und das Hüftgelenk durch Führung an den Schultern in eine leichte Innenrotation gebracht wird, verschwinden die Beschwerden.

Test 2

Der Patient liegt auf dem Bauch (eventuell Sandsack unter dem Knie). Unter Druck auf das Gesäß wird das im Knie rechtwinklig gebeugte Bein mit langsam zunehmendem federnden Druck außenrotiert.

Bei hüftdysplasiebedingten Beschwerden gibt der Patient Schmerzen in der Leistenregion an. Dieser Test ist aussagekräftig (Seitenvergleich) und leicht durchführbar.

Test 3

Der Patient liegt auf dem Rücken. Zunächst tastet man unter der Spina iliaca inferior das Hüftgelenk. Mit dem Kleinfingerballen des gestreckten Arms wird nun ein langsam zunehmender Druck auf den Hüftkopf erzeugt.

Hüftgelenk 5

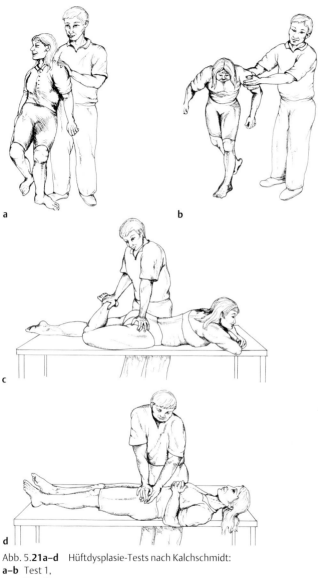

Abb. 5.**21a–d** Hüftdysplasie-Tests nach Kalchschmidt:
a–b Test 1,
c Test 2,
d Test 3.

Bei hüftdysplasiebedingten Beschwerden gibt der Patient Schmerzen an. Dieser Test ist aussagekräftig, besonders im Seitenvergleich. Nicht selten kann man bei der Durchführung des Tests feststellen, dass ein nach vorn dezentriert stehender Hüftkopf sich in das Gelenk zurückdrücken lässt.

6 Kniegelenk

Neue Erkenntnisse über Anatomie, Biomechanik und Pathophysiologie verbesserten das Erkennen und Behandeln von Kniegelenkerkrankungen. Das verletzte Kniegelenk, besonders im Zusammenhang mit Sporttreiben, steht heute im Blickpunkt des Interesses.

Nichtinvasive Untersuchungsmethoden wie Sonographie, Computertomographie und Kernspintomographie erlauben heute eine exakte Beurteilung erkrankter und verletzter Kniegelenkstrukturen. Aus der diagnostischen Arthroskopie wurde eine operative Behandlungsmethode.

In der diagnostischen Beurteilung von Kniegelenkbeschwerden stehen zu Beginn die Anamneseerhebung und die körperliche Untersuchung. Ein Röntgenbild des Kniegelenks a.-p. und seitlich sowie eine axiale Aufnahme der Patella mit Femurgleitlager sind ergänzend notwendig, um knöcherne Veränderungen von vornherein zu erkennen.

Das Wissen um Ort und Art des Schmerzes, seine Dauer bzw. den Zeitpunkt seines Auftretens (Belastungsschmerzen, Gelenkblockierungen u. a. m.) ist von großer Bedeutung. Die Inspektion mit Beurteilung von Achsenabweichungen (Genu valgum, varum, flexum und recurvatum), Kniegelenkschwellungen und Muskelatrophien geben Hinweise für Ursachen von Gelenkbeschwerden; die anschließende Palpation erlaubt dann, gezielter die erkrankten Gelenkstrukturen zu lokalisieren und zu beurteilen. Klinische Tests in Form von statischen und dynamischen, teils komplexen Gelenkbewegungen helfen zusätzlich der Diagnosefindung. Bei Kniegelenkverletzungen ist die Kenntnis des Verletzungsablaufs für die Diagnostik wichtig. Art und Ausmaß der Läsion sind abhängig von Richtung, Dauer und Stärke der Gewalteinwirkung sowie von der jeweiligen Gelenkstellung während der Verletzung.

Im Kindesalter und frühen Erwachsenenalter kommen meist Sportverletzungen, anlagebedingte Fehlstellungen (Achsenfehler, Patellafehlformen u. a. m.) als Ursachen für Kniegelenkbeschwerden in Betracht. Klagt ein Jugendlicher z. B. beim Schulsport in Sprungdisziplinen über Schmerzen im Bereich der Tuberositas tibiae, so besteht der Verdacht auf eine Schlatter-Erkrankung, beim älteren Jugendlichen auf ein Patellaspitzensyndrom (Jumper's Knee). Die degenerative Meniskusschädigung kann bereits beim jungen Erwachsenen zu einer plötzlichen Meniskussymptomatik mit Einklemmungserscheinungen ohne adäquaten Anlass führen. Bei älteren Patienten ist der beginnende oder fortgeschrittene Verschleiß des Gelenks durch Alterungsprozesse, Spätzustände nach Verletzungen, Beruf und angeborene oder erworbene Fehlstellungen für Kniegelenkbeschwerden verantwortlich. Der diffuse Knieschmerz ohne stattgehabtes Trauma beim älteren Menschen weist fast immer auf eine Meniskusdegeneration oder einen Gelenkverschleiß hin. Meist finden sich zusätzlich eine Schwellung und Knieüberwärmung. Bei der Retropatellaarthrose klagt der Patient über Schmerzen beim Treppensteigen und Bergabgehen, gelegentlich verbunden mit einem Instabilitätsgefühl. Kniekehlenschmerzen werden vom Patienten bei zystischen Veränderungen (Baker-Zyste) angegeben.

Neben diesen charakteristischen Schmerzbeschreibungen sollten die vom Patienten beklagten uncharakteristischen Schmerzangaben sorgfältig abgeklärt werden. Insbesondere ist die Differenzialdiagnose zur Erkrankung benachbarter Gelenke zu stellen. Es werden nicht selten bei der Koxarthrose Oberschenkelschmerzen mit Ausstrahlung ins Kniegelenk angegeben. Des Weiteren können Veränderungen im Bereich der Iliosakralfuge und der Lendenwirbelsäule sowie eine Beinverkürzung, Achsen- und Sprunggelenkdeformitäten zu Kniebeschwerden führen.

Die Beurteilung von Durchblutungs- und Sensibilitätsstörungen und Erkrankungen anderer Organsysteme sind zu berücksichtigen. Bei der chronischen Polyarthritis ist das Kniegelenk in über 60 % der Fälle betroffen. Eine Monarthritis im Rahmen einer Borreliose z. B. muss ebenfalls in Erwägung gezogen werden. Eine exakte Anamnese und ausgedehntere Labordiagnostik helfen bei diesen Kniegelenkerkrankungen zur differenzialdiagnostischen Abklärung.

Bewegungsumfang Kniegelenk (Neutral-0-Methode)

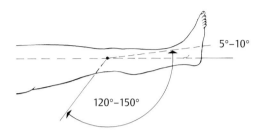

Abb. 6.1 Flexion/Extension (Beugung/Streckung).
Innen-/Außenrotation: Sie ist in Streckstellung aufgehoben.
In 90° Kniebeugestellung bei freihängendem Unterschenkel ergibt sich eine Innenrotation von 10° und eine Außenrotation bis 25°.

Muskeldehnungstests

Zusammen mit der Beweglichkeitsprüfung wird die muskuläre Situation überprüft. Hierbei ist neben der Definition einzelner Muskelgruppen auf Verkürzung und Kontrakturen von Ober- und Unterschenkelmuskulatur zu achten.

Quadrizeps-Dehnungstest (Rigiditätstest)

Vorgehen: In Bauchlage des Patienten wird vom Untersucher die Ferse passiv unter Beugung des Kniegelenks zum Gesäß geführt.
Beurteilung: Normalerweise lässt sich die Ferse beidseitig zum Gesäß führen. Eine Verkürzung der Quadrizepsmuskulatur geht mit einem erhöhten Fersen-/Gesäß-Abstand einher.

Kniegelenk

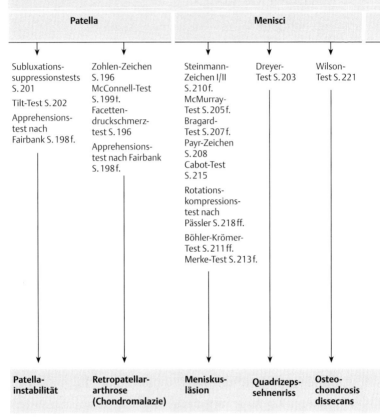

Abb. 6.2 Knieschmerz: Beweglichkeit aktiv-passiv (Neutral-0-Methode).

Kniegelenk 6

Bandinstabilität

Kreuzbänder		Seitenbänder	
Lachmann-Test S. 224 f.	hinterer Schubladen-Test S. 247 f.	Valgusstress-Test S. 222 f.	Varusstress-Test S. 222 f.
stabiler Lachmann-Test S. 226 f.	Reversed Pivot-Shift-Test nach Jakob S. 248 f.		
aktiver Lachmann-Test S. 227 ff.	dorsaler Durchhangtest S. 250		
vorderer Schubladentest S. 229 ff.	Gravity-Sign-Rekurvatum-Test S. 250 ff.		
maximaler Schubladentest nach Jakob S. 231 f.	Godfrey-Test S. 253		
Pivot-Shift-Test S. 232 ff.			
modifizierter Pivot-Shift-Test S. 236 ff.			
Graded Pivot-Shift-Test nach Jakob S. 234 ff.			
Martens-Test S. 240 f.			
↓	↓	↓	↓
vordere Kreuzbandläsion	**hintere Kreuzbandläsion**	**laterale Kniebandinstabilität Tendopathie**	**mediale Kniebandinstabilität Tendopathie**

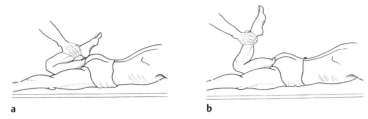

Abb. 6.**3a** u. **b** Quadrizeps-Dehnungstest (Rigiditätstest):
a Fersenführung zum Gesäß.
b Eingeschränkte Beweglichkeit bei verkürztem Quadrizeps.

Musculus-rectus-Dehnungstest

Vorgehen: Die Prüfung der Rektusmuskulatur erfolgt in Rückenlage des Patienten. Das nicht betroffene Bein wird vom Patienten in maximaler Beugung gehalten. Im Beinüberhang wird das Kniegelenk auf der betroffenen Seite gebeugt.

Beurteilung: Im Normalfall erfolgt die Kniebeugung leicht über 90° unter Beachtung der Hüftstreckung. Eine Verkürzung der femoralen Rektusmuskulatur weist Kniebeugedefizite von unter 90° auf.

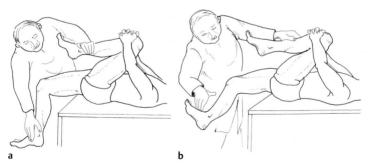

Abb. 6.**4a** u. **b** Musculus-rectus-Dehnungstest:
a 90° Kniebeugung bei Streckung des Hüftgelenks.
b Eingeschränkte Kniebeugung bei Verkürzung der Muskulatur des M. rectus femoris.

Hamstring-Dehnungstest (ischiokrurale Muskulatur)

Vorgehen: Die Prüfung der ischiokruralen Muskulatur erfolgt in Rückenlage des Patienten. Das gestreckte Bein wird vom Untersucher angehoben und die erreichbare Hüftbeugung unter Ausschluss der Lendenlordose registriert.

Beurteilung: Als pathologischer Befund gelten Winkel von unter 90°, bei Verkürzung der ischiokruralen Muskulatur ist eine weitere Beugung nur unter Einnahme der Kniebeugung möglich.

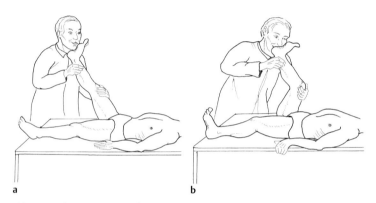

Abb. 6.**5a** u. **b** Hamstring-Dehnungstest (ischiokrurale Muskulatur):
a Eingeschränkte Hüftbeugung bei verkürzter ischiokruraler Muskulatur.
b 90° Hüftbeugung bei Kniegelenkbeugung.

Patella

Chondropathia patellae (Chondromalacia patellae – Retropatellararthrose)

Eine frühzeitige Arthrose im Femoropatellargelenk ist häufig. Formfehler der Patella (Dysplasie) und des femoropatellaren Gleitlagers (Abflachung des lateralen Femurkondylus), Stellungsfehler der Patella (Hochstand, Tiefstand, Lateralisation) führen zu ungünstigen mechanischen Belastungen im femoropatellaren Gleitlager und können langfristig zu einer Arthrose führen. Alterungsprozesse, Verletzungen (Knorpelquetschung, Frakturen), rezidivierende Kniescheibenluxationen und Entzündungen (Gicht, Rheuma) sind weitere Faktoren, die eine Gelenkarthrose verursachen.

Die Patienten klagen über retropatellare Beschwerden, Belastungsschmerzen bei starker Kniebeuge und beim Treppensteigen sowie über ein Instabilitätsempfinden.

Klinisch lässt sich die Patella leicht verschieben. Es besteht ein Kniescheibenanpress-, -verschiebe- und Patellakantenschmerz. Der Apprehensionstest ist meist positiv.

Formfehler der Patella und des Femurgleitlagers führen nicht selten zu einer Verrenkung (Luxation) der Kniescheibe, meist nach lateral.

Weitere Gründe, die eine Patellaluxation begünstigen, sind ein Patellahochstand, Achsenfehler (Genu valgum), Drehfehler der Tibia und ein schwacher Kapsel-Band-Apparat.

„Tanzende-Patella"-Test

Hinweis auf einen Kniegelenkerguss.
Vorgehen: Der Patient liegt auf dem Rücken oder steht. Mit einer Hand wird von kranial her der Recessus suprapatellaris ausgestrichen, mit der anderen Hand die Patella gegen das Femur gedrückt oder die Patella nach medial und lateral unter leichtem Druck bewegt.
Beurteilung: Federnder Widerstand (tanzende Patella) ist pathologisch und spricht für einen Kniegelenkerguss.

Patella-Verschiebetest (Glide-Test)

Vorgehen: Der Patient liegt auf dem Rücken, der Untersucher steht seitlich in Höhe der Kniegelenke und umfasst mit Daumen und Zeigefinger beider Hände jeweils von kranial und kaudal die obere bzw. untere Hälfte der Kniescheibe. Beim Lateralgleiten schieben die beiden Daumen die Kniescheibe über den lateralen Femurkondylus und die dort angelegten Zeigefinger nach lateral. Beim Medialgleiten schieben die beiden Zeigefinger die Kniescheibe in umgekehrte Richtung. Mit Zeigefinger bzw. Daumen kann dabei jeweils die überragende Patellahinterfläche palpiert werden. Bei Verdacht auf vermehrte Lateralverschieblichkeit wird der gleiche Test bei Anspannung des Quadriceps femoris zur Prüfung der Stabilität durchgeführt. Der Patient wird gebeten, seinen Fuß von der Untersuchungsliege zu heben. Die resultierende Patellabewegung wird vom Untersucher registriert. Mit dem medialen und lateralen Vorschieben der Patella erhält man Angaben über den Spannungszustand oder eine Auslockerung des medialen

Kniegelenk 6

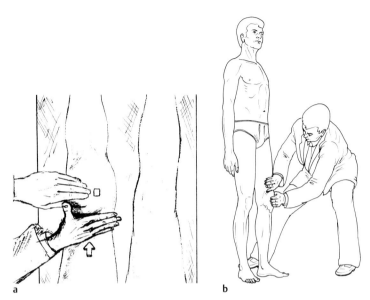

Abb. 6.**6a** u. **b** „Tanzende-Patella"-Test:
a im Liegen,
b im Stehen.

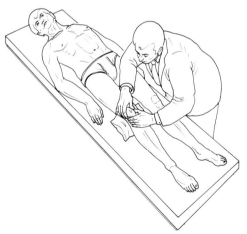

Abb. 6.**7** Patella-Verschiebetest.

195

bzw. lateralen Retinakulums. Die Untersuchung erfolgt immer im Seitenvergleich.

Bei gleicher Handstellung kann auch eine Traktion der Patella durch Anheben von den Kondylen ausgeführt werden.

Beurteilung: Physiologisch ist eine schmerzfreie, etwa seitengleiche Verschieblichkeit der Patella ohne Krepitation und Luxationstendenz. Eine vermehrte Lateral- bzw. Medialverschieblichkeit der Patella spricht für einen lockeren Bandapparat bzw. für eine habituelle Patellasubluxations- bzw. Luxationstendenz. Ein Krepitieren (retropatellares Reiben) bei Verschiebung der Patella spricht für eine Chondropathie oder eine Retropatellararthrose.

Bemerkung: Aus gleicher Handanlage kann der Test erweitert werden, indem die Kniescheibe nach kaudal bewegt wird. Eine verminderte Kaudalverschiebung der Patella spricht für eine Verkürzung des Rectus femoris oder aber für einen Patellahochstand.

Zohlen-Zeichen

Vorgehen: Der Patient liegt auf dem Rücken, der Untersucher presst die Patella bei gestrecktem Bein von proximal medial und lateral mit den Daumen auf ihr Gleitlager und fordert den Patienten auf, das Bein weiter zu strecken bzw. den M. quadriceps anzuspannen.

Beurteilung: Der M. quadriceps zieht die Patella nach kranial und presst sie damit fester in das Femurgleitlager. Im Falle von retropatellaren Knorpelschäden treten Schmerzen retropatellar und/oder parapatellar auf.

Bemerkung: Der Test fällt auch beim Großteil der Gesunden positiv aus. Beim negativen Zohlen-Zeichen ist eine ausgeprägte Knorpelschädigung aber eher unwahrscheinlich.

Facettendruckschmerztest

Vorgehen: Der Patient liegt auf dem Rücken. Bei gestrecktem Kniegelenk wird mit beiden Daumen zunächst von medial, dann mit den Zeigefingern von lateral die Patella nach lateral bzw. medial aufgekippt und die mediale bzw. laterale Facette mit dem Zeigefinger bzw. Daumen auf Druckschmerzhaftigkeit palpiert. Die Kippung der Patella erlaubt, retropatellare Anteile abzutasten, z. B. hinsichtlich einer Chondromalazie. Druckschmerz am distalen Patellapol kann auf ein Patellaspitzensyndrom hindeuten (Jumper's Knee).

Kniegelenk 6

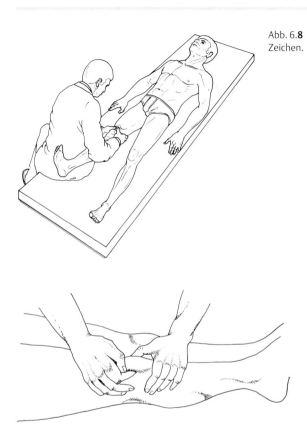

Abb. 6.8 Zohlen-Zeichen.

Abb. 6.9 Facettendruckschmerztest.

Beurteilung: Bei einer Retropatellararthrose, einer Ansatztendopathie oder einer Synovitis werden vom Patienten Schmerzen, besonders bei Palpation der medialen Gelenkfacette, angegeben.

Krepitationstest („Knirschtest")

Vorgehen: Der Untersucher kniet vor dem Patienten und bittet ihn, in die Hocke zu gehen bzw. eine Kniebeuge zu machen. Dabei versucht er, mit seinem Ohr die Geräusche hinter der Kniescheibe wahrzunehmen.

6 Kniegelenk

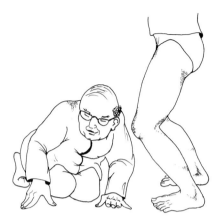

Abb. 6.**10** Krepitationstest („Knirschtest").

Beurteilung: Ein Knirschen („Schneeballknirschen") spricht für eine höhergradige Chondromalazie (Grad II und III). Schmerzfreie Knackgeräusche, wie sie häufig während der ersten und zweiten Kniebeuge auftreten, haben keine Bedeutung. Daher wird der Patient vor diesem Knirschtest aufgefordert, einige Kniebeugen zu machen. Danach nimmt die Intensität der bedeutungslosen Knackgeräusche meist ab. Ist kein retropatellares Knirschen hörbar, kann mit großer Sicherheit ein tiefgreifender retropatellarer Knorpelschaden ausgeschlossen werden. Zu weitreichenden therapeutischen Konsequenzen darf der Krepitationstest nicht führen. Er informiert lediglich über den retropatellaren Knorpelzustand. Auch bei einer Anzahl von „kniegesunden" Probanden ist ein positiver Knirschtest zu finden.

Apprehensiontest nach Fairbank (Smillie-Test)

Vorgehen: In Rückenlage des Patienten bei gestrecktem Kniegelenk und entspannter Oberschenkelmuskulatur versucht der Untersucher den Luxationsvorgang ähnlich dem Apprehensiontest bei vorderer Schulterinstabilität nachzuahmen, indem er die Patella mit beiden Daumen nach lateral drückt. Der Patient wird dann gebeten, das Kniegelenk zu beugen.
Beurteilung: Hat eine Patellaluxation stattgefunden, treten starke Schmerzen und Angst vor einer erneuten Luxation in Streckstellung, spätestens aber in Beugung auf.

Kniegelenk 6

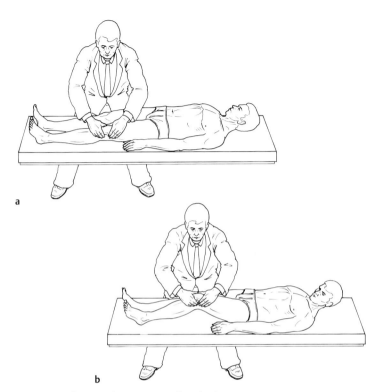

Abb. 6.**11a** u. **b** Apprehensiontest nach Fairbank.

McConnell-Test

Vorgehen: Der Patient sitzt auf einer Untersuchungsliege und lässt die Beine locker über die Liegenkante herabhängen. Durch isometrische Anspannung des M. quadriceps wird bei diesem Test versucht, die femoropatellaren Schmerzen zu provozieren. Hierzu wird das Kniegelenk in verschiedene Flexionsgrade gebracht (0°, 30°, 60° und 120°). In jeder Position wird der Unterschenkel vom Untersucher auf dem eigenen Unterschenkel fixiert und der Patient aufgefordert, das Bein gegen Widerstand zu strecken (entspricht der Quadrizepskontraktion).

Beurteilung: Treten Schmerzen oder ein subjektives „Engegefühl" beim Patienten auf, medialisiert der Untersucher die Patella mit Hilfe seiner Daumen. Dieses Manöver führt bei positivem Testausfall zur

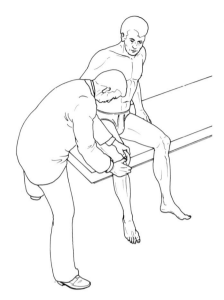

Abb. 6.**12** McConnell-Test.

Schmerzreduktion. Die Untersuchung sollte immer im Seitenvergleich erfolgen. Die Besserung des Schmerzes durch Medialverlagerung der Patella stellt ein diagnostisches Kriterium von retropatellaren Schmerzen dar.

Bemerkung: Bei einem positiven McConnell-Test kann in vielen Fällen der Schmerz reduziert werden, wenn die Patella mit einem Tapeverband nach medial gezogen wird. Dieser sog. McConnell-Tape beinhaltet einen Zügel von lateral nach medial, um die Patella nach medial zu ziehen. Ein kleiner Pflasterzügel wird von der Mitte der Patella nach medial geklebt, wenn ein lateraler Patella-Tilt zu korrigieren ist. Durch einen von medial in Richtung der Patellaspitze dann wieder nach lateral laufenden Zügel (Rotationszügel) kann die Patella, falls erforderlich, auch in eine Neutralposition gebracht werden. Bei der Physiotherapie sollten der M. vastus medialis gekräftigt, der M. rectus femoris und der Tractus iliotibialis gedehnt werden.

Subluxationssuppressionstest

Nachweis einer lateralen oder medialen Patellasubluxation.

Lateraler Subluxationssuppressionstest
Vorgehen/Beurteilung: Zum Nachweis einer lateralen Subluxation legt der Untersucher seinen Daumen an die proximale Hälfte der lateralen Patellafacette. Der Patient wird gebeten, das Kniegelenk zu beugen. Dabei zeigt sich eine Verhinderung der lateralen Subluxation durch den Daumen bzw. der Untersucher spürt den Lateraldrang der Patella. Flexion des Kniegelenks ohne Subluxationsverhinderung führt zur lateralen Patellasubluxation.

Medialer Subluxationssuppressionstest
Vorgehen/Beurteilung: Zum Nachweis einer medialen Subluxation legt der Untersucher seinen Zeigefinger an die proximale Hälfte der medialen Patellafacette. Der Patient wird gebeten, das Kniegelenk zu beugen. Hierbei zeigt sich dann ein Fehlen der medialen Subluxation, bedingt durch den Finger des Untersuchers. Eine Flexion des Kniegelenks ohne diese Subluxationsverbindung führt dagegen zur medialen Patellasubluxation (extrem selten vorkommend).

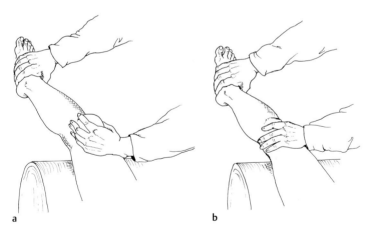

Abb. 6.**13a** u. **b** Subluxationssuppressionstest:
a lateraler Subluxationstest,
b medialer Subluxationstest.

Kniegelenk

Tilt-Test

Vorgehen: Der Patient liegt auf dem Rücken. Die Patella wird vom Untersucher manuell nach lateral bewegt. Hierbei wird darauf geachtet, wie sich die Patella während der Lateralisation verhält.

Beurteilung: Bei einem sehr straffen, kontrakten lateralen Retinakulum nähert sich die laterale Facette dem Femur (negativer „pathologischer" Tilt-Test), bei normal tonisiertem lateralen Retinakulum bleibt die Patella etwa in gleicher Höhe (neutraler Tilt-Test) und bei gelockertem lateralen Retinakulum, wie bei sehr laxen Bandverhältnissen, hebt sich der laterale Patellarand aus dem Patellagleitlager (Trochlea femoris; positiver Tilt-Test).

Bemerkung: Der Tilt-Test gilt v. a. der Beurteilung des Spannungszustandes des lateralen Retinakulums. Bei neutralem oder positivem Tilt-Test führt eine laterale Retinakulumspaltung (Lateral Release) zur Dekompression des femoropatellaren Gelenks kaum zu einer Besserung der Beschwerden. Fällt der Tilt-Test negativ aus, ist dagegen von einem Lateral Release eine Beschwerdebesserung zu erwarten. Schlechtere Ergebnisse nach einem isolierten Lateral Release zeigen Patienten mit einem positiven Tilt-Test > als 5° sowie mit einem medialen und lateralen Patellagleiten. Bei Dysplasien des Patellagleitlagers (Trochlea femoris) kann der Tilt-Test auch atypisch ausfallen. Die Prüfung des Tilt-Tests wird immer im Seitenvergleich vorgenommen.

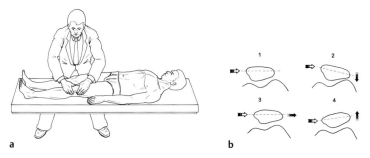

Abb. 6.**14a** u. **b**   Tilt-Test:
- **a** Lateralisation der Patella durch den Untersucher,
- **b** Ausgangsstellung (1), negativer „pathologischer" (2), neutraler (3), positiver Tilt-Test (4).

Dreyer-Test

Beurteilung eines Quadrizepssehnenabrisses am oberen Patellapol.
Vorgehen: Der Patient liegt auf dem Rücken. Er wird aufgefordert, das gestreckte Bein anzuheben. Kann er dies nicht, stabilisiert der Untersucher mit beiden Händen die Quadrizepssehne proximal der Kniescheibe und lässt den Patienten erneut das Bein heben.
Beurteilung: Kann der Patient im zweiten Fall das Bein anheben, ist ein Quadrizepssehnenabriss an der Patella (ggf. auch alte Patellafraktur) zu vermuten.

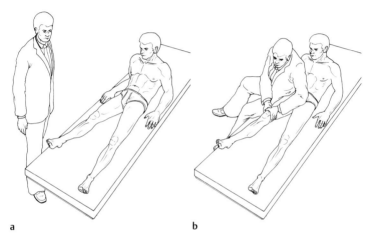

Abb. 6.**15a** u. **b** Dreyer-Test:
a pathologisch mit Unfähigkeit, das Bein zu heben;
b Stabilisierung der Patella durch den Untersucher.

Meniskus

Die Menisken sind wichtig für die Gelenkführung und Gelenkstabilität; zusätzlich ermöglichen sie eine günstige Druckübertragung und Druckverteilung zwischen Femur und Tibia. Bei Meniskusschäden handelt es sich um Einrisse oder Ablösung der Knorpelscheiben. Aufgrund anatomischer Gegebenheiten ist der Innenmeniskus extrem häufiger geschädigt als der Außenmeniskus.

Meniskusschäden können degenerativ und verletzungsbedingt auftreten. Meniskopathien degenerativer Natur kündigen sich meist als zunehmender belastungsabhängiger Schmerz an. Meist genügt ein Bagatelltrauma, um bei einem vorgeschädigten Meniskus einen Riss zu erzeugen. Bei einer Verletzung des Kniegelenks muss immer neben einer Meniskusschädigung an kombinierte Läsionen gedacht werden mit zusätzlichen Schäden an den Seiten- und Kreuzbändern. Alle unzureichend versorgten Bandschäden mit Knieinstabilitäten können zu Spätschäden der Menisken führen. Hauptsymptome des Spätschadens sind belastungsabhängige Schmerzen mit gelegentlichen Einklemmungserscheinungen und Reizergüssen.

Es gibt eine Reihe von diagnostischen Hinweisen für eine Meniskusschädigung. Die Funktionstests basieren auf der Auslösung von Schmerzen durch Druck, Zug oder Scherung des Meniskus.

Selten hilft nur ein Funktionstest, einen Meniskusschaden zu beurteilen; in der Regel ermöglichen erst eine Kombination verschiedener Handgriffe, die Diagnose zu sichern.

▬ Apleyscher Distraktions- und Kompressionstest (Grinding-Test)

Vorgehen: Der Patient liegt auf dem Bauch mit 90° Beugung des betroffenen Knies. Der Untersucher fixiert den Oberschenkel mit seinem Knie, während er einmal unter Zug und einmal unter axialem Druck das Knie des Patienten rotiert.

Beurteilung: Schmerzen im gebeugten Kniegelenk bei Rotation des Unterschenkels unter Zug sprechen für einen Kapsel-/Bandschaden (positiver Distraktionstest), unter Druck für eine Meniskusläsion (positiver Grinding-Test).

Bei Scheibenmenisken oder Meniskuszysten können Schnappphänomene auftreten. Schmerzen bei Innenrotation weisen auf eine Außenmeniskusverletzung bzw. auf einen lateralen Kapsel-/Bandschaden, bei Außenrotation auf eine Innenmeniskusläsion bzw. einen medialen Kapsel-/Bandschaden hin.

Das Zeichen ist bei straffem Kapsel-Band-Apparat nicht auslösbar, auch nicht bei einer Hinterhornläsion des Außenmeniskus.

Eine Modifikation des Grinding-Tests (Kompressionstest) beschreibt Wirth. Hierbei wird das Knie bei fixierter Rotationsstellung des Unterschenkels gestreckt. Wirth konnte mit diesem modifizierten Apley-Test in über 85 % der Fälle eine Meniskusläsion objektivieren.

Kniegelenk

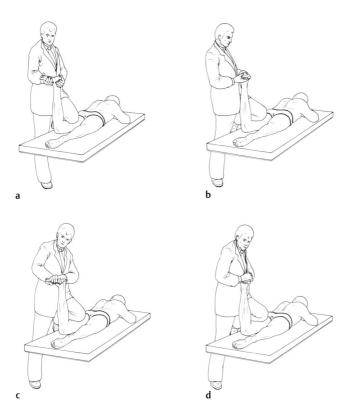

Abb. 6.**16a–d** Apleyscher Distraktions- und Kompressionstest:
a Distraktion Außenrotation,
b Distraktion Innenrotation,
c Kompression Außenrotation,
d Kompression Innenrotation.

McMurray-Test (Fouche-Zeichen)

Vorgehen: Der Patient liegt auf dem Rücken, Kniegelenk und Hüftgelenk des betroffenen Beins werden stark gebeugt. Eine Hand des Untersuchers umfasst das Knie, die andere den Fuß. Der Unterschenkel wird vom Untersucher stark außenrotiert oder innenrotiert gehalten und dann eine Streckbewegung bis zur Beugestellung von 90° ausgeführt.

Beurteilung: Schmerzen beim Strecken des Knies in Außenrotation und Abduktion des Unterschenkels deuten auf eine Läsion des Innenmeniskus, in Innenrotation auf eine Verletzung des Außenmeniskus hin. Ein „Schnappen" bei starker Beugung tritt auf, wenn eine „Meniskuszunge" am Hinterhorn eingeklemmt wird. Ein „Schnappen" in Rechtwinkelstellung spricht eher für eine Verletzung im mittleren Meniskusabschnitt.

Die Schnappsymptomatik lässt sich durch Kreiselbewegungen des gesamten Unterschenkels verstärken (modifizierter McMurray-Test).

Bemerkung: Eine Weiterführung der Streckbewegung zur Nullstellung hin entspricht dem Bragard-Test. Der Test in Innenrotation mit langsamem Strecken des Kniegelenks mit Prüfung des Innenmeniskus wird auch als Fouche-Zeichen beschrieben. Ein positiver McMurray-Test ist zu 30 % bei kniegesunden Kindern nachzuweisen. In der Normalbevölkerung soll dieser Test mit ca. 1 % positiv ausfallen.

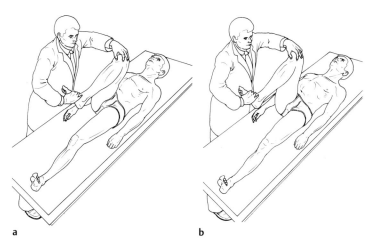

Abb. 6.**17a** u. **b** McMurray-Test:
a bei maximaler Flexion,
b bei 90° Flexion.

Bragard-Test

Vorgehen: Der Patient liegt auf dem Rücken. Die eine Hand des Untersuchers greift das um 90° gebeugte Kniegelenk. Daumen und Zeigefinger palpieren den lateralen bzw. medialen Gelenkspalt. Die andere Hand fasst den Fuß und führt hierüber die Unterschenkelrotation.

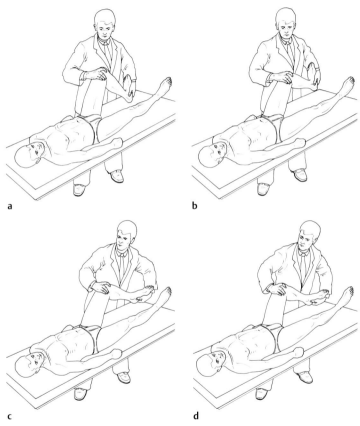

Abb. 6.**18a–d** Bragard-Test:
a Flexion,
b Extension mit zunehmendem Schmerz,
c zunehmende Kniestreckung mit Unterschenkelinnenrotation,
d wandernder Schmerzpalpationspunkt.

Beurteilung: Schmerzen über den Gelenkspalten weisen auf eine Meniskusläsion hin. Bei einem Innenmeniskusschaden werden durch Außenrotation und Streckung des Kniegelenks aus gebeugter Stellung heraus die Schmerzen am medialen Gelenkspalt verstärkt.

Unter Innenrotation und zunehmender Beugung des Kniegelenks verlagert sich der Meniskus wieder ins Gelenkinnere und entzieht sich damit dem tastenden Finger des Untersuchers. Dies führt zur Schmerzreduktion.

Bei Verdacht auf einen Außenmeniskusschaden wird der Außenmeniskus palpiert, während zunächst unter Innenrotation das Knie aus stark gebeugter Stellung gestreckt und dann eine Innenrotation vorgenommen wird. Dieses führt zu einer Schmerzlinderung. Die Diagnose wird sicherer, wenn der Druckschmerz bei Gelenkbewegungen wandert. Innenrotation verlagert den Meniskus nach vorn. Der Außenmeniskus wandert bei Innenrotation nach hinten, somit auch der zu tastende Schmerz.

Payr-Zeichen

Vorgehen: Der Patient befindet sich im Schneidersitz. Auf das betroffene gebeugte, außenrotierte Knie wird ein intermittierender Druck ausgeübt.

Beurteilung: Schmerzen im medialen Gelenkspalt deuten auf einen Meniskusschaden hin (meist Hinterhornläsion). Gelegentlich kann auch ein Schnappen durch den Patienten selbst ausgelöst werden. Durch eine wippende Kniebewegung zieht sich der defekte Meniskusanteil jeweils in das Gelenk hinein und springt mit einem Schnappen in der Aufklappbewegung des Gelenkspaltes zurück.

Payr-Test

Vorgehen: Der Patient liegt auf dem Rücken. Der Untersucher fixiert mit der linken Hand das Knie, wobei Daumen und Zeigefinger den äußeren bzw. inneren Gelenkspalt tasten. Mit der anderen Hand greift der Untersucher das Sprunggelenk. Der Unterschenkel des maximal gebeugten Kniegelenks wird so weit wie möglich außenrotiert und dann unter leichter Adduktion (Varusstress) im Kniegelenk weiter in Richtung des gegenüberliegenden Hüftgelenks gebeugt.

Beurteilung: Schmerzen im dorsalen inneren Gelenkspalt deuten auf einen Innenmeniskusschaden hin (vornehmlich des Hinterhorns, welches durch das Bewegungsmanöver komprimiert wird). Auf die gleiche

Kniegelenk 6

Abb. 6.**19** Payr-Zeichen.

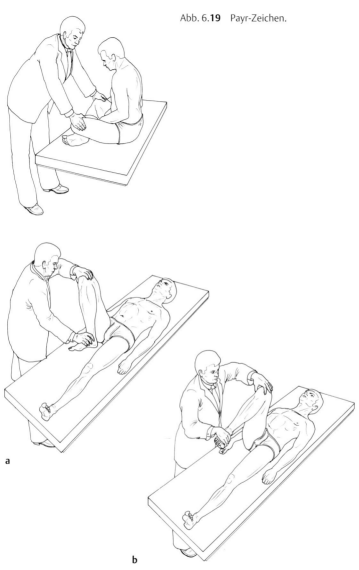

Abb. 6.**20a** u. **b** Payr-Test:
a Außenrotation,
b Innenrotation.

Weise kann unter Innenrotation und Abduktion (Valgusstress) des Unterschenkels das Hinterhorn des Außenmeniskus untersucht werden.

Steinmann-I-Zeichen

Vorgehen: Der Patient liegt auf dem Rücken. Der Untersucher fixiert mit der linken Hand das gebeugte Knie, mit der anderen umfasst er den Unterschenkel und führt forcierte Rotationsbewegungen des Unterschenkels bei unterschiedlich stark gebeugtem Kniegelenk durch.

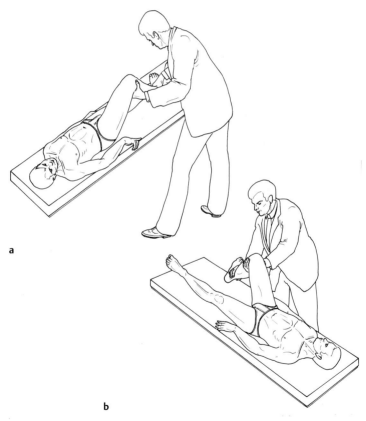

Abb. 6.**21a** u. **b** Steinmann-I-Zeichen:
a Innenrotation der Tibia,
b Außenrotation der Tibia.

Beurteilung: Schmerzen im medialen Gelenkspalt bei forcierter Außenrotation deuten auf einen Innenmeniskusschaden hin, bei Innenrotation mit Schmerzen im lateralen Gelenkspalt ist ein Außenmeniskusschaden anzunehmen. Wegen der unterschiedlichen Risslokalisation sollte das Steinmann-I-Zeichen in verschiedenen Beugestellungen des Kniegelenks geprüft werden.

Steinmann-II-Zeichen

Vorgehen: Der Patient liegt auf dem Rücken. Der Untersucher fasst mit der linken Hand das Knie bei gleichzeitigem Tasten der Gelenkspalte. Die rechte Hand fasst den Unterschenkel etwas oberhalb der Knöchelgabel. Der Unterschenkel wird bei fixiertem Oberschenkel in eine Außenrotations- bzw. Innenrotationsstellung gebracht und bei leichter Stauchung in axialer Richtung gebeugt und gestreckt.

Beurteilung: Schmerzen im medialen bzw. lateralen Gelenkspalt deuten auf eine Meniskusverletzung hin. Der im Gelenkspalt palpierende Druckschmerz wandert bei Beugung und leichter Außenrotation im Kniegelenk nach medial und dorsal zum medialen Kollateralband, bei Streckung des Knies wieder nach ventral. Bei Innenrotation des Unterschenkels und dem Verdacht eines Außenmeniskusschadens wandert der Druckschmerz bei Streckung des Knies nach ventral und beim Beugen nach dorsal.

Bemerkung: Wenngleich der Test auch für einen Außenmeniskusschaden verwendet werden kann, so gilt er doch im Wesentlichen für die Innenmeniskusläsion. Differenzialdiagnostisch müssen eine Arthrose und Läsionen des medialen Seiten- und/oder Kapselbandes abgeklärt werden.

Böhler-Krömer-Test

Vorgehen: Der Patient liegt auf dem Rücken. Mit einer Hand wird vom Untersucher das Femur von lateral stabilisiert, mit der anderen Hand der Innenknöchel gefasst. Bei abduziertem (Valgus-)Stress (Unterschenkel) wird das Kniegelenk gebeugt und gestreckt.

Die Hände greifen um (an den Außenknöchel, an das Femur von medial) und beugen und strecken das Kniegelenk bei adduziertem (Varus-)Stress (Unterschenkel).

Beurteilung: Durch die Beugung und Streckung (Krömer) des Kniegelenks bei adduziertem oder abduziertem Unterschenkel steht der Innen- bzw. Außenmeniskus unter erhöhtem Kompressionsdruck. Durch

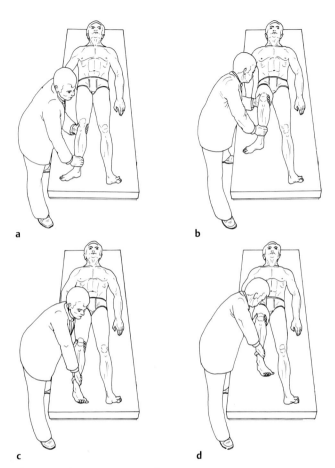

Abb. 6.**22a–d** Steinmann-II-Zeichen:
a Ausgangsstellung Unterschenkel Außenrotation,
b Flexion,
c Ausgangsstellung Unterschenkel Innenrotation,
d Flexion.

„Aufklappung" des Gelenkspaltes wird der kontralaterale Meniskus komprimiert. Mediales „Aufklappen" (Valgusstress) = Prüfung des Außenmeniskus, laterales „Aufklappen" (Varusstress) = Prüfung des Innenmeniskus.

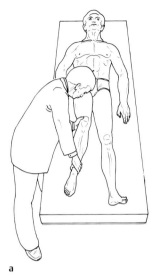 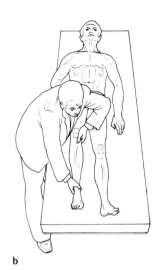

a b

Abb. 6.**23a** u. **b** Böhler-Krömer-Test:
a Abduktion Unterschenkel (Valgus),
b Adduktion Unterschenkel (Varus).

Bemerkung: Bei den Böhler-Meniskus-Tests in der Frontalebene (Kniestreckung) kann auf der bewegungsabgewandten Seite gleichzeitig der Bandapparat des Kniegelenks mituntersucht werden.

Merke-Test

Vorgehen: Der Patient belastet das betroffene Bein. Das Kniegelenk wird leicht gebeugt, der Fuß durch den Untersucher fixiert.
  Das Gegenbein wird leicht angehoben und der Patient aufgefordert, den Oberschenkel nach außen und innen zu drehen.
  Wie beim Steinmann-I-Zeichen werden Rotationsbewegungen im Unterschenkel ausgeführt.

Beurteilung: Wegen der verstärkten axialen Kompression durch das Körpergewicht ist die Schmerzsymptomatik beim Merke-Test meist ausgeprägter. Treten die Schmerzen am medialen Gelenkspalt bei Innendrehung des Oberschenkels auf (entspricht Außendrehung des Unterschenkels), so spricht dies für eine Innenmeniskusläsion.

Kniegelenk

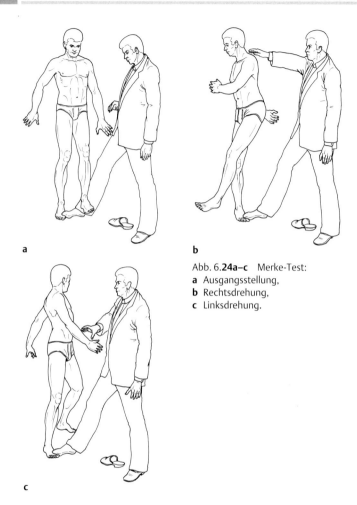

Abb. 6.**24a–c** Merke-Test:
a Ausgangsstellung,
b Rechtsdrehung,
c Linksdrehung.

Treten die Schmerzen bei Außendrehung des Oberschenkels auf (Innenrotation des Unterschenkels), besteht der Verdacht auf einen Außenmeniskusschaden.

Gelegentlich ist der Merke-Test auch bei Seitenbandläsionen positiv.

Cabot-Test

Vorgehen: Der Patient liegt auf dem Rücken. Das im Kniegelenk gebeugte betroffene Bein wird auf den proximalen Unterschenkel des Gegenbeins gelegt. Die linke Hand des Untersuchers fasst das Knie und palpiert mit dem Daumen den lateralen Gelenkspalt. Die noch freie Hand umfasst den Unterschenkel etwas proximal des unteren Sprunggelenks. Der Patient wird dann aufgefordert, gegen Widerstand der Untersucherhand das Kniegelenk zu strecken.

Beurteilung: Bei Vorliegen einer Hinterhornläsion des Außenmeniskus treten Schmerzen auf. Das Knie kann in Abhängigkeit von der Stärke der Schmerzen dann oft nicht weiter gestreckt werden. Der Schmerzpunkt liegt, mit dem Daumen tastbar, vornehmlich im lateral dorsalen Gelenkspaltbereich. Gelegentlich werden vom Patienten auch ausstrahlende Schmerzen in die Kniekehle und Wade angegeben.

Bemerkung: Der Cabot-Test wird in der Literatur auch als **Popliteuszeichen** beschrieben.

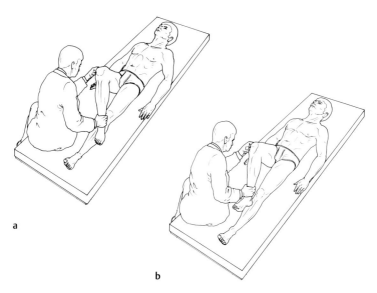

Abb. 6.**25a** u. **b** Cabot-Test:
a Ausgangsstellung,
b Extensionsbewegung.

Finoschietto-Zeichen (Signo del Salto)

Simultane Prüfung von vorderer Kreuzband- und Meniskusverletzung.
Vorgehen: Der Patient liegt auf dem Rücken. Prüfung der vorderen Schublade in 90° Kniebeugung.
Beurteilung: Die vordere Schubladenprüfung bei 90° Kniebeugung führt, bei gleichzeitiger Ruptur des vorderen Kreuzbandes, zur Ventralverschiebung der Tibia. Durch die Lockerung der ligamentären Aufhängung steigt der Femurkondylus unter dem vorderen Schubladenstress auf das Innenmeniskushinterhorn. Bei positivem Finoschietto-Test ist ein Knacken zu hören und/oder ein Springen zu tasten (Saltaré – Springen). Wird die Tibia anschließend nach dorsal gedrückt, gleitet der Femurkondylus wieder vom Innenmeniskushinterhorn hinunter. Manchmal ist nach einem positiven Finoschietto-Zeichen die Reposition des luxierten Meniskus erforderlich; in diesem Fall besteht der Verdacht

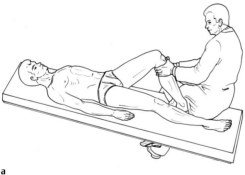

Abb. 6.**26a** u. **b**
Finoschietto-Zeichen:
a vordere Schublade,
b Reposition.

auf eine komplette hintere Ablösung des Innenmeniskus und/oder auf eine hintere Längs- bzw. Korbhenkelruptur.

Bemerkung: Die Beschädigung des Innenmeniskushinterhorns oder dessen kapsulärer Aufhängung, in Zusammenhang mit einer vorderen Kreuzbandinsuffizienz, beruht auf einer Entgleisung des Roll-Gleit-Mechanismus nach einer Kreuzbandruptur, die zur Abscherung im Innenmeniskushinterhornbereich führt.

Childress-Zeichen

Vorgehen: Der Patient nimmt eine Hockstellung ein, wobei das Gesäß die Fersen möglichst berühren sollte. Aus dieser Stellung wird er aufgefordert, sich im sog. Entengang fortzubewegen.

Beurteilung: Liegt eine Hinterhornverletzung vor, bemerkt der Patient kurz vor Erreichen der maximalen Flexion oder in der Frühphase der Streckbewegung ein schmerzhaftes Schnappen oder Knacken, das durch eine Einklemmung des geschädigten Meniskus ausgelöst wird. Hat der Patient starke Schmerzen, kann er die geforderte tiefe Hockstellung meist nicht einnehmen.

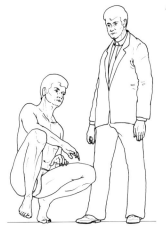

Abb. 6.27 Childress-Zeichen.

Turner-Zeichen

Turner beschrieb 1931 ein Meniskuszeichen, welches durch chronische Reizung des R. infrapatellaris nervi saphenie entsteht. In Höhe und etwas proximal des medialen Gelenkspaltes findet man bei einer Innenmeniskusläsion oft ein etwa 4–5 cm großes, unregelmäßig begrenztes hyperästhetisches Areal an der medialen Gelenkseite oder im Verlauf des R. infrapatellaris. Die Prüfung der lokalen Hypersensibilität wird mit thermischen und mechanischen Reizen (beklopfen) vorgenommen. Nach Zippel ist dieses Symptom bei subtiler Untersuchungstechnik häufiger nachweisbar, als man annimmt. Ein ähnliches Zeichen ist bei der Außenmeniskusläsion nicht bekannt.

Medialer und lateraler Kompressionstest nach Anderson

Vorgehen: Der Patient liegt auf dem Rücken. Der Unterschenkel wird vom Untersucher gehalten, der Fuß zwischen Unterarm und Taille fixiert. Mit der freien Hand palpiert der Untersucher den anterioren Gelenkspalt. Ein Valgusstress wird während der Beugung des Kniegelenks auf 45° und ein Varusstress während des Streckvorgangs ausgeübt. Hierdurch entsteht eine zirkuläre Kniegelenkbewegung.

Beurteilung: Eine Meniskus-Längsruptur oder ein Lappenriss führt zu Schmerzen und/oder einem Reiben in Höhe des Gelenkspaltes. Bei komplexen Rupturen entsteht ein anhaltendes Reiben. Gleiches kann jedoch auch bei einer Osteoarthritis oder nach vorausgegangener Meniskusentfernung vorkommen. Da bei diesem Test extensionsnah und bei mittelgradiger Flexion Kräfte auf das Kniegelenk ausgeübt werden, kann bei einer Insuffizienz des vorderen Kreuzbandes manchmal auch eine extensionsnahe Subluxation im Sinne eines positiven Pivot-Shift-Tests ausgelöst werden.

Rotationskompressionstest nach Pässler

Vorgehen: Der Patient sitzt bei der Prüfung des Tests. Der Untersucher fixiert den Fuß des zu untersuchenden Beins zwischen seinen Beinen knapp proximal der eigenen Kniegelenke. Zur Prüfung des Innenmeniskus werden beide Daumen auf den medialen Gelenkspalt gelegt und eine Kreiselbewegung im Sinne einer Außen- bzw. Innenrotationsbewegung ausgeführt. Das Kniegelenk durchläuft hierbei verschiedene Beugegrade. Gleichzeitig wird ein Varus- bzw. Valgusstress ausgeübt.

Beurteilung: Der Test ist positiv, wenn der Patient bei der Kreiselungsbewegung des Gelenks Schmerzen angibt. Er wird als stark positiv bewertet, wenn der Schmerz im medialen (Verdacht auf Innenmeniskusläsion) oder lateralen Gelenkspalt (Verdacht auf Außenmeniskusläsion) allein durch die Kreiselungsbewegung auszulösen ist.

Kniegelenk 6

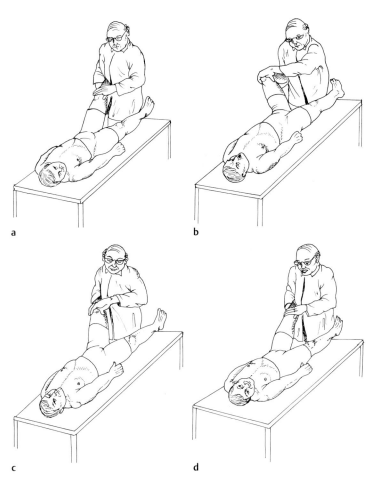

Abb. 6.**28a–d** Medialer und lateraler Kompressionstest nach Anderson:
a Ausgangsstellung,
b Valgusstress während Kniebeugung auf 45°,
c Zurückführung der Beugung,
d Varusstress während Streckvorgang.

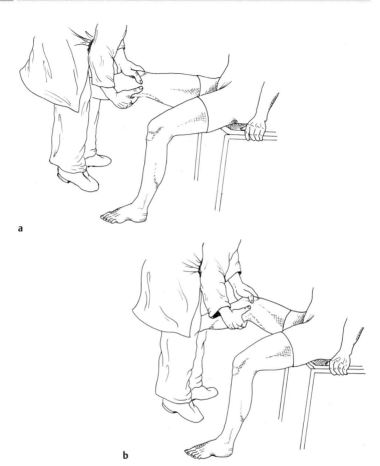

Abb. 6.**29**a u. **b** Rotationskompressionstest nach Pässler:
a Ausgangsstellung, Daumen auf medialem Gelenkspalt,
b Kreiselungsbewegung des Kniegelenks.

Tschaklin-Zeichen

Bei älteren Meniskusläsionen trifft man häufig eine Atrophie des M. quadriceps an. Bei medialen Meniskusläsionen ist die Atrophie des M. vastus medialis oft mit einer kompensatorischen Tonuserhöhung des M. sartorius verbunden, was als Tschaklin-Zeichen bekannt ist.

Wilson-Test

Nachweis einer Osteochondrosis dissecans an der medialen Femurkondyle.

Vorgehen: Der Untersucher fasst mit einer Hand das Kniegelenk oberhalb der Kniescheibe bei gleichzeitigem Palpieren des medialen Gelenkspaltbereichs.

Beurteilung: Bei einer Osteochondrosis dissecans treten zwischen 20° und 30° Flexion durch Gelenkdruck und durch Druck des palpierenden Fingers Gelenkbeschwerden auf, die durch anschließende Außenrotation des Unterschenkels sich typischerweise reduzieren lassen.

Bemerkung: Bei der Osteochondrosis dissecans handelt es sich um eine aseptische Nekrose, ausgehend von subchondralen Knochenbezirken der Gelenkflächen mit Störung des bedeckenden Knorpels. In fortgeschrittenen Stadien kann es zum Lösen eines Knochen-Knorpel-Bereichs kommen mit Ausbildung einer sog. Gelenkmaus (freier Gelenkkörper). Der Gelenkbereich, aus dem das Knorpel-Knochen-Stück ausgebrochen ist, wird als Mausbett bezeichnet. Jugendliches Alter, Gelenkerguss und Knieschmerz müssen immer an eine Osteochondrosis dissecans denken lassen.

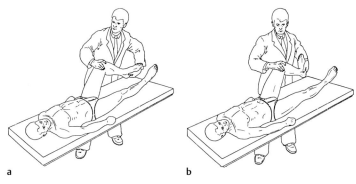

Abb. 6.**30a** u. **b** Wilson-Test:
a Innenrotationsstreckbewegung,
b Außenrotationsbewegung.

Kniebänder-Stabilitätstests

Die Stabilität des Kniegelenks wird durch Bänder, Menisken, die Form und Kongruenz der Gelenkflächen und die Muskulatur erreicht. Die funktionelle Kongruenz erfolgt durch die Bänder, die das Ausmaß zwischen Femur und Tibia steuern und limitieren. Bänderverletzungen führen zu einer Funktionsbeeinträchtigung des Kniegelenks mit Instabilitäten. Durch die Kniebänder-Stabilitätstests können diese Instabilitäten herausgefunden und differenziert werden.

Die pathologische Bewegungsrichtung lässt sich in drei Bereiche einteilen:
1. direkte, in einer Ebene gerichtete Instabilität,
2. rotatorische Instabilität,
3. kombinierte rotatorische Instabilität.

Die klinische Instabilität wird in drei Grade unterteilt, wobei eine geschätzte Aufklappbarkeit oder Schubladenbewegung von bis zu 5 mm als 1+ (+), von 5–10 mm als 2+ (++) und über 10 mm als 3+ (+++) bezeichnet wird.

Abduktions-Adduktions-Test (Valgus-Varus-Test)

Test zur Prüfung der medialen und lateralen Knieinstabilität.

Vorgehen: Rückenlage. Der Untersucher umfasst mit beiden Händen das Kniegelenk am Tibiakopf mit gleichzeitigem Tasten der Gelenkspalte. Der distale Unterschenkel wird zwischen Unterarm und Taille des Untersuchers fixiert und ein Valgus- und Varusstress auf das Kniegelenk ausgeübt. Die auf dem Gelenkspalt liegenden Finger können ein Aufklappen des Gelenkspaltes tasten.

Beurteilung: Die Seitenstabilität wird in 20° Beugung und in voller Streckung geprüft. In voller Streckstellung wird ein seitliches Aufklappen verhindert, solange die hintere Kapsel und das hintere Kreuzband intakt sind, auch wenn das mediale Seitenband rupturiert ist. In 20° Beugung ist die posteriore Kapsel entspannt, durch den Valgusstress wird in dieser Position das mediale Seitenband isoliert als primärer Stabilisator geprüft. Eine Differenzierung der Schädigung am dorsomedialen Kapsel-Band-Apparat ist somit möglich.

Umgekehrtes gilt für den Adduktions-(Varus-)Stress. In 20° Beugung ist der laterale primäre Stabilisator das laterale Seitenband, als sekun-

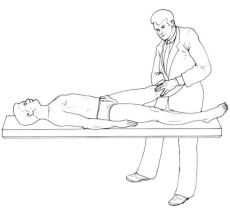

Abb. 6.**31a** u. **b**
Abduktions-Adduktions-Test:
a Valgus-/Varusstress extensionsnah,
b Valgus-/Varusstress bei Kniebeugung.

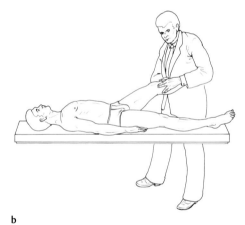

därer Stabilisator fungieren das vordere Kreuzband und die Popliteussehne.

Bei Prüfung der Seitenstabilität sind der Grad der Aufklappbarkeit und die Qualität des Endpunktes zu beachten.

Funktionstests zur Prüfung des vorderen Kreuzbandes

Lachmann-Test (extensionsnahe Schublade)

Vorgehen: Der Patient liegt auf dem Rücken mit 15°–30° gebeugtem Kniegelenk. Das Femur wird von einer Hand gehalten, die andere Hand zieht die Tibia nach vorne. Quadrizeps- und Kniebeuger müssen vollständig entspannt sein.

Beurteilung: Ein Kreuzbandschaden liegt vor bei einer nachweisbaren Verschieblichkeit der Tibia gegenüber dem Femur. Das Ende der

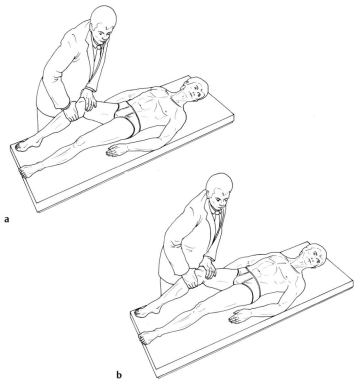

Abb. 6.**32a** u. **b** Lachmann-Test:
a Ausgangsstellung,
b ventrale Schublade.

Bewegung muss weich und auslaufend erfolgen, d.h. ohne harten Anschlag. Jeder harte Anschlag spricht für eine gewisse Stabilität des vorderen Kreuzbandes. Erfolgt er innerhalb von 3 mm, spricht er für eine vollständige Stabilität; erfolgt er erst nach 5 mm oder später, so spricht dies für eine relative Stabilität bei möglicherweise früherer Überdehnung des vorderen Kreuzbandes.

Ein Kreuzbandschaden ist anzunehmen bei weichem oder fehlendem Anschlag. Bei einer Schubladenbewegung über 5 mm ist der Vergleich mit der Gegenseite zusätzlich hilfreich, um eine anlagebedingte Laxität der Gelenkbänder auszuschließen.

Ein positiver Lachmann-Test ist ein sicherer Nachweis für eine Insuffizienz des vorderen Kreuzbandes.

Prone-Lachmann-Test

Vorgehen: Der Patient nimmt die Bauchlage ein (prone = auf dem Bauch liegen). Der Untersucher umfasst von lateral die proximale Tibia, wobei der distale Unterschenkel in der Axilla fixiert wird. Mit der anderen Hand umfasst der Untersucher das distale Femur unmittelbar oberhalb der Kniescheibe und fixiert auf diese Weise den Oberschenkel. Darauf verschiebt er die Tibia gegenüber dem Femur nach ventral.

Beurteilung: Ein Kreuzbandschaden liegt vor bei einer nachweisbaren Verschieblichkeit der Tibia gegenüber dem Femur. Das Ende der Bewegung muss weich und auslaufend erfolgen, d. h. ohne harten Anschlag.

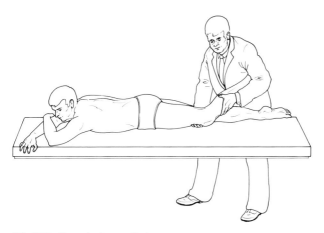

Abb. 6.**33** Prone-Lachmann-Test.

Jeder harte Anschlag spricht für eine gewisse Stabilität des vorderen Kreuzbandes. Erfolgt er innerhalb von 3 mm, spricht er für eine vollständige Stabilität; erfolgt er erst nach 5 mm oder später, so spricht dies für eine relative Stabilität bei möglicherweise früherer Überdehnung des vorderen Kreuzbandes.

Ein Kreuzbandschaden ist anzunehmen bei weichem oder fehlendem Anschlag. Bei einer Schubladenbewegung über 5 mm ist der Vergleich mit der Gegenseite zusätzlich hilfreich, um eine anlagebedingte Laxität der Gelenkbänder auszuschließen.

Ein positiver Lachmann-Test ist ein sicherer Nachweis für eine Insuffizienz des vorderen Kreuzbandes.

Bemerkung: Der Patient ist in Bauchlage zwar entspannt, für den Untersucher ist es aber nicht immer einfach, den Charakter der Anschlagshärte zu beurteilen.

Fester Anschlag und Hämarthros: Verdacht auf frische Teilruptur. Fester Anschlag und kein Hämarthros: Verdacht auf alte Teilruptur oder Elongation. Hyperlaxität.

Weicher Anschlag und Hämarthros: komplette Ruptur. Weicher Anschlag und kein Hämarthros: alte komplette Ruptur. Beim festen Anschlag gilt es, eine hintere Kreuzbandläsion durch Prüfung der spontanen hinteren Schublade und der aktiven Tests auszuschließen.

Stabiler Lachmann-Test

Variation des klassischen Lachmann-Tests.

Vorgehen: Rückenlage. Der Oberschenkel des Patienten wird auf den Oberschenkel des Untersuchers gelegt. Damit wird eine für jede Untersuchung konstante, vom Patienten nicht veränderbare Flexion erzielt. Mit der körperfernen Hand des Untersuchers wird die Tibia nach ventral gezogen, während die andere Hand den Oberschenkel fest auf dem Schenkel des Untersuchers fixiert.

Beurteilung: Wie klassischer Lachmann-Test.

Bemerkung: Der klassische Lachmann-Test bereitet nicht nur den „kleinhändigen Untersuchern" Probleme. Bei adipösen und sehr muskelkräftigen Patienten wird die gleichzeitige Fixation von Ober- und Unterschenkel schwierig. Der eigene Oberschenkel, der als Kniebank für das zu untersuchende Knie dient, bietet sich als einfaches Hilfsmittel in diesen Fällen an. So können selbst adipöse oder muskelkräftige Patienten untersucht werden. Der Charakter des Endpunktes (fester oder weicher Anschlag) ist leichter zu beurteilen.

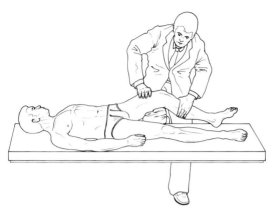

Abb. 6.**34** Stabiler Lachmann-Test.

No-Touch-Lachmann-Test

Vorgehen: Der Patient liegt auf dem Rücken und umfasst mit beiden Händen den Oberschenkel des betroffenen Beins nahe dem Kniegelenk und beugt dieses leicht. Nachfolgend wird er aufgefordert, unter Beibehaltung der Kniebeugung den Unterschenkel von der Untersuchungsliege abzuheben. Der Untersucher beobachtet während dieses Manövers die Position der Tuberositas tibiae.
Beurteilung: Bei intakten Bandverhältnissen zeigt sich keine oder nur eine minimale Konturveränderung, indem sich die Tuberositas tibiae leicht nach ventral bewegt. Liegt eine frischere Kapsel-Band-Verletzung mit Beteiligung des vorderen Kreuzbandes und medialen Seitenbandstrukturen vor, so kommt es zu einer deutlichen Ventralverschiebung der Tuberositas tibiae (Subluxationsstellung des Gelenks).
Bemerkung: Mit diesem Test kann man, ohne den Patienten zu berühren, oft komplexe Verletzungen ausschließen.

Aktiver Lachmann-Test

Vorgehen: Der auf dem Rücken liegende Patient wird gebeten, das Bein zu strecken, wobei sich der Fuß von der Unterlage abheben soll. Der Untersucher befindet sich mit seinen Augen auf Höhe des Kniegelenks, um die Konturen von Tuberositas tibiae und Lig. patellae besser erfassen zu können. Eine leichte Knieflexion wird erreicht, indem der

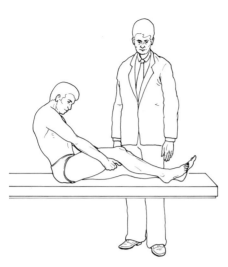

Abb. 6.35 No-Touch-Lachmann-Test.

Untersucher eine Hand auf das kontralaterale Knie legt und den Oberschenkel des Patienten mit seinem Unterarm unterlagert. Zur Erhöhung der Quadrizepskraft wird der Fuß auf der Unterlage vom Untersucher fixiert.

Beurteilung: Bei intaktem vorderen Kreuzband ist eine leichte Ventralwanderung des Tibiakopfes zu beobachten. Bei einer Ruptur findet sich dagegen im Vergleich mit der Gegenseite eine deutliche Ventralwanderung, da die durch die Quadrizepskontraktion bewirkte Verschiebung nicht mehr vom vorderen Kreuzband blockiert wird.

Bemerkung: Die physiologisch-aktive extensionsnahe Schublade beträgt durchschnittlich 2–3 mm. Bei einer vorderen Kreuzbandruptur findet sich dagegen ein Tibiavorschub von 3–6 mm. Dieser Test wird erst nach Ausschluss einer hinteren Kreuzbandverletzung geprüft, bei der die Tibia spontan nach dorsal fällt. Es kommt auch dort unter Quadrizepsanspannung zu einer deutlichen anterioren Tibiaverschiebung und damit zu einem falsch positiven, aktiven vorderen Schubladentest.

Ist neben der Insuffizienz der medialen Bandstrukturen und des vorderen Kreuzbandes auch die dorsale Aufhängung des Innenmeniskus gelockert, kann durch die Quadrizepskontraktion auch eine Meniskuseinklemmung provoziert werden.

Beim aktiven Lachmann-Test kann der Unterschenkel im Gegensatz zum traditionellen Lachmann-Test leicht in verschiedenen Rotationsstellungen fixiert und der stabilisierende Effekt der medialen und late-

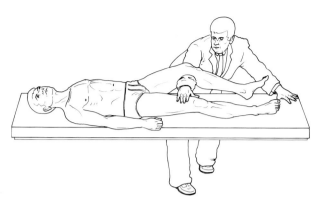

Abb. 6.**36** Aktiver Lachmann-Test.

ralen Kapsel-Band-Strukturen beurteilt werden. Liegt eine globale vordere Instabilität (vorderes Kreuzband, mediale-dorsomediale-laterale und dorsolaterale Kapsel) vor, ist sowohl in Innen- als auch Neutralrotation, besonders aber in Außenrotation eine deutliche aktive anteriore Tibiaverschiebung zu verzeichnen.

Vorderer Schubladentest in 90° Kniebeugung

Passiver vorderer Schubladentest zur Überprüfung der vorderen Kreuzbandstabilität.

Vorgehen: Der Patient liegt auf dem Rücken, das Hüftgelenk ist 45°, das Kniegelenk 90° gebeugt. Mit dem Gesäß fixiert der Untersucher den Fuß des Patienten in der gewünschten Rotationsstellung. Der Schienbeinkopf wird mit beiden Händen umfasst und bei entspannter Beugemuskulatur des Patienten nach ventral gezogen. Der Test wird in Neutralstellung, ggf. in 15° Außenrotationsstellung des Fußes zur Prüfung einer anterior-medialen Instabilität und 30° Innenrotationsstellung des Fußes zur Prüfung der anteriorlateralen Instabilität durchgeführt.

Beurteilung: Bei einer chronischen vorderen Kreuzbandinsuffizienz ist eine vordere Schublade, d. h. Ventralverschiebung der Tibia mit weichem Anschlag tastbar und erkennbar.

Bei frischen Verletzungen ist die Prüfung der vorderen Schublade in 90° Flexion häufig negativ, da die Patienten diesen Beugungsgrad oft nicht schmerzfrei erreichen und reflektorisch gegenspannen. Zudem

6 Kniegelenk

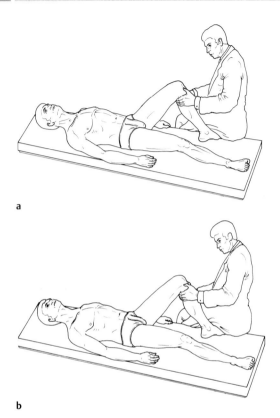

Abb. 6.**37a** u. **b** Vorderer Schubladentest in 90° Kniebeugung:
a Ausgangsstellung/Außenrotation,
b ventraler Tibiazug.

liegen meist komplett- und teilrupturierte Bänder in Kombination vor, so dass durch den Schubladenstress die teilrupturierten medialen und lateralen Strukturen gedehnt werden. Die so produzierten Schmerzen lassen die vordere Schubladenuntersuchung negativ erscheinen und täuschen eine scheinbare Stabilität vor.

Speziell bei frischen Verletzungen ist die Prüfung in geringer Flexionsstellung (Lachmann-Test) zu bevorzugen. Liegt dagegen eine chronische Bandverletzung vor, steht das Instabilitätsgefühl meist im Vordergrund des Beschwerdebildes, so dass die Prüfung der vorderen

Schublade in 90° gewöhnlich schmerzfrei möglich und dann auch aussagekräftig ist.

Bemerkung: Die vordere Schublade sollte in der Regel aus der Neutralrotation untersucht werden. Man kann auf diese Weise das größte Ausmaß der Verschiebung noch nachweisen. Die Rotationsstellung zwingt der Tibia eine bestimmte Stellung auf, bei der durch die Verwringung der peripheren Band- und Kapselstrukturen die Spannung größer und die Schubladenverschieblichkeit dadurch blockiert wird. Die Prüfung der Rotationsstabilität gibt zusammen mit der Prüfung der seitlichen Stabilität in Beugung und Streckung Auskunft über die Komplexität des Bandschadens und über die Stabilität der sekundären Stabilisatoren.

Eine vordere Schublade darf nicht automatisch mit einer vorderen Kreuzbandruptur gleichgesetzt werden. Andererseits darf aber beim negativen Schubladentest von der Intaktheit des vorderen Kreuzbandes nicht unbedingt ausgegangen werden. Der proximale Tibiaanteil wird bei der Schubladenuntersuchung nach ventral gezogen bzw. nach dorsal gedrückt. Es besteht die Schwierigkeit, genaue Ausgangspositionen (Neutralpositionen) festzulegen, von denen aus eine anterior gerichtete Kraft eine vordere Schublade hervorruft. Liegt z. B. eine hintere Kreuzbandläsion mit zurückgesunkenem Tibiakopf (spontane hintere Schublade) vor und übt der Untersucher den vorderen Schubladenstress aus, scheint es, als läge eine reine vordere Schublade vor. In Wahrheit ist die Tibia nur aus der zurückgesunkenen Position, bedingt durch den Riss des hinteren Kreuzbandes, nach ventral in ihre Neutralposition gezogen worden. Das vordere Kreuzband spannt sich an und begrenzt die weitere anteriore Verschiebung der Tibia.

Merke: Jede vordere Schublade ist erst dann eine vordere Schublade, wenn der Beweis erbracht ist, dass keine hintere Schublade vorliegt.

Maximaler Schubladentest nach Jakob

Vorgehen: Der Patient liegt auf dem Rücken, das Knie ist 50°–60° gebeugt. Der Tibiakopf wird vom Unterarm des Untersuchers (die Hand umfasst das andere Kniegelenk) maximal nach anterior subluxiert. Mit der freien Hand umfasst der Untersucher gleichzeitig den Tibiakopf und palpiert, wie weit der mediale bzw. laterale Gelenkspalt nach anterior verschoben wird. Der Unterschenkel wird bei diesem Test nicht fixiert, damit die Rotationsfähigkeit uneingeschränkt bleibt und somit eine möglichst große anteriore Tibiaverschiebung auslösbar ist.

Beurteilung: Siehe vorderer Schubladentest in 90° Flexion.

6 Kniegelenk

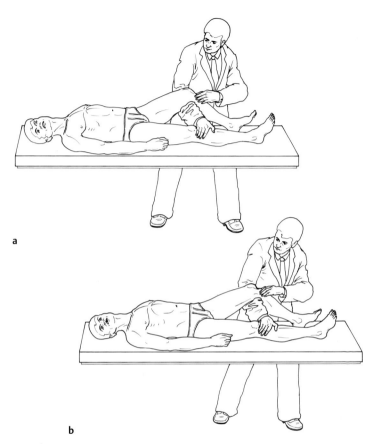

Abb. 6.**38a** u. **b** Maximaler Schubladentest nach Jakob:
a Ausgangsstellung,
b maximaler anteriorer Tibiavorschub.

Pivot-Shift-Test (Galway-Test)

Vorgehen: Rückenlage. Mit der einen Hand greift und fixiert der Untersucher den lateralen Femurkondylus. Der Daumen palpiert die proximale Tibia oder Fibula. Mit der anderen Hand hält er den Unterschenkel in Innenrotation und Abduktion (Valgusstress). Aus dieser Ausgangsstellung wird das Kniegelenk von der Streck- in die Beugestellung bewegt (Extensions-Flexions-Bewegung).

Kniegelenk 6

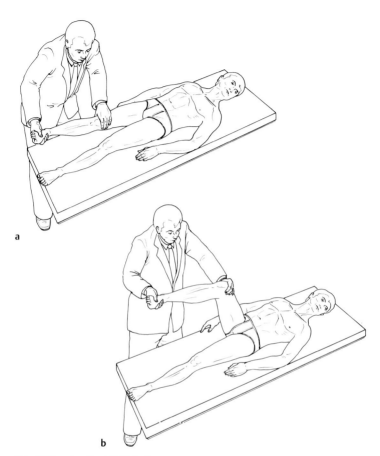

Abb. 6.**39a** u. **b** Pivot-Shift-Test:
a Ausgangsstellung – Innenrotation/Abduktion – Valgusstress,
b Flexionsbewegung.

Beurteilung: Bei zerrissenem vorderen Kreuzband subluxiert die Tibia bereits in der Streckstellung unter dem Valgusdruck nach vorne. Die Blockade des Kniegelenks in der vorderen Subluxation hängt vom Ausmaß des Valgusdruckes ab (das Zeichen ist manchmal leichter auszulösen, wenn das Bein des Patienten im Unterschenkel zwischen Unterarm und Taille des Untersuchers fixiert und gleichzeitig ein leichter axialer Druck ausgeübt wird). Die anschließende Beugung des Kniegelenks unter Beibehaltung von Innenrotation und Abduktion des Unterschenkels führt bei ca. 20°–40° Beugung zur Reposition des subluxierten Tibiakopfes nach hinten. Der Tractus iliotibialis, der von der Streckstellung ventral des lateralen Epikondylus bei zunehmender Beugestellung hinter die Beugeachse gleitet, zieht den Schienbeinkopf wieder nach dorsal. Der Repositions-/Beugegrad ist abhängig vom Ausmaß der eingenommenen vorderen Subluxation. Bei einem geringen vorderen Gleitausmaß (Translation) erfolgt die Reposition früher. Die Diagnose wird durch die Aussage des Patienten meist noch bestätigt, dass sein typisches Instabilitätsempfinden (giving way), das er während der sportlichen Aktivitäten verspürt, sich durch diesen Test nachvollziehen lässt.

Nach Jakob kann ein echtes Pivot-Shift-Phänomen trotz vorderer Kreuzbandinsuffizienz teilweise verschwinden, wenn
1. eine vollständige mediale Seitenbandruptur vorliegt, die infolge der Valgusaufklappung das Entstehen einer Kraftspitze im lateralen Kompartiment verhindert; eine Subluxation ist in diesem Fall nicht möglich,
2. der Tractus iliotibialis insuffizient ist, so dass lediglich die Subluxation, jedoch nicht die ruckartige Reposition erkennbar ist,
3. eine Korbhenkelläsion des medialen oder lateralen Meniskus die vordere Tibiatranslation oder deren Reposition behindert, und
4. eine zunehmende Arthrose im lateralen Kompartiment mit osteophytärer Apposition, das das ehemals konvexe laterale Plateau konkav werden lässt.

Graded Pivot-Shift-Test nach Jakob

Graduierung des Pivot-Shift-Tests unter Berücksichtigung des Gleitens (Translation) und Rotation der Tibia.
Vorgehen: Wie beim Pivot-Shift-Test, wobei hier nicht nur in Innenrotation, sondern zusätzlich auch in Neutral- und Außenrotation des Unterschenkels das Instabilitätsverhalten des Kniegelenks geprüft wird.
Beurteilung: Pivot-Shift Grad I: Pivot-Shift-Test nur in maximaler Innenrotation positiv, in Neutral- oder Außenrotation negativ. Die extensionsnahe Subluxation ist kaum zu sehen (eventuell leichtes Gleiten), sondern eher vom Untersucher zu palpieren.

Kniegelenk 6

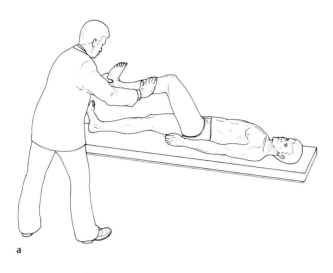

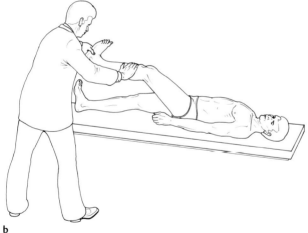

Abb. 6.**40a** u. **b** Graded Pivot-Shift-Test nach Jakob:
a Ausgangsstellung – Flexion/Unterschenkelinnenrotation – Knievalgusstress;
b ventrale Subluxation lateraler Tibiakopf extensionsnah bei Unterschenkelinnenrotation und Knievalgusstress.

Pivot-Shift Grad II: Pivot-Shift-Test in Innen- und Neutralrotation positiv, in Außenrotation jedoch negativ. Das Gleiten auf der lateralen Gelenkseite kann gesehen und palpatorisch wahrgenommen werden.

Pivot-Shift Grad III: Pivot-Shift-Test deutlich in Neutralrotation, besonders ausgeprägt aber in Außenrotation. Bei Innenrotation wird das Zeichen weniger deutlich.

Ein Pivot-Shift Grad IV lässt sich bei frischverletzten Kniegelenken nur dann nachweisen, wenn posteromediale und laterale Strukturen zusätzlich zur Ruptur des vorderen Kreuzbandes verletzt sind. Bei chronischen Instabilitäten ist dann ein drittgradiger Pivot-Shift-Test nachweisbar, wenn sich im Laufe der Zeit die Sekundärstabilisatoren gelockert haben.

Bemerkung: Bei einer vorderen Kreuzbandruptur wandern sowohl der mediale als auch der laterale Tibiaanteil unter dem vorderen Schubladenstress nach ventral.

Handelt es sich um eine isolierte vordere Kreuzbandruptur, ist die anteriore Bewegung des lateralen Tibiaanteils ausgeprägter als die des medialen Anteils. Je mehr mediale Strukturen rupturiert sind, desto größer wird jedoch die anteriore Bewegung des medialen Tibiaplateaus im Vergleich zum lateralen. Je größer aber die Anteriorbewegung des medialen Tibiaplateaus ausfällt, desto ausgeprägter wird das Subluxationsphänomen bzw. die anschließende Reposition vom Untersucher wahrgenommen. Zudem erfolgt die Reposition dann in einem höheren Flexionsgrad (Beugegrad).

Modifizierter Pivot-Shift-Test

Vorgehen: Der Patient liegt auf dem Rücken. Mit der einen Hand hält der Untersucher den Unterschenkel in Innenrotation, die andere Hand hält den Schienbeinkopf von lateral in einer Valgusstellung. Bei positivem Testergebnis kommt es dadurch bereits zur Subluxation des lateralen Tibiakopfes nach vorne. Das weitere Vorgehen ist wie beim Pivot-Shift-Test. Die anschließende Kniebeugung unter Beibehaltung von Innenrotation und Valgusstress des Unterschenkels führt bei ca. 30° Beugung zur Reposition des subluxierten Tibiakopfes nach hinten. Der Test wird jeweils in Ab- und Adduktion des Hüftgelenks sowie Außen- und Innenrotation des Unterschenkels vorgenommen.

Beurteilung: Dem Tractus iliotibialis kommt eine bedeutende Funktion bei Zustandekommen der extensionsnahen Subluxation und anschließender Reposition mit zunehmender Flexion bei dem Pivot-Shift-Test

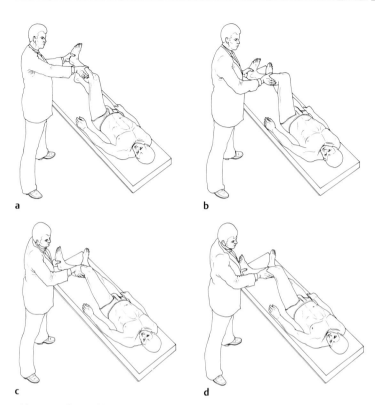

Abb. 6.**41a–d** Modifizierter Pivot-Shift-Test:
a Subluxation bei Extension mit adduziertem Bein und Valgusstress bei Unterschenkelinnenrotation,
b Reposition bei Flexion aus gleicher Stellung,
c Subluxation bei Extension mit abduziertem Bein und Knievalgusstress bei Außenrotation des Unterschenkels,
d Reposition bei Flexion aus gleicher Stellung.

zu. Die Vorspannung des Tractus iliotibialis hat einen erheblichen Einfluss auf das Ausmaß der Subluxation. In Abduktion (Abspreizung) des Hüftgelenks ist der Tractus entspannt, in Adduktion (Anspreizung) des Hüftgelenks dagegen gespannt. In Hüftabduktion lassen sich daher bei Patienten mit einem insuffizienten vorderen Kreuzband ausgeprägtere Subluxationen nachweisen als in Hüftadduktion.

Der Tractus iliotibialis ist sowohl an der direkten als auch an der indirekten (passiven) Stabilisierung der lateralen Gelenkseite beteiligt. Der Tractusanteil zwischen Kaplan-Fasern und Tuberculum Gerdy kann als passiver, bandartiger Anteil eingestuft werden (auch iliotibiales Band genannt), der von dem am Oberschenkel verlaufenden proximalen Traktusanteil tonisiert wird. Der Spannungszustand dieses passiven femurotibialen Anteils beeinflusst das Ausmaß der Subluxation des Tibiakopfes. Durch Innenrotation des Unterschenkels und Hüftadduktion wird der gesamte Tractus iliotibialis tonisiert, wodurch das iliotibiale Band unter Spannung gerät. Dieser Spannungszustand lässt es während der Prüfung des Pivot-Shift-Tests und gleichzeitig vorliegender Kreuzbandruptur nicht zu, dass der Tibiakopf nach anterior subluxieren kann. Wird der Unterschenkel dagegen außenrotiert, bewirkt dies eine Spannungsreduktion des iliotibialen Bandes und damit beim Pivot-Shift-Test eine größere anteriore Subluxation. Noch ausgeprägter wird das Ausmaß der Subluxation, wenn das Bein abduziert wird.

Medialer Shift-Test

Vorgehen: Der Untersucher fixiert den Unterschenkel des Patienten zur Prüfung der extensionsnahen medialen bzw. lateralen Translation

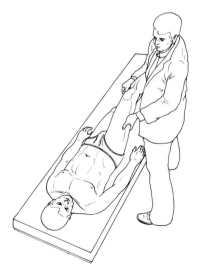

Abb. 6.**42** Medialer Shift-Test.

(Tibiaverschiebung) zwischen Unterarm und Taille. Zur Prüfung der medialen Translation legt er eine Hand etwas distal des Gelenkspaltes medial am Unterschenkel an. Die andere Hand liegt am lateralen Oberschenkel. Während über den Unterschenkel ein Valgusstress auf das Kniegelenk ausgeübt wird, wird gleichzeitig durch die am Oberschenkel liegende Hand ein nach medial gerichteter Druck vorgenommen.

Beurteilung: Bei einer vorderen Kreuzbandruptur kann die Tibia nach medial verschoben werden, bis die Eminentia intercondylaris mit dem medialen Femurkondylus in Kontakt gerät. Da das hintere Kreuzband von medial nach lateral verläuft, ist bei hinterer Kreuzbandläsion eine positive laterale Translation des Tibiakopfes nachweisbar (lateraler Shift-Test).

Soft Pivot-Shift-Test

Vorgehen: Der Patient befindet sich in Rückenlage. Der Untersucher umfasst mit einer Hand den Fuß, die andere Hand umgreift die Wade. Zuerst wird das Kniegelenk leicht und vorsichtig abwechselnd gebeugt und gestreckt, um dem Patienten durch diesen alltäglichen Bewegungsablauf die Angst zu nehmen und die reflektorische Muskelanspannung zu mindern. Das Hüftgelenk wird abduziert, der Fuß in Neutral- oder Außenrotation gehalten.

Dann übt der Untersucher nach etwa 3–5 Flexions-Extensions-Zyklen vorsichtig eine axiale Kompression aus. Durch die seitlich und an der Unterschenkelrückseite anliegende Hand wird ein milder anteriorer Stress ausgeübt.

Beurteilung: Unter der axialen Kompression und dem milden anterioren Stress tritt eine sanfte extensionsnahe Subluxation und Reposition mit zunehmender Flexion auf. Durch die Geschwindigkeit der Beuge-/Streckbewegung (Flexion/Extension), die axiale Kompression und die nach anterior gerichtete Kraft lässt sich die Intensität von Subluxation und Reposition genau dosieren. Bei diesem weichen Test tastet sich der Untersucher regelrecht an die Subluxation und Reposition heran.

Bemerkung: Der Soft Pivot-Shift-Test gewährleistet einen schmerzarmen, oft sogar einen völlig schmerzfreien Repositionsvorgang. Bei vorsichtiger Ausführung kann der Test mehrmals wiederholt werden, ohne dass der Patient über Schmerzen klagt.

Kniegelenk

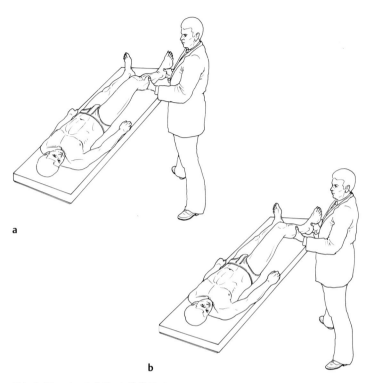

Abb. 6.**43a** u. **b** Soft Pivot-Shift-Test:
a extensionsnahe Subluxation bei Unterschenkelaußenrotation, axiale Kompression und anteriorer Stress,
b Reposition bei Flexion bei Beibehaltung der axialen Kompression und leichtem Valgusstress.

Martens-Test

Vorgehen: Rückenlage. Der Untersucher steht lateral des verletzten Beins. Eine Hand fixiert den Unterschenkel beugeseitig distal des Kniegelenks, der Zeigefinger liegt der Fibula an. Der Unterschenkel des Patienten wird zwischen Unterarm und Taille fixiert und gleichzeitig ein Valgusstress ausgeübt. Während der Untersucher mit der einen Hand

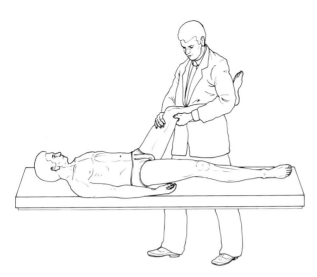

Abb. 6.44 Martens-Test.

den Unterschenkel nach ventral zieht, drückt er mit der anderen den distalen Oberschenkel nach dorsal.
Beurteilung: Unter zunehmender Flexion von extensionsnaher Stellung ausgehend reponiert bei ca. 30° der subluxierte, laterale Tibiaanteil nach dorsal beim Vorliegen einer vorderen Kreuzbandläsion.

Losee-Test

Vorgehen: Rückenlage. Die eine Hand des Untersuchers umgreift das Kniegelenk von lateral, wobei der Daumen hinter dem Fibulaköpfchen, die Langfinger auf der Patella liegen. Die andere Hand fasst von medial den Unterschenkel oberhalb des oberen Sprunggelenks. Im Gegensatz zu anderen ventralen dynamischen Subluxationstests übt der Untersucher keine Innenrotation auf den Unterschenkel aus, sondern bringt ihn eher in eine Außenrotationsposition.
Beurteilung: Wird das Kniegelenk aus 40°–50° gebeugter Stellung gestreckt, kommt es bei Vorliegen einer vorderen Kreuzbandinsuffizienz – palpabel und sichtbar – zur Subluxation des lateralen Tibiakopfanteils nach ventral.

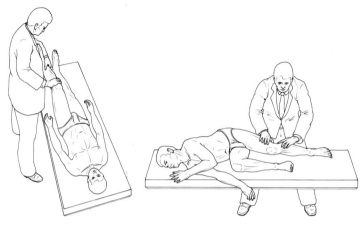

Abb. 6.45 Losee-Test.   Abb. 6.46 Slocum-Test.

Bemerkung: Der Losee-Test nahm früher wegen der Außenrotation des Unterschenkels bei Testbeginn eine Sonderstellung unter den dynamischen Subluxationstests ein; es ist jedoch wichtig, dass die Außenrotation vom Untersucher nicht erzwungen, sondern der außenrotierte Unterschenkel bei gebeugtem Kniegelenk entspannt gehalten wird. Beim Streckvorgang subluxiert der laterale Tibiaanteil nach ventral, d. h. der gesamte Unterschenkel rotiert nach innen. Die relative Innenrotationsbewegung darf vom Untersucher nicht behindert werden.

Slocum-Test

Vorgehen: Der Patient liegt auf der gesunden Seite – mit gebeugtem Hüftgelenk und Kniegelenk und hält das verletzte obere Bein bei möglichst leichter Innenrotation des Fußes gestreckt. In dieser Stellung übt das Gewicht des Beins einen leichten Valgusstress aus. Der Untersucher steht hinter dem Patienten. Eine Hand umfasst den Oberschenkel, die andere den Schienbeinkopf, wobei Daumen oder Zeigefinger das Fibulaköpfchen palpieren.
Beurteilung: Bei verletztem vorderen Kreuzband subluxiert der laterale Femurkopf in strecknaher Stellung nach ventral. Die anschließende Beugung des Kniegelenks führt bei ca. 30° zur Reposition des subluxierten Tibiakopfes nach dorsal.

Cross-over-Test nach Arnold – Überkreuzungstest

Vorgehen: Das verletzte Bein des stehenden Patienten wird vom Fuß des Untersuchers fixiert. Der Patient überkreuzt nun mit dem gesunden Bein das kranke und rotiert dabei Becken und Oberkörper zur verletzten Seite.

Beurteilung: Durch Kontraktion des Quadrizeps kommt es am Bein, dessen Fuß fixiert wird, zur Reproduktion des lateralen Pivot-Shift-Phänomens mit dem unangenehmen Gefühl für den Patienten, dass „das Knie aushaken will".

Bemerkung: Bei muskelstarken Patienten ist dieser Test meist aussagekräftiger als die anderen dynamischen vorderen Kreuzbandtests.

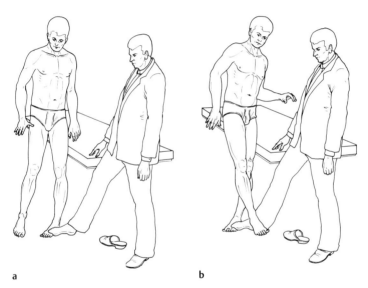

Abb. 6.**47a** u. **b** Cross-over-Test nach Arnold:
a Ausgangsstellung,
b Cross-over.

Noyes-Test

Vorgehen: Rückenlage. Der Untersucher umfasst mit beiden Händen den Tibiakopf. Der distale Unterschenkel wird zwischen Unterarm und Taille des Untersuchers fixiert. In einer Beugestellung von etwa 20°

wird eine leichte vordere Schubladenbewegung ausgelöst, während gleichzeitig die Zeigefinger die ischiokrurale Muskulatur auf ihre Entspannung hin prüfen. Das distale Femur fällt in eine Außenrotationsstellung und sinkt etwas nach dorsal (Subluxation). Nun wird das Knie gebeugt.

Beurteilung: Im Gegensatz zu anderen dynamischen ventralen Subluxationstests wird nicht der laterale Tibiaanteil, sondern das distale Femur auf Reposition bzw. Subluxation gegen den durch den Untersucher fixierten und nach dorsal geführten Tibiakopf geprüft. Kommt es unter Kniebeugung zu einer fühlbaren Rückdrehung des distalen Femuranteils nach innen (Reposition), so ist das Testergebnis positiv, d. h. es liegt eine Kreuzbandinsuffizienz vor.

Bemerkung: Beim ängstlichen Patienten, der seine ischiokrurale Muskulatur schlecht entspannen kann, ist das Zeichen nach Noyes geeignet, eine Kreuzbandinsuffizienz zu beurteilen.

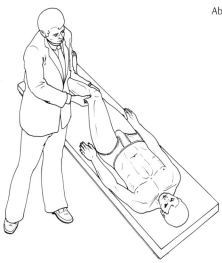

Abb. 6.48 Noyes-Test.

Giving-Way-Test nach Jakob

Vorgehen: Der Patient lehnt mit der gesunden Seite an einer Wand und verteilt sein Körpergewicht auf beide Beine. Der Untersucher legt seine Hände proximal und distal des verletzten Kniegelenks an und übt

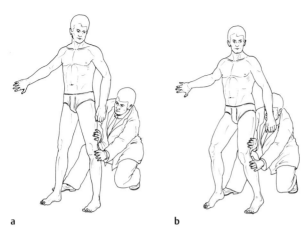

a   b

Abb. 6.**49a** u. **b** Giving-Way-Test nach Jakob:
a Ausgangsstellung – Valgusstress,
b Reposition bei Flexion und Beibehaltung des Valgusstress.

einen Valgusstress aus, während der Patient eine Beugebewegung vornimmt.
Beurteilung: Bei positivem Testergebnis kommt es zu einem Subluxieren des Tibiakopfes nach vorn und zum subjektiven Gefühl eines „Nachgebens" im Kniegelenk.

Lemaire-Test

Vorgehen: Der Patient liegt auf dem Rücken, eine Hand rotiert den Fuß nach innen, die andere drückt proximal des lateralen Femurkondylus von außen gegen den Oberschenkel. Nachfolgend werden vorsichtige Streck-/Beugebewegungen im Kniegelenk durchgeführt.
Beurteilung: Bei Ruptur des vorderen Kreuzbandes sieht man eine strecknahe Subluxation des lateralen Tibiakopfanteils nach ventral und Spontanreposition bei 30°–50° Beugung.
Bemerkung: Dieses Testverfahren wurde zuerst von Lemaire beschrieben, späterhin auch von Galway und McIntosh und vielfach nach den letztbenannten Autoren bezeichnet.

6 Kniegelenk

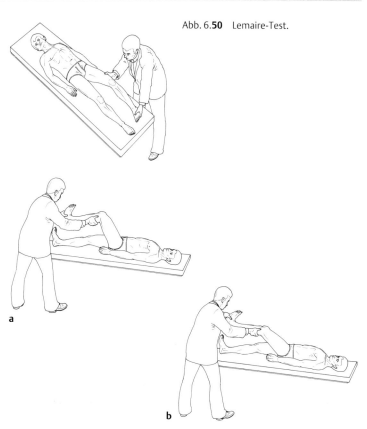

Abb. 6.**50** Lemaire-Test.

Abb. 6.**51a** u. **b** Jerk-Test nach Hughston:
a Ausgangsstellung Knieflexion 70° – Unterschenkelinnenrotation – Valgusstress,
b ventrale Subluxation des lateralen Tibiakopfes bei 20° Flexion – Unterschenkelinnenrotation – Knievalgusstress.

Jerk-Test nach Hughston

Vorgehen: Der Patient liegt auf dem Rücken, das Kniegelenk ist um 60°–70° gebeugt. Der Untersucher umfasst mit einer Hand den Fuß und rotiert den Unterschenkel nach innen. Mit der anderen Hand übt er einen Valgusstress aus.
Beurteilung: Das gebeugte Knie wird bei leichter Innenrotation der Tibia gestreckt. Liegt ein vorderer Kreuzbandschaden vor, subluxiert

246

der laterale Tibiakopfanteil bei einer Flexion von ca. 20° ruckartig nach vorn.

Bemerkung: Der Jerk-Test kann auch in Außenrotation geprüft werden und beginnt dann in extensionsnaher Stellung. Ein positiver Test in der Außenrotation zeigt eine globale anteriore Instabilität, die aber nicht bei allen Patienten mit einer vorderen Kreuzbandruptur vorliegt.

Funktionstests zur Prüfung des hinteren Kreuzbandes

Hinterer Schubladentest in 90° Kniebeugung – hinterer Lachmann-Test

Vorgehen: Der hintere Schubladentest wird in Beugung und in Strecknähe gleich wie eine vordere Schublade, jedoch in posteriorer Translationsrichtung in Neutralrotations-, Innenrotations- und Außenrotationsstellung des Unterschenkels geprüft.

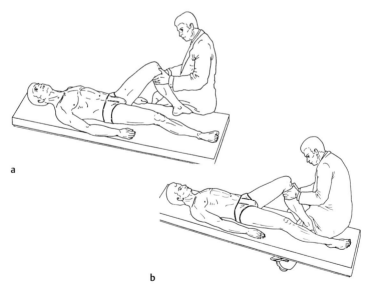

Abb. 6.**52a** u. **b**   Hinterer Schubladentest in 90° Kniebeugung:
a Ausgangsstellung bei Fußaußenrotation,
b Schublade bei posterior gerichtetem Tibiaschub.

Beurteilung: Eine isolierte posterolaterale Instabilität zeigt in Strecknähe (Lachmann-Position) ihre maximale hintere Translation und in 90° Beugung ihre maximale posterolaterale Rotation und minimale hintere Schublade. Bei isolierter hinterer Kreuzbandläsion findet sich die maximale hintere Translation in Beugung, eine posterolaterale Translation ist weder in Beugung noch in Strecknähe festzustellen.

Sind hintere Kreuzband- und posterolaterale Strukturen zusammen insuffizient, findet sich in allen Flexionswinkeln eine vermehrte hintere Schublade, Außenrotation und laterale Aufklappbarkeit.

Reversed Pivot-Shift-Test nach Jakob – umgekehrter Pivot-Shift-Test

Test zur Beurteilung einer posterolateralen Rotationsinstabilität.
Vorgehen: Der Patient liegt auf dem Rücken, der Untersucher steht auf der Seite des verletzten Beins. Eine Hand umfasst den Fuß, die andere Hand liegt auf der Außenseite des Unterschenkels in Kniegelenkhöhe, wobei der Daumen auf dem Fibulaköpfchen platziert wird und einen Valgusdruck ausübt. Das Knie wird nun auf 70°–80° gebeugt. In dieser Stellung bewirkt eine Außenrotation des Fußes eine Subluxation des lateralen Tibiaplateaus nach hinten. Nachfolgend wird das Knie unter leichtem Valgusstress langsam gestreckt.
Beurteilung: Bei einer posterolateralen Läsion und passiv flektiertem Kniegelenk hängt die Tibia der Schwerkraft folgend in einer posterolateralen Subluxation, die durch eine Außenrotationsstellung der Tibia noch verstärkt wird. Durch die Kniestreckung wird ab 30°–20° Flexion der Tractus iliotibialis zum Strecker und reponiert das Gelenk. An der

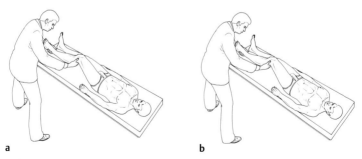

Abb. 6.**53a** u. **b** Reversed Pivot-Shift-Test nach Jakob:
a dorsale Subluxation der Tibia in Kniebeugung > 60°,
b Reposition extensionsnah.

Reposition sind zusätzlich beteiligt die posterolaterale Kapsel, die hinteren Weichteile und der Quadrizeps.

Bemerkung: Dieser Test ist zwar der funktionelle Partner des dynamischen vorderen Subluxationstests, kann aber auch bei erhöhter konstitutioneller Bandlaxität positiv ausfallen. Klinisch signifikant ist der Test erst dann, wenn er einseitig auslösbar ist und gleichzeitig die vom Patienten geschilderten schmerzhaften Subluxationserscheinungen reproduziert. Ein positiver Test lässt in erster Linie auf eine posterolaterale Kapsel-Band-Läsion schließen, eine hintere Kreuzbandläsion ist dann wahrscheinlich, wenn neben einem adäquaten Trauma gleichzeitig eine posterior-laterale Instabilität in Form einer positiven hinteren Schublade bei Außenrotation des Unterschenkels vorliegt.

Quadrizepskontraktionstest

Test zur Beurteilung einer hinteren Kreuzbandläsion.

Vorgehen: Der Patient liegt auf dem Rücken. Das verletzte Bein wird im Kniegelenk um 90° gebeugt und außenrotiert aufgestellt. Der Patient wird aufgefordert, seinen Quadrizeps anzuspannen und das Bein von der Untersuchungsliege abzuheben.

Beurteilung: Bei einer posterolateralen Instabilität verursacht die Außenrotationsstellung des Fußes, dass die laterale Tibia in Bezug zum lateralen Femurkondylus noch nach hinten subluxiert. Dies wird als ein hinterer (dorsaler) Durchgang des lateralen Tibiaplateaus wahrgenommen. Durch die gezielte Quadrizepskontraktion und zunehmende

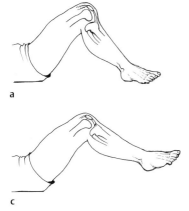
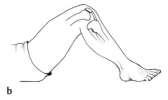

Abb. 6.**54a–c** Quadrizepskontraktionstest:
a Subluxation – dorsaler Durchhang,
b Quadrizepsanspannung,
c aktive Kniestreckung – Repositionsstellung.

Kniestreckung bewegt sich das laterale Tibiaplateau aus seiner hinteren Subluxationsstellung mit einer umgekehrten pivot-shift-artigen Verschiebung nach ventral in die Repositionsstellung. Die Gelenkreposition erfolgt bei einer Kniebeugung von 30°–20°. Dieser Test wird auch als aktiver Repositionstest bezeichnet und lässt sich in der Regel nur bei älteren Bandverletzungen nachweisen.

Dorsaler Durchhangtest

Vorgehen: Beide Kniegelenke werden parallel bei 90° Flexion gehalten.
Beurteilung: Bei seitlicher Inspektion beider Tibiakopfsilhouetten zeigt das betroffene Knie ein „Nachhintenhängen" des Tibiakopfes. Diese Ruheposition in der hinteren Schublade ist schwerkraftbedingt und ein sensibles Zeichen einer hinteren Kreuzbandläsion.

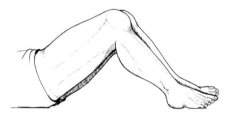

Abb. 6.55 Dorsaler Durchhangtest.

Weicher posterolateraler Schubladentest

Vorgehen: Der Patient sitzt auf einer Untersuchungsliege und lässt die Beine locker über die Liegenkante herabhängen. Der Fuß des betroffenen Beins stützt sich leicht auf den Oberschenkel des Untersuchers ab. Der Untersucher fasst mit beiden Händen den Tibiakopf und drückt ihn über die Daumenballen nach dorsal.
Beurteilung: Eine posteriore Translation (Schubladenbewegung) des lateralen Tibiaplateaus weist auf eine posterolaterale Instabilität hin.

Gravity-Sign-Rekurvatum-Test

Vorgehen: Der Patient liegt auf dem Rücken, Hüfte und Kniegelenk 90° gebeugt. Eine Hand des Untersuchers fasst den Unterschenkel, die andere stabilisiert das Knie oberhalb der Kniescheibe. Die das Kniegelenk fixierende Hand wird abrupt gelöst.

Kniegelenk 6

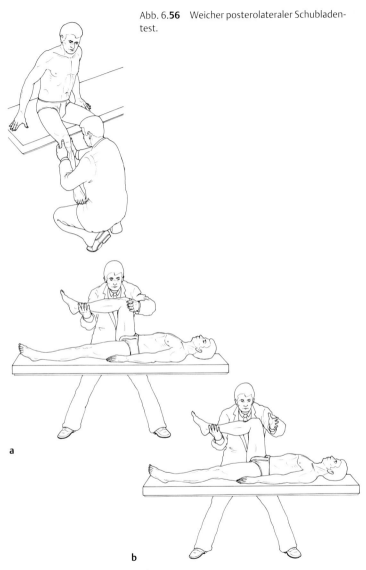

Abb. 6.**56** Weicher posterolateraler Schubladentest.

Abb. 6.**57a** u. **b** Gravity-Sign-Rekurvatum-Test:
a Gelenkstabilisierung,
b dorsaler Durchhang der Tibia bei Aufheben der Gelenkstabilisierung.

Beurteilung: Bei Vorliegen einer hinteren Kreuzbandruptur sinkt die Tibia nach dorsal (dorsaler Durchhang).
Bemerkung: Beim Rekurvatumtest wird das gestreckte Bein angehoben. Ein hinterer Kreuzbandriss führt zum dorsalen Durchhang der Tibia.

Außenrotationsrekurvatumtest nach Hughston

Vorgehen: Der Patient liegt auf dem Rücken. Beide Beine des Patienten werden unter vollständiger muskulärer Entspannung des Quadrizeps jeweils am Vorfuß angehoben.
Beurteilung: Bei posterolateraler Instabilität kommt es hier zu einer Hyperextensionsvarusstellung im Kniegelenk, während die Tibia simultan nach außen rotiert.
Bemerkung: Zur Verdeutlichung der Außenrotation und Rekurvation (Hyperextension) ist es möglich, den Test einseitig durchzuführen, indem das Kniegelenk aus leichter Flexion in die Extension übergeführt wird. Mit der dorsolateralseitig aufgelegten Hand sind das Zurückfallen und die leichte Außenrotation der proximalen Tibia zu palpieren.

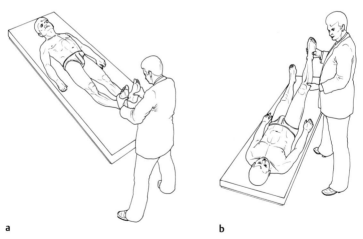

a
b

Abb. 6.**58a** u. **b** Außenrotationsrekurvatumtest nach Hughston:
a Hyperextensionsvarusstellung,
b Flexionsextensionsbewegung.

Godfrey-Test

Vorgehen: Der Patient liegt in Rückenlage. Beide Knie- und Hüftgelenke sind 90° gebeugt. Die Unterschenkel werden vom Untersucher gehalten, während er auf die Tuberositas tibiae des verletzten Knies einen Druck nach dorsal ausübt.

Beurteilung: Schon in der Ausgangsstellung ist die leicht zurückgesunkene Position der proximalen Tibia als Ausdruck einer hinteren Kreuzbandinsuffizienz erkennbar. Durch ventralen Druck auf die Tibia zeigt sich der hintere Durchhang des lateralen Tibiaplateaus noch deutlicher.

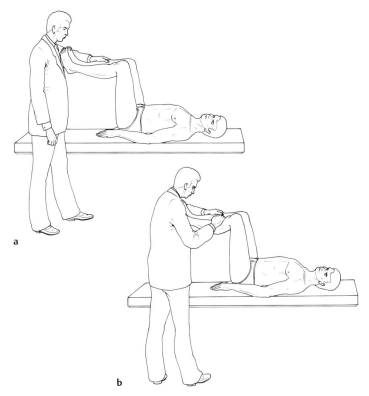

Abb. 6.**59a** u. **b** Godfrey-Test:
a dorsaler leichter Durchhang der Tibia,
b Verstärkung des Durchhangs unter Druck.

Dynamischer posteriorer Shift-Test

Vorgehen: Der Untersucher beugt das Hüft- und Kniegelenk des in Rückenlage befindlichen Patienten um ca. 90°. Das Knie wird in neutraler Rotation gehalten. Eine Hand des Untersuchers liegt auf dem Oberschenkel und dient als Widerlager, mit der anderen streckt er langsam das Kniegelenk.

Beurteilung: Werden ca. 20° erreicht, kann man eine ruckartige Bewegung des Tibiaplateaus aus einer hinteren Subluxation in Außenrotation sehen und palpieren.

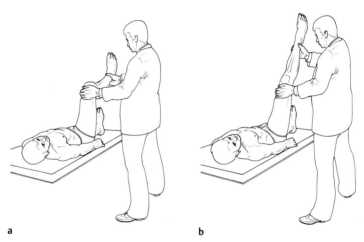

Abb. 6.**60a** u. **b** Dynamischer posteriorer Shift-Test:
a Subluxation bei 90° Hüft- und Kniebeugung,
b Reposition extensionsnah.

7 Fuß

Fast alle Patienten, die mit Fußproblemen in die Sprechstunde kommen, haben Schmerzen. Eine genaue Anamnese ist deshalb für die Diagnosefindung sehr wichtig.

Alter, Geschlecht, Beruf und Freizeitaktivitäten sind zusätzlich Faktoren, die bei jedem Patienten berücksichtigt werden müssen. Der Patient muss nach Art und Weise des Schmerzbeginns, nach Schmerzort/-ausstrahlung und Schmerzcharakter sowie schmerzverursachenden Faktoren befragt werden. Die Füße sollten im Seitenvergleich mit Beurteilung der angrenzenden Gelenke wie das Kniegelenk beurteilt werden. Auch Beinachsenfehler müssen Berücksichtigung finden. Die Überprüfung der Schuhe des Patienten mit Bewertung der Form und Sohle (unregelmäßig abgetragene Sohlen) geben erste Hinweise für Ursachen der Beschwerden.

Neben der palpierenden Untersuchung mit Beurteilung der Beweglichkeit und Druckschmerzhaftigkeit der betroffenen Regionen muss der Fuß bei Belastung und beim Gehen betrachtet werden. Die Metatarsalgie bedeutet allgemein Schmerzen im Vorfußbereich. Der Spreizfuß ist die häufigste Deformität des Fußes und Ursache für Metatarsalgien. Mit Absinken des Quergewölbes aufgrund einer Muskel- und Bandschwäche kommt es zu sekundären Fußveränderungen mit Ausbildung von Krallen- und Hammerzehen sowie eines Hallux valgus. Plantare Schwielenbildungen durch vermehrte Belastung der Mittelfußköpfchen führen zusätzlich zu Problemen („durchgetretener Fuß").

Weitere Ursachen für Vorfußschmerzen sind Arthrosen (z. B. Hallux rigidus), Neurome (Morton-Neuralgie), Stressfrakturen, avaskuläre Nekrosen (z. B. Morbus Köhler), Erkrankungen an den Sesambeinen, plantare Warzen und Nervenkompressionssyndrome (Tarsaltunnelsyndrom).

Bestimmte systemische Erkrankungen neigen dazu, den Fuß mitzubefallen. Hierzu gehören: Diabetes mellitus, periphere arterielle Verschlusskrankheit, Gicht, Psoriasis, Kollagenkrankheiten und rheumatoide Arthritis.

Bewegungsumfang Sprunggelenk – Fuß (Neutral-0-Methode)

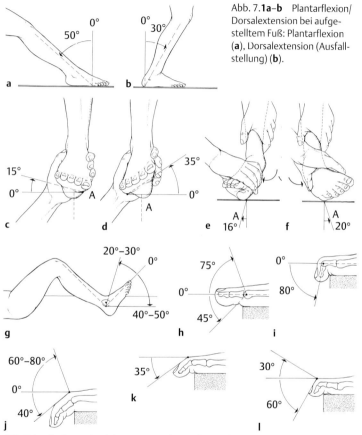

Abb. 7.1a–b Plantarflexion/Dorsalextension bei aufgestelltem Fuß: Plantarflexion (**a**), Dorsalextension (Ausfallstellung) (**b**).

Abb. 7.1c–d Pronation (**c**), Supination des Vorfußes (**d**). Eine Hand fasst die Ferse und hält sie fest, die andere dreht den Vorfuß. Es wird nur die Verdrehung des Vorfußes gegenüber dem Rückfuß als Pro-/Supination gemessen.
Abb. 7.1e–f Eversion (**e**), Inversion des Rückfußes (**f**). Eine Hand fasst den Unterschenkel, die andere den Fuß vom Fußrücken her, Fersenbein zwischen Daumen und Zeigefinger (nicht eingezeichnet). Die In-/Eversion wird am Fersenbein (Kalkaneusachse A) beurteilt. Es ist darauf zu achten, dass der Fuß in sich nicht verdreht wird.
Abb. 7.1g Plantarflexion/Dorsalextension im oberen Sprunggelenk (Talokruralgelenk) am freihängenden Fuß.
Abb. 7.1h–l Bewegungen der Zehengrundgelenke: Großzehe (**h–i**), übrige Zehen (**j–l**).

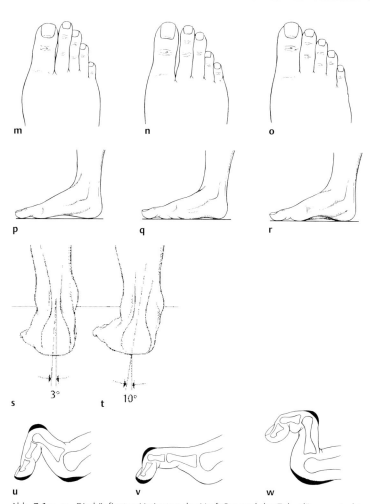

Abb. 7.**1m–o** Die häufigsten Varianten des Vorfußes und der Zehenlänge: griechischer (**m**), intermediärer (**n**), ägyptischer Typus (nach Lelièvre; **o**).

Abb. 7.**1p–r** Beurteilung der medialen Fußwölbung: normale Wölbung, wenig vom Boden abgehoben (**p**), Wölbung aufgehoben (Plattfuß; **q**), Wölbung verstärkt (Hohlfuß; **r**).

Abb. 7.**1s–t** Beurteilung der Stellung des Rückfußes: normale Stellung = Valguswinkel von 0°–6°, über 6° = Pes valgus, Varusstellung über 0° = Pes varus.

Abb. 7.**1u–w** Die wichtigsten Zehendeformitäten: Hammerzehe im proximalen Interphalangealgelenk (**u**), Hammerzehe im Endgelenk (**v**), Krallenzehe (nach Lelièvre; **w**).

Fuß

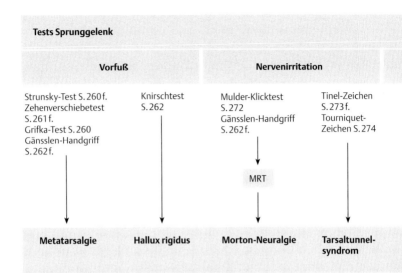

Abb. 7.2 Sprunggelenk-Fußschmerz: Beweglichkeit aktiv-passiv (Neutral-0-Methode).

Gelenkstabilität		Rückfuß	
Coleman-Seiten-blocktest S. 266 f. Fußflexibilitätstest S. 267 f. Vorfuß-Adduktions-korrekturtest (nur bei Kleinkindern) S. 268 f.	lateraler/medialer Sprunggelenk-stabilitätstest S. 269 f. Schubladentest S. 271 f.	Thompson-Drucktest S. 264 f. Hoffa-Zeichen S. 265 Achillessehnen-klopftest S. 265 f.	Fersendrucktest S. 272
↓	↓	↓	↓ Röntgen ↓
Knick-Senkfuß Sichelfuß	**Außen-Innenband-instabilität Bandverletzungen**	**Achillessehnen-ruptur**	**Kalkaneus-fraktur**

Funktionstests

Grifka-Test

Beurteilung einer Spreizfußsymptomatik.
Vorgehen: Nach passiver Dorsalextension der Zehen eines Fußes drückt der Untersucher von distal-plantar in Längsrichtung auf die Metatarsalköpfchen in den Zehengrundgelenken.
Beurteilung: Diese Druckbelastung entspricht der Druckeinleitung auf die Metatarsalköpfchen in der schmerzhaften Abstoßphase des Gehens. Sie ist beim Spreizfuß häufig schmerzhaft, wenn der alleinige Druck von plantar noch schmerzlos ist.

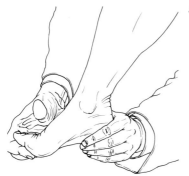

Abb. 7.3 Grifka-Test.

Strunsky-Test

Provokationstest zur Beurteilung einer Metatarsalgie.
Vorgehen: Der Patient liegt auf dem Rücken. Die Füße hängen über die Untersuchungsliege hinaus. Der Untersucher fasst von beiden Großzehenseiten her zangenartig die übrigen Zehen und führt eine kräftige Plantarflexion in den Zehengrundgelenken durch.
Beurteilung: Liegen chronische Reizerscheinungen im Bereich der Grundgelenke mit Metatarsalgien vor, so führt dieser Test zu einer deutlichen Zunahme der Beschwerden (vermehrter Druck auf die Zehengrundgelenke). Durch Palpation der Zehengrundgelenke im Einzelnen lässt sich in einer nachfolgenden Untersuchung das schmerzhafte Gelenk feststellen.

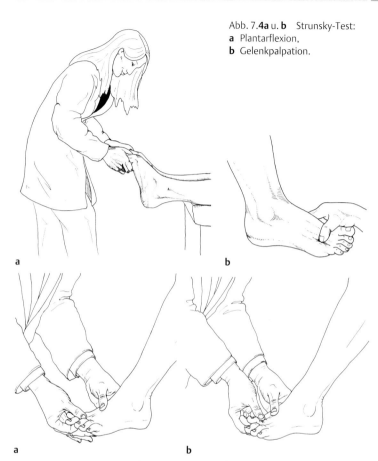

Abb. 7.**4a** u. **b** Strunsky-Test:
a Plantarflexion,
b Gelenkpalpation.

Abb. 7.**5a** u. **b** Zehenverschiebetest:
a Dorsalverschiebung,
b Plantarverschiebung.

Zehenverschiebetest

Instabilitätsprüfung der Zehengrundgelenke.
Vorgehen: Die eine Hand des Untersuchers fixiert von medial den Vorfuß, mit der anderen Hand wird ein Zehengrundglied von distal her gefasst und die Grundgliedbasis gegen das Metatarsalköpfchen nach plantar und dorsal verschoben.

Beurteilung: Bewegungsschmerzen im Zehengrundgelenk mit Zeichen einer Instabilität deuten auf eine zunehmende Zehenfehlstellung hin mit Ausbildung einer funktionellen Krallenzehenausbildung unter Belastung. Schreitet diese Instabilität fort, fixiert sich die Zehe letztendlich im Grundgelenk in einer Dorsalflexionsstellung und Krallenzehe.

Das Grundgelenk steht luxiert. Im Zehenverschiebetest ist eine Gelenkreposition dann nicht mehr möglich. Metatarsalgien mit plantaren Schwielenbildungen sind die Folge.

Knirschtest

Hinweis auf einen Hallux rigidus.

Vorgehen: Am locker herabhängenden Fuß wird mit einer Hand von distal her das Großzehengrundglied gefasst, wobei der Daumen streck- und die Finger plantarseitig der Großzehe liegen. Mit der anderen Hand wird von lateral der Vorfuß fixiert, wobei sich der Daumen plantar und die Finger streckseitig befinden. Nachfolgend werden Plantar-, Dorsal- und Rotationsbewegungen im Grundgelenk durchgeführt.

Beurteilung: Liegt ein Hallux rigidus vor, so sind die gesamten Bewegungsausrichtungen schmerzhaft und vornehmlich die Dorsalflexion schmerzhaft eingeschränkt. Im Weiteren treten tast- oder hörbare „Knirschgeräusche" im Gelenk auf, die durch die arthrotischen Veränderungen des Gelenks verursacht werden.

Gänsslen-Handgriff

Abklärung von Vorfußschmerzen.

Vorgehen: Die Mittelfußköpfchen werden zwischen den plantar aufgelegten Fingern und dem dorsal gelegenen Daumen von einer Hand in einer Ebene fixiert. Die andere übt einen seitlichen, zangenartigen Druck über dem 1. und 5. Mittelfußköpfchen auf den Vorfuß aus.

Beurteilung: Schmerzen zwischen den Mittelfußköpfchen mit oft zusätzlicher, anfallsartiger Schmerzausstrahlung in die benachbarten Zehen bei diesem sog. Vorfußzangengriff treten bei einer Morton-Neuralgie (schmerzempfindliches Interdigitalneurom) und häufig bei einem erheblichen Spreizfuß auf (bei Vorliegen von Gelenkkapselreizungen).

Fuß 7

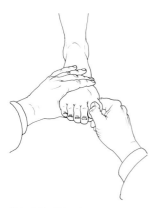

Abb. 7.**6** Knirschtest.

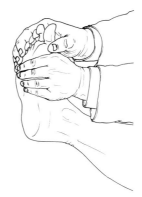

Abb. 7.**7** Gänsslen-Handgriff.

Mittelfußklopftest

Provokationstest zur Beurteilung einer Metatarsalgie.
Vorgehen: Der Patient liegt auf dem Rücken. Die Füße hängen über das Ende des Untersuchungstisches hinaus. Mit der einen Hand überstreckt der Untersucher die Zehen, mit der anderen beklopft er mit einem Reflexhammer die Metatarsalköpfchen bzw. die Zehengrundgelenke.

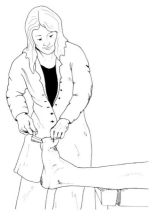

Abb. 7.**8** Mittelfußklopftest.

Beurteilung: Beim Vorliegen einer Metatarsalgie aufgrund eines chronischen Reizzustandes der Grundgelenke führt das Beklopfen des Fußballens zu einer Zunahme der metatarsalgieformen Beschwerden. Ein Klopfschmerz zwischen den Metatarsalköpfchen, vornehmlich des 3. und 4. mit einer anfallsartigen Schmerzausstrahlung in die benachbarten Zehen, spricht für eine Metatarsalgia Morton (siehe Mulder-Klick-Test).

Thompson-Drucktest (Wadenkneiftest)

Hinweis auf eine Achillessehnenruptur.
Vorgehen: Der Patient liegt bäuchlings auf dem Behandlungstisch. Die Füße hängen über die Liegenkante hinaus. Der Untersucher umfasst mit einer Hand die Wade des zu untersuchenden Beins und führt eine kräftige Komprimierung der Muskulatur durch.
Beurteilung: Durch Zusammenpressen der Wadenmuskulatur sollte eine schnelle passive Plantarflexion des Fußes provoziert werden. Fehlt diese Plantarflexion, so deutet dies auf eine Ruptur der Achillessehne

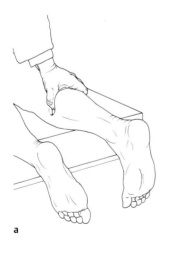
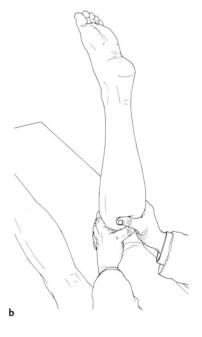

Abb. 7.9a u. **b** Thompson-Drucktest:
a bei gestrecktem Kniegelenk,
b bei 90° gebeugtem Kniegelenk.

hin. Die Reaktion auf den Drucktest beim partiellen Sehnenriss ist nicht immer eindeutig und vom Grad der Unterbrechung abhängig. Bei einer Achillessehnenruptur ist der Zehenstand, speziell der Stand auf dem verletzten Bein allein, unmöglich, der Achillessehnenreflex ist ausgefallen.
Bemerkung: Der Test kann bäuchlings auch bei 90° gebeugtem Kniegelenk vorgenommen werden. In dieser Position umgreift der Untersucher mit beiden Händen die Wade und führt eine kräftige Kompression der Muskulatur durch. Der Verlust der Plantarflexion weist auf eine Achillessehnenruptur hin (**Simmond-Test**).

Hoffa-Zeichen

Hinweis auf eine alte Achillessehnenruptur.
Vorgehen: Der Patient liegt auf dem Bauch, die Füße ragen über den Untersuchungstisch hinaus. Der Untersucher führt an beiden Füßen eine Dorsalextension durch.
Beurteilung: Liegt eine alte Achillessehnenruptur vor, so zeigt die Achillessehne eine verminderte Spannung und der Fuß lässt sich im Vergleich zur Gegenseite weiter nach dorsal extendieren. In einem ergänzenden Test bittet man den Patienten, auf beiden Seiten einen Zehenspitzenstand einzunehmen. Bei einer Achillessehnenruptur ist der Zehenspitzenstand auf dem verletzten Bein unmöglich.

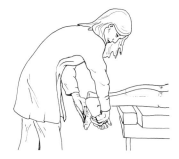

Abb. 7.**10** Hoffa-Zeichen.

Achillessehnenklopftest

Hinweiszeichen auf eine Achillessehnenruptur.
Vorgehen: Der Patient liegt auf dem Bauch mit 90° gebeugtem Kniegelenk. Mit dem Reflexhammer beklopft der Untersucher das distale Drittel der Achillessehne.

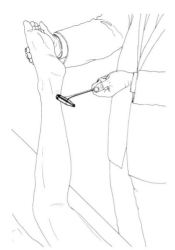

Abb. 7.11 Achillessehnenklopftest.

Beurteilung: Schmerzverstärkung und Verlust der Plantarflexion (Achillessehnenreflex) sind Zeichen für eine Achillessehnenruptur. Bei Verlust des Achillessehnenreflexes sind differenzialdiagnostisch etwaige neurologische Veränderungen auszuschließen.

Coleman-Seitenblocktest

Flexibilitätsprüfung bei Rückfußdeformitäten.
Vorgehen: Der Patient steht bei der Untersuchung. Je nach Ausmaß und Ausbildung der Fußfehlbildung werden hölzerne Blöcke von verschiedener Höhe beim lateralen Blocktest so unter die Ferse und den lateralen Fußrand gelegt, dass der 1. Mittelfußknochen sich auf den Boden absenken kann. Beim medialen Blocktest muss der Holzblock unter das Köpfchen des 1. Mittelfußknochens gelegt werden.
Beurteilung: Der Blocktest ist eine gute Methode, die Flexibilität von kompensierenden Rückfußdeformitäten bei gleichzeitig bestehenden fixierten Vorfußkontrakturen zu bestimmen. Der laterale Blocktest wird zur Bestimmung der Flexibilität einer Rückfußvarusstellung bei gleichzeitig vorliegender kontrakter Vorfußvalgusdeformität eingesetzt. Ist die kompensierende Rückfußvarusdeformität flexibel, so korrigiert sie sich auf dem lateralen Block. Liegt ein kontrakter Vorfußvarus mit einer kompensierten Rückfußvalgusabweichung vor, so ermöglicht der mediale Blocktest eine Bestimmung der Flexibilität

Fuß 7

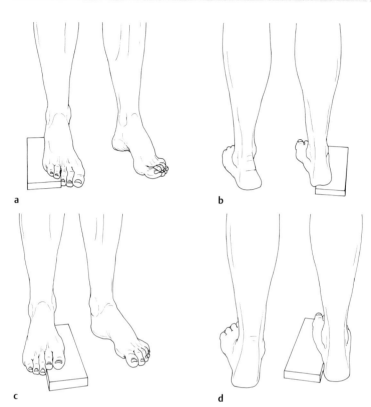

Abb. 7.**12a–d** Coleman-Seitenblocktest:
a Rückfußvarus/Vorfußvalgus von vorn gesehen.
b Rückfußvarus/Vorfußvalgus von hinten gesehen.
c Rückfußvalgus/Vorfußvarus von vorn gesehen.
d Rückfußvalgus/Vorfußvarus von hinten gesehen.

bzw. die Ausprägung der Kontraktur der pathologischen Rückfußausrichtung.

Fußflexibilitätstest

Beurteilung eines kontrakten oder flexiblen Knick-Senkfußes.
Vorgehen: Unter Knick-Senkfuß verstehen wir eine Fußdeformität, bei der die mediale Fußwölbung abgeflacht (Senkfuß) und die Valgus-

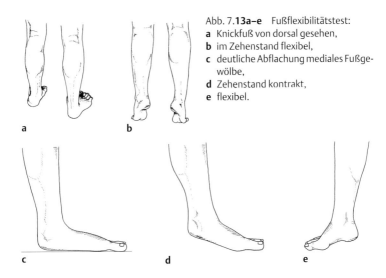

Abb. 7.**13a–e** Fußflexibilitätstest:
a Knickfuß von dorsal gesehen,
b im Zehenstand flexibel,
c deutliche Abflachung mediales Fußgewölbe,
d Zehenstand kontrakt,
e flexibel.

stellung der Ferse verstärkt ist (Knickfuß). Man beobachtet die Füße beim ebenen Stehen und während des Zehenstandes von der Seite und von der Ferse her.

Beurteilung: Verbleibt die Abflachung der medialen Fußwölbung und die verstärkte Knick-Fußstellung im Zehenstand, so liegt ein kontrakter Knick-Senkfuß bzw. Knick-Plattfuß vor. Handelt es sich um einen flexiblen Knick-Senkfuß, so kommt es im Zehenspitzenstand zum Ausgleich der verstärkten Knickfuß-Valgusstellung mit Varisierung der Ferse und zur Ausbildung einer medialen Fußwölbung.

Vorfuß-Adduktionskorrekturtest

Beurteilung und Differenzierung eines kontrakten und flexiblen Sichelfußes.

Vorgehen: Das Kind liegt auf dem Rücken. Der Untersucher fasst mit der einen Hand den Fuß des betroffenen Beins, mit der anderen Hand versucht er, mit dem Daumen über die Medialseite des Vorfußes die Sichelfußstellung zu korrigieren.

Beurteilung: Lässt sich durch dieses Manöver der Vorfuß gut über die Mittellinie korrigieren und die Sichelfußstellung beheben, so liegt eine flexible, in der Regel sich zurückbildende Fußfehlhaltung vor. Lässt sich

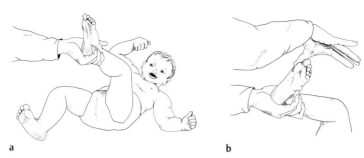

Abb. 7.**14a** u. **b** Vorfuß-Abduktionskorrekturtest:
a Fehlstellung,
b passiv korrigierbar.

der Fuß nicht aus der Fehlhaltung passiv korrigieren, so liegt ein kontrakter Sichelfuß vor.

Angeborene Sichelfüße (Pes adductus), die manuell nicht korrigierbar sind, erfordern eine frühzeitige konsequente Behandlung mit korrigierenden Gipsverbänden.

Lateraler (medialer) Sprunggelenkstabilitätstest

Beurteilung eines lateralen Bandschadens am oberen Sprunggelenk.
Vorgehen: Rückenlage. Mit einer Hand umgreift der Untersucher von dorsal den Unterschenkel knöchelnah. Mit der anderen Hand fasst er von lateral den Mittelfuß und versucht, durch eine Supinationsbewegung das Sprunggelenk aufzuklappen. Bei der Prüfung des medialen Seitenbandapparates umfasst der Untersucher den Mittelfuß von medial und versucht, durch eine Pronationsbewegung das Sprunggelenk medial aufzuklappen.

Das Sprunggelenk besteht aus dem oberen Sprunggelenk und dem unteren Sprunggelenk. Diese sind komplizierte Gelenke und funktionell miteinander verbunden, das untere Sprunggelenk zusätzlich mit dem proximalen Mittelfußgelenk (Chopart-Gelenk). Sowohl medial als auch lateral überbrückt ein Teil der Seitenbänder beide Gelenke, ein Teil nur das obere Sprunggelenk.

Das obere Sprunggelenk wird durch straffe Seitenbänder geführt. Fibular (lateral): Ligg. talofibulare anterius, calcaneofibulare, talofibulare posterius. Tibial (medial): Lig. deltoideum.

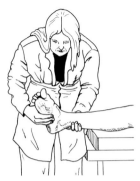

Abb. 7.15 Lateraler (medialer) Sprunggelenkstabilitätstest.

Die Bewegung des Vorderfußes nach oben wird Dorsalflexion, nach unten Plantarflexion genannt. Das Ausmaß dieser Bewegung unterliegt starken individuellen Schwankungen. Im unteren Sprunggelenk sind Umwendbewegungen – Pronationen/Supinationen – ähnlich wie die der Hand möglich. Das Anheben des medialen Fußrandes wird Supination, des lateralen Pronation genannt.

Beurteilung: Die Verletzung eines dieser Bänder führt zu einer Instabilität und vermehrten Aufklappbarkeit des lateralen (medialen) Gelenkspaltes. Ist die Supination erhöht, so besteht der Verdacht auf eine Verletzung der Ligg. talofibulare anterius und calcaneofibulare. Ist die Pronation vermehrt möglich, so kann es sich um eine Verletzung des Lig. deltoideum handeln.

Verletzungen durch Supinationsdistorsionen sind die häufigsten Sprunggelenkverletzungen und betreffen fast immer das Lig. talofibulare anterius.

Kinder haben normalerweise eine vermehrte Beweglichkeit im Sprunggelenk, die nicht mit einem Bandschaden verwechselt werden sollte. Man muss daher immer beide Füße im Seitenvergleich beurteilen. Zur Dokumentation von Kapsel-Band-Läsionen im oberen Sprunggelenk sind gehaltene Röntgenaufnahmen notwendig. Sie werden je nach Erfordernis in Supinations- oder Pronationsstress, in Fußmittelstellung und in vorderer oder hinterer Schubladenposition angefertigt. Die gehaltenen Aufnahmen müssen im Seitenvergleich erfolgen.

Schubladentest

Stabilitätsuntersuchung am oberen Sprunggelenk.

Vorgehen: Der Patient liegt auf dem Rücken. Der Untersucher fixiert mit einer Hand die Tibia von dorsal, mit der anderen umfasst er den Mittelfuß. Nachfolgend bewegt er den Fuß im oberen Sprunggelenk nach dorsal bei Gegenhalt der die Tibia fixierenden Hand. In einem zweiten Untersuchungsschritt umfasst er die Tibia von ventral und greift den Fuß von dorsal über den Kalkaneus. Gegen die die Tibia fixierende Hand wird der Fuß nach ventral gezogen.

Beurteilung: Die Untersuchung erfolgt im Seitenvergleich. Liegt eine laterale Seitenbandruptur im oberen Sprunggelenk vor, so besteht eine vermehrte Verschieblichkeit des Fußes im oberen Sprunggelenk bei

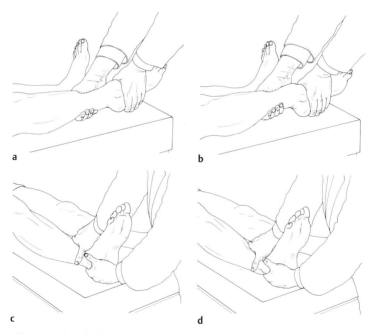

Abb. 7.**16a–d** Schubladentest:
a Ausgangsstellung,
b Fußdorsalbewegung,
c Ausgangsstellung,
d Fußventralbewegung.

Ruptur des vorderen Seitenbandes nach ventral, bei Verletzung der hinteren Seitenbänder nach dorsal.

Mulder-Klicktest

Hinweiszeichen auf ein Interdigitalneurom (Morton-Neuralgie).

Vorgehen: Der Vorfuß wird in einen Zangengriff genommen und zusammengedrückt, wobei die benachbarten Mittelfußköpfchen gegeneinander verschoben werden.

Beurteilung: Liegt ein Interdigitalneurom vor, kommt es durch Verschieben der Mittelfußköpfchen gegeneinander zu Schmerzen mit gelegentlich ausstrahlenden Parästhesien in die entsprechenden benachbarten Zehen. Zusätzlich lassen sich zwischen den Zehen kleinere, fibromartige Verhärtungen tasten, die sich beim Zusammendrücken des Vorfußes verschieben und ein „Klicken" hervorrufen können. Bei der Morton-Neuralgie handelt es sich um eine spindelförmige Auftreibung eines Plantarnervs. Schmerzempfindliche Interdigitalneurome bilden sich am häufigsten in der 2., aber auch in der 3. Interdigitalfalte. Neurome in der 1. und 4. Interdigitalfalte sind selten. Eine gezielte Injektion mit einem Lokalanästhetikum durch das Lig. intermetatarsium kann die Diagnose durch Betäubung des Neuroms klären.

Fersendrucktest

Beurteilung einer Kalkaneusstressfraktur.

Vorgehen: Die Ferse wird zwischen den Daumenballen des Untersuchers symmetrisch zusammengepresst.

Beurteilung: Beim Vorliegen einer Kalkaneusstressfraktur verspüren die Patienten starke Schmerzen im Fersenbereich. Kalkaneusstressfrakturen treten vornehmlich bei Patienten mit einer erheblichen Osteoporose auf. Patienten mit solchen Frakturen zeigen einen deutlichen, schmerzentlastenden Gang, oft mit einer vollständigen Gewichtsentlastung der Ferse; die Ferse kann diffus geschwollen und druckschmerzhaft sein. Der Fersendrucktest verursacht bei Patienten mit Fersenschmerzen aufgrund anderer Ursachen (z. B. Achillodynie) selten stärkere Schmerzen.

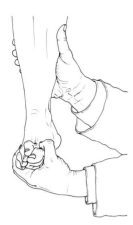

Abb. 7.**17** Mulder-Klicktest.

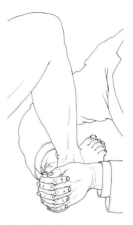

Abb. 7.**18** Fersendrucktest.

Abb. 7.**19** Tinel-Zeichen.

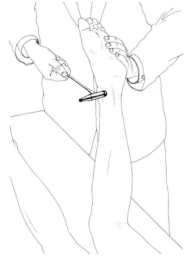

Tinel-Zeichen

Hinweis auf ein Tarsaltunnelsyndrom.
Vorgehen: Der Patient liegt auf dem Bauch mit 90° gebeugtem Kniegelenk. Mit dem Reflexhammer beklopft der Untersucher den N. tibialis hinter dem Innenknöchel.

Beurteilung: Schmerzen und Missempfindungen an der Fußsohle deuten auf ein Tarsaltunnelsyndrom hin. Bei dieser Erkrankung handelt es sich um eine chronische Schädigung des Nervs am Innenknöchel unter dem Retinaculum musculorum flexorum. Der Nerv ist hinter dem Innenknöchel schmerzhaft zu tasten. Liegt ein fortgeschrittener Nervenschaden vor, so finden sich sensible Ausfälle im Versorgungsgebiet der Nn. plantares, Paresen und Atrophien der plantaren Fußmuskeln.

Tourniquet-Zeichen

Zeichen auf ein Tarsaltunnelsyndrom.
Vorgehen: Rückenlage. Oberhalb der Knöchel wird eine Blutdruckmanschette angelegt und über den systolischen Blutdruckwert aufgepumpt.
Beurteilung: Kommt es bei Belassen des Drucks über eine Minute zu Schmerzen und quälenden Missempfindungen an der Fußsohle, so handelt es sich um eine Schädigung des N. tibialis am Innenknöchel (Engpass-Syndrom des N. tibialis).

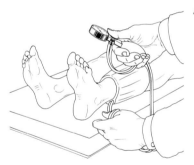

Abb. 7.**20** Tourniquet-Zeichen.

8 Haltungsstörung

Die aufrechte Körperhaltung wird nicht allein durch die Stellung der Wirbelsäule – bzw. des Rumpfes – bestimmt, sondern ist vornehmlich das Ergebnis aktiver Muskelarbeit. Wir unterscheiden zwischen der aufrechten Haltung und der Ruhehaltung. Die aufrechte Haltung ist gespannte Haltung, ist Bereitschafts- oder Erwartungshaltung mit ausgewogenem Kräftespiel der Muskulatur. Ruhehaltung ist entspannte Haltung, ist Erholungshaltung. Die Ruhehaltung bedeutet meist eine Gewohnheitshaltung oder entspricht der individuellen Haltung und ist weitgehend vom anatomischen Bau der Wirbelsäule und des Beckens abhängig.

Unter Haltungsschwäche verstehen wir eine nur mühsame und vorübergehende Aufrichtung in die gespannte aufrechte Haltung. Es gelingt nicht mehr oder nur vorübergehend, aus der Ruhehaltung heraus in die aufrechte Haltung überzugehen. Hält die schlaffe Haltung über längere Zeit an, kann es zu einem Haltungsverfall kommen, der in eine Fehlform mündet. Zwischen der Haltungsschwäche und dem Haltungsverfall gibt es alle Übergänge, wobei es gilt, die haltungsgefährdeten Kinder und Jugendlichen frühzeitig herauszufinden, um sie vor den krankhaften Stadien des Haltungsverfalls zu schützen. Die Haltung ist von einer guten Muskulatur und von den vorgegebenen anatomischen Strukturen abhängig. Verschiedene funktionell bedingte Abweichungen von den physiologischen Krümmungen werden beschrieben. Sie bedeuten nach Wagenhäuser fehlerhafte Formvarianten einer normalen Haltungsgestaltung (unsichere Haltung, Rundrücken, Hohlrundrücken, Flachrücken, seitliche Fehlhaltungen).

Differenzialdiagnostisch müssen funktionelle Haltungsschwächen bzw. -störungen von organischen Wirbelsäulenerkrankungen abgegrenzt werden (Morbus Scheuermann, Spondylolisthesis). Eine Reihe von Haltungsleistungstests ermöglicht es, Haltungsleistungsstörungen zu beurteilen.

Der Haltungsleistungstest nach Matthiaß erlaubt eine Beurteilung der Haltungsleistungsfähigkeit der Muskulatur. Der Kraus-Weber-Test ermöglicht eine Beurteilung der Leistungsfähigkeit der Rumpf-/Beckenmuskulatur. Überprüft werden die Kraft und Ausdauer der Bauch- und Rückenmuskulatur. Der Test dient dazu, die quantitative und qualitative Wirkung der Muskelkräfte im Sinne einer Neutralisation des Körpergewichts festzustellen.

▬ Kraus-Weber-Test

Überprüfung der muskulären Haltungsleistungsfähigkeit der Rumpf-/Beckenmuskulatur.

Vorgehen: A: Der Patient liegt mit ausgestreckten Beinen und Füßen auf dem Rücken, die Hände hinter den Nacken gelegt. Er wird aufgefordert, die gestreckten Beine 25 cm zu heben und diese Höhe für 10 s zu halten (Test für die untere abdominale Muskulatur = Wert 10).

B: Der Patient ist in Rückenlage, Hände hinter dem Nacken; seine Füße werden von der untersuchenden Person fixiert. Auf Anweisung muss er sich zum Sitzen erheben (Test für die obere abdominale Muskulatur; Erhebung 90° = Wert 10 – Erhebung 45° = Wert 5).

C: Der Patient liegt mit den Händen hinter dem Nacken auf dem Rücken, jedoch mit angewinkelten Beinen. Seine Füße werden auf dem Untersuchungstisch fixiert. Er wird aufgefordert, sich aufzusetzen (Test für die gesamte abdominale Muskulatur ohne Wirkung des M. psoas).

D: Der Patient liegt auf dem Bauch mit einem Kissen unter dem Abdomen, die Hände hinter dem Nacken. Füße und Hüften werden von dem Untersucher gegen die Tischfläche fixiert. Der Patient wird aufgefordert, seinen Körper nach hinten zu heben und diese Lage 10 s zu halten (Test für die obere Rückenmuskulatur = Wert 10).

E: Der Patient liegt auf dem Bauch mit einem Kissen unter dem Becken. Der Untersucher fixiert Körper und Hüften gegen die Untersuchungsliege. Auf Anweisung hebt der Patient die Beine mit gestreckten Füßen nach oben und hält diese Lage für 10 s (Test für die untere Rückenmuskulatur = Wert 10).

F: Der Patient steht barfuß, hält die Hände am Körper. Auf Anweisung beugt er sich mit gestreckten Knien und ausgestreckten Armen nach vorn. Der Untersucher misst den Fußbodenabstand.

Beurteilung: Die Kraus-Weber-Tests zeigen im normalen Fall folgenden Index:

$$A\frac{10}{10}10 \qquad B\frac{10}{10} \qquad FBA = 0$$

wobei mit A die Kraft der Bauchmuskulatur, mit B diejenige der Rückenmuskulatur gemessen wird. Die Zahlen über dem Bruchstrich beziehen sich auf die obere Abdominalmuskulatur bzw. die obere Rü-

Haltungsstörung 8

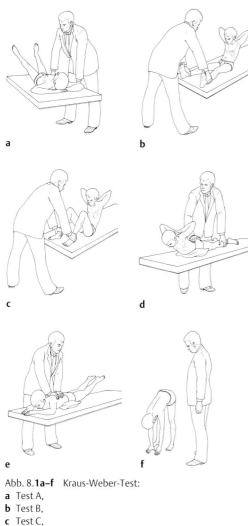

Abb. 8.**1a–f** Kraus-Weber-Test:
a Test A,
b Test B,
c Test C,
d Test D,
e Test E,
f Test F.

ckenmuskulatur, diejenigen unter dem Bruchstrich entsprechen den Werten der unteren Abdominal- bzw. der unteren Rückenmuskulatur, inklusive des M. psoas.

Haltungsleistungstests nach Matthiaß

Überprüfung der Leistungsfähigkeit der Rücken- und Rumpfmuskulatur beim Kind und Jugendlichen.

Vorgehen: Die Untersuchung erfolgt im Stehen. Das Kind wird aufgefordert, beide Arme vorzuheben und sie in dieser Stellung zu halten.

Beurteilung: Durch die Armvorhalte verlagert sich der Körperschwerpunkt nach vorn.

Das haltungsstarke Kind kompensiert die Schwerpunktsverlagerung dadurch, dass es den gesamten Körper gering nach rückwärts legt. Bei einer Haltungsschwäche kommt es zu einer Verstärkung der Brustkyphose und Lendenlordose.

Matthiaß teilt die Haltungsschwäche in 2 Grade ein.

Volles muskuläres Leistungsvermögen spricht für eine gute Haltungsleistungsfähigkeit mit voller Aufrichtung und fehlender oder nur geringer Rückverlagerung des Rumpfes beim Armvorhaltetest. Bei der Haltungsschwäche 1. Grades können sich die Kinder zwar aktiv aufrichten, sinken aber dann während 30 s in Rumpfrücklage mit Verstärkung der Brustkyphose und Lendenlordose.

Haltungsschwäche 2. Grades findet sich dann, wenn das Kind sich nicht mehr voll aufrichten kann und schon im Beginn der Armvorhalte sich mehr oder weniger weit zurücklegt. Es schiebt das Becken nach vorn und vertieft die Lordose erheblich. Man spricht in diesem Zusammenhang auch von einem Haltungsverfall.

Differenzialdiagnostisch müssen funktionelle Haltungsschwächen bzw. -störungen von organischen Wirbelsäulenerkrankungen abgegrenzt werden. Eine genaue klinische Untersuchung mit Funktionsprüfung erlaubt frühzeitig die Abgrenzung zwischen einer Haltungsschwäche, einem Formfehler oder idiopathischen Krankheitsbildern. Besonders eine Skoliose, Kyphose, eine Spondylolisthesis müssen abgegrenzt werden, des Weiteren die Formvarianten wie Flachrücken, Rundrücken und Hohlrundrücken.

Haltungsstörung 8

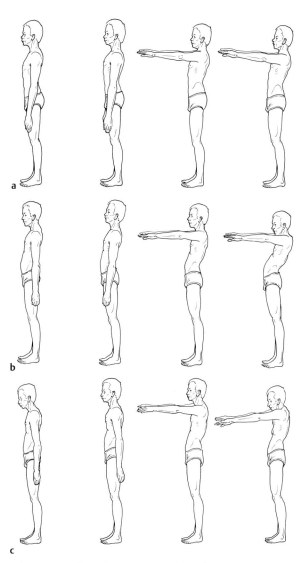

Abb.8.**2a–c** Haltungsleistungstests nach Matthiaß:
a haltungsgesund,
b Haltungsschwäche,
c Haltungsverfall.

9 Venenthrombose

Die (akute) tiefe Venenthrombose gehört zusammen mit dem akuten Arterienverschluss zu den wichtigsten und dramatischsten angiologischen Notfällen. Wand-, Strömungs- und Gerinnungsfaktoren wirken bei der Thrombose zusammen. Am häufigsten treten Thrombosen im Bereich der unteren Extremitäten auf. Sie sind insbesondere eine gefürchtete postoperative Komplikation mit Gefahr einer fulminanten (großen) oder rezidivierenden Lungenembolie. Die Thrombose der tiefer gelegenen Beinvenen verläuft symptomärmer, jedoch mit wesentlich größerer Emboliegefahr als die Thrombose der oberflächlichen Beinvenen. Schwellungen an der Extremität (bevorzugt des linken Beins – Beckenvenensporn), häufig verbunden mit einem Spontanschmerz in der Leistenbeuge, und ein einschießender Beinschmerz beim Husten und Pressen, eine lokale bläuliche Hautverfärbung, ein eventueller Temperatur- und Pulsanstieg sind wertvolle Hinweise; gar nicht so selten ist ein Lungeninfarkt das erste klinisch relevante Symptom. Daneben finden sich oft die typischen schmerzhaften Druckpunkte – Thrombosefrühzeichen – von der Fußsohle (Payr) ggf. bis zur Leistenbeuge (Rielander) und der Wadenkompressionsschmerz, wenn eine Blutdruckmanschette auf 13,3 kPa (= 100 mmHg) aufgepumpt wird (Lowenberg). Diese Thrombosezeichen sind aber unspezifisch und dürfen auf keinen Fall überbewertet werden. Das in der Regel auftretende einseitige Ödem entwickelt sich erst allmählich und nimmt seinen Ausgang im Knöchelbereich. Gestaute pralle periphere Venen an der betroffenen Extremität (Pratt-Warnvenen), der Nachweis oberflächlicher Kollateralvenen und eine Ausdehnung des Ödems (abhängig von Ausmaß und Lokalisation der Thrombosierung) sind zusätzliche charakteristische Befunde.

Liegen chronische Venenerkrankungen vor, so hilft eine Reihe von Untersuchungsmethoden, die Funktion der tiefen Venen und die der Vv. perforantes zu bewerten.

Lowenberg-Test

Thrombosefrühzeichen.
Vorgehen: Der Untersucher legt an beiden Unterschenkeln eine Blutdruckmanschette an und pumpt diese auf.
Beurteilung: Normalerweise treten Missempfindungsstörungen erst jenseits von 24-kPa-(180-mmHg-)Drücken auf. Liegt eine Thrombose vor, so werden bei der vergleichenden Kompression der Wadenmuskulatur am gesunden Bein wesentlich höhere Drücke toleriert als am kranken.

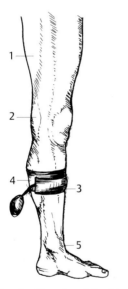
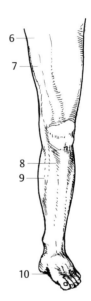

Abb. 9.1a u. b Thrombosefrühzeichen:
1 Druckschmerz an der Oberschenkelinnenseite (M. sartorius, M. gracilis)
2 Druckschmerz im Kniegelenkbereich (Muskelansätze, medialer Kniegelenkspalt)
3 Wadenkompressionsschmerz (Lowenberg)
4 Wadenschmerz bei Dorsalflexion des Fußes (Homans-Zeichen)
5 Kulissendruckschmerz
6 Leistenschmerz
7 Druckschmerz im Bereich des Adduktorenkanals
8 Pratt-Warnzeichen
9 Meyer-Druckpunkte im Verlauf der V. saphena magna
10 Fußsohlenschmerz, Payr-Zeichen: Druck, Handkantenschlag auf die Fußsohle

Trendelenburg-Test

Beurteilung einer Varikose des Oberschenkels. Überprüfung der Funktion der Vv. saphenae parvae und der Vv. perforantes.
Vorgehen: Der Untersucher streicht im Liegen beim angehobenen Bein die erweiterten Venen aus. Sodann komprimiert er mit einer Staubinde die V. saphena magna unterhalb ihrer Mündung in die V. femoralis am Leistenband und lässt den Patienten aufstehen.
Beurteilung: Füllen sich die Varizen innerhalb von 30 Sekunden nach Aufstehen nur langsam oder gar nicht, dagegen nach Lösen der Stauung rasch in wenigen Sekunden von proximal her, so liegt eine Klappeninsuffizienz der V. saphena bei Suffizienz der Vv. perforantes vor. Eine relativ rasche Auffüllung von distal her kann über insuffiziente Vv. perforantes oder über Anastomosen mit der insuffizienten V. saphena parva erfolgen. Bei schneller Varizenfüllung sowohl von distal als auch nach Lösung der Kompression von proximal her sind sowohl die V. saphena magna als auch die Verbindung zum tiefen Venensystem insuffizient.

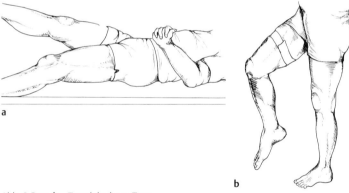

Abb. 9.**2a** u. **b**   Trendelenburg-Test:
a im Liegen,
b im Stand.

Perthes-Test

Überprüfung der Funktion der tiefen Venen und der Vv. perforantes.
Vorgehen: Dem stehenden Patienten legt der Untersucher proximal von den gefüllten Varizen am Ober- oder Unterschenkel einen Stauschlauch an, mit dem der Patient umhergehen soll.

Beurteilung: Die völlige Entleerung der gestauten Varizen bei Muskelarbeit spricht für eine Suffizienz der Vv. perforantes und einen intakten tiefen Venenabfluss. Die Stauung beruht auf einer Klappeninsuffizienz der V. saphena. Eine unvollkommene Entleerung findet sich bei mäßiger Klappeninsuffizienz der Verbindungsvenen. Eine unveränderte Füllung der Varizen kommt bei erheblicher Insuffizienz der Vv. perforantes und Behinderung der Strömung in den tiefen Venen vor. Eine Zunahme spricht für ein ausgeprägtes postthrombotisches Syndrom mit Stromumkehr in den Vv. perforantes.

Bemerkung: Test zur Beurteilung einer Klappeninsuffizienz im V.-saphena-Bereich ist der **Schwartz-Test** bzw. die Perkussionsmethode nach **Schwartz** und **Hackenbruch**. Am stehenden Patienten wird ein Finger auf eine zu prüfende erweiterte Vene gelegt, mit einem Finger der anderen Hand wird auf die Einmündung der V. saphena und der V. femoralis geklopft. Überträgt sich das Klopfen, so ist die Blutsäule nicht unterbrochen, d. h. die Klappen der zu prüfenden Venenstrecke sind nicht intakt. Der Test ist nicht ganz sicher, jedoch gut geeignet zur Unterscheidung der Zugehörigkeit eines oberflächlichen Venenastes zum Parva- oder Magnasystem.

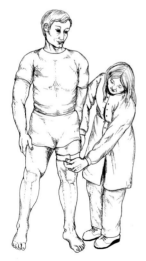

Abb. 9.**3** Perthes-Test.

Homans-Test

Beurteilung einer Beinvenenthrombose.

Vorgehen: Der Patient liegt auf dem Rücken. Der Untersucher hebt das betroffene Bein gestreckt an und führt eine rasche Dorsalflexion des Fußes bei Kniestreckung durch. Das gleiche Vorgehen wird nochmals bei gebeugtem Kniegelenk vorgenommen bei gleichzeitigem Tasten der Wade.

Beurteilung: Treten bei Dorsalflexion des Fußes Schmerzen sowohl bei Kniestreckung und bei Kniebeugung in der Wade auf, so deutet dies auf eine Thrombose hin.

Wadenschmerzen bei Kniestreckung können ggf. auch durch eine Bandscheibenerkrankung (radikuläre Symptome) oder Muskelkontrakturen bedingt sein.

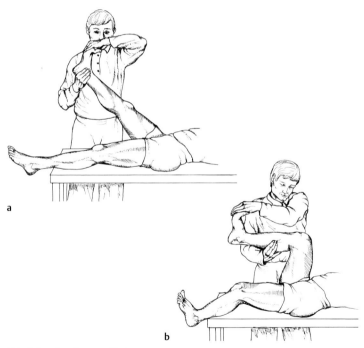

Abb. 9.**4a** u. **b** Homans-Test:
a Dorsalflexion des Fußes bei Kniestreckung,
b Dorsalflexion des Fußes bei Kniebeugung.

10 Arterielle Durchblutungsstörungen (arterielle Verschlusskrankheit – AVK)

Arterielle Durchblutungsstörungen sind oft mit orthopädischen Erkrankungen kombiniert. Bemerkenswert ist, dass in nahezu 90 % aller Fälle ausschließlich die unteren Extremitäten durch eine obliterierende Arteriosklerose befallen werden. Vor Behandlung des eigentlichen orthopädischen Leidens muss eine sorgfältige Abklärung eventuell vorliegender arterieller Durchblutungsstörungen vorgenommen werden. Neben der gezielten Anamneseerhebung kann allein durch die Inspektion, Palpation und spezielle Funktionstests, meist vor Anwendung apparativ-technischer Verfahren, eine Diagnose gestellt werden.

Abgeschwächte oder fehlende Arterienpulse, kühle und blasse (zyanotische) Haut, fleckförmige Rötungen und trophische Störungen sind Hinweise auf eine arterielle Verschlusskrankheit. Liegen gar Ulzerationen und ein Gangrän vor, handelt es sich bereits um ein fortgeschrittenes Stadium der Erkrankung. Die typischen Claudicatio-intermittens-Beschwerden (Wadenschmerzen nach kurzen Gehstrecken – Schaufensterkrankheit) mit Ermittlung der noch beschwerdefreien Gehstrecke ermöglichen eine Einschätzung des Schweregrades der Durchblutungsstörung (AVK-Schweregrad nach Fontaine). Die vaskulär bedingte Claudicatio intermittens muss differenzialdiagnostisch von der Claudicatio spinalis (Cauda equina) abgegrenzt werden, das Kardinalsymptom der lumbalen Wirbelkanalstenose. Die Claudicatio intermittens der Cauda equina ist kein einheitliches Beschwerdebild. Es bestehen radikuläre Beschwerden wie Parästhesien, Schmerzen, Sensi-bilitätsstörungen und eine Schwäche, die im Stehen oder beim Gehen in einem oder beiden Beinen auftreten. Diese Symptome verschwinden oder bessern sich beim Stehenbleiben – wie bei der vaskulären Form – oder häufiger erst bei bestimmten Körperbewegungen.

Bemerkung: Die Beurteilung peripherer Durchblutungsstörungen ermöglicht auch der sog. Gehtest. Der Patient wird aufgefordert, bis zu 3 Minuten mit ca. 120 Schritten pro Minute auf einem langen Flur sich zu bewegen. Klinisch beurteilt werden Zeitpunkt des Auftretens der Beschwerden und Ort der Schmerzen; im Weiteren das Gangbild und mögliche Pausen. Wird bereits nach 60 Sekunden eine Pause eingelegt, so spricht dies für eine schwere Muskeldurchblutungsstörung, mittelschwere Durchblutungsstörungen liegen vor bei einer Gehstrecke von 1–3 Minuten. Treten Beschwerden erst nach einer Gehstrecke von über 3 Minuten auf, so handelt es sich um eine leichte Durchblutungsstörung.

Zu berücksichtigen ist, dass die Leistung durch kardiale und pulmonale, natürlich auch durch orthopädische Leiden, wie eine Koxarthrose und einen Kniegelenkverschleiß, begrenzt sein kann.

▄▄ Allen-Test (Faustschluss-Test)

Beurteilung einer arteriellen Durchblutungsstörung im Bereich der oberen Extremitäten.

Vorgehen: Der Patient sitzt. Er hebt den Arm über die Horizontale. Der Untersucher umgreift währenddessen das Handgelenk und unterbindet durch Fingerdruck die arterielle Zufuhr (Aa. radialis und ulnaris). Danach ballt der Patient seine Hand zu einer Faust, so dass das venöse Blut über die dorsalen Venen aus der Hand gepresst wird. Nach 1 Minute lässt der Patient den Arm hängen und öffnet die dann blasse Hand. Gleichzeitig löst der Untersucher die Kompression, zunächst von einer, dann von der anderen Arterie.

Beurteilung: Kommt es schnell zu einer gleichmäßigen Rötung von Handfläche und Fingern (entsprechend dem Versorgungsgebiet), so liegen regelrechte Durchblutungsverhältnisse vor. Ist die Hand- und Fingerdurchblutung gestört, so bilden sich die ischämischen Veränderungen der Hand nur zögernd zurück.

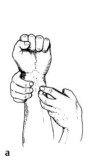
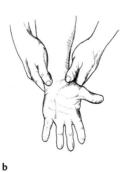

Abb. 10.**1a** u. **b**   Allen-Test:
a Palpation der Gefäße am erhobenen Arm,
b Palpation der Gefäße am hängenden Arm, mit Beurteilung der Hautdurchblutung.

a
b

Arterielle Durchblutungsstörungen (arterielle Verschlusskrankheit – AVK)

Arteria-vertebralis-Test nach George (De-Klyn-Test)

Prüfung einer Insuffizienz der A. vertebralis.

Vorgehen: Der Test erfordert zunächst einige Vorbefunde, da er nicht ganz ungefährlich ist. Geprüft werden müssen zunächst folgende Parameter: Blutdruck, Armpulse, A.-carotis-communis-und-subclavia-Puls mit Auskultation zur Feststellung von Strömungsgeräuschen. Liegen erhebliche pathologische Befunde eines der Parameter vor, so sollte dieser Test nicht vorgenommen werden. Finden sich keine wesentlichen Abnormitäten, so wird der sitzende Patient aufgefordert, den Kopf zu einer Seite maximal zu rotieren und gleichzeitig zu extendieren. Der Test kann auch im Liegen durchgeführt werden. Der Kopf überragt das Ende des Untersuchungstisches und ruht in den Händen des Untersuchers. Danach wird er in die sog. De-Klyn-Hängelage gebracht mit maximaler Rotation und Extension. Der Kopf sollte in der maximalen Rotations-/Extensionsstellung für ca. 20–30 Sekunden verbleiben bzw. gehalten werden. Der Patient wird aufgefordert zu sprechen (z. B. zählen).

Beurteilung: Kommt es unter dieser Maximalbewegung zu pathologischen Strömungsgeräuschen in der A. carotis communis, zu Schwindel, visuellen Erscheinungen, Übelkeit, Müdigkeit, Nystagmus, so liegt eine Stenose der A. vertebralis oder im Bereich der A. carotis communis

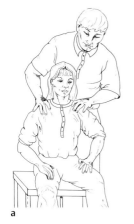
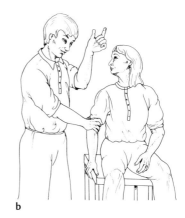

a b

Abb. 10.**2a** u. **b**   A.-vertebralis-Test nach George:
a Ausgangsstellung,
b Kopfrotation – Extension.

vor. Der Test hat insbesondere da seine Bedeutung, wo wegen Halswirbelsäulenbeschwerden mit gleichzeitigem Schwindel Behandlungen erfolgen sollen (Distraktions- und Manipulationsbehandlungen). Differenzialdiagnostisch bietet der Provokationstest für die A. vertebralis insofern eine Differenzierung, als Übelkeit, Schwindel und Nystagmus bei Vorliegen einer Wirbelblockierung zunächst zunehmen, dann aber schnell an Intensität verlieren. Bei Vorliegen einer Vertebralisinsuffizienz nehmen die Intensität der Übelkeit und Schwindelerscheinungen schon nach wenigen Sekunden schnell zu ohne abzuklingen.

▬ Ratschow-Boerger-Test

Beurteilung einer Gefäßerkrankung im Becken-/Beinbereich.
Vorgehen: Rückenlage. Der Patient wird aufgefordert, die Beine möglichst steil anzuheben und 2 Minuten Kreisbewegungen oder Plantarflexions-/Dorsalextensionsbewegungen im Sprunggelenk auszuführen.
Beurteilung: Der Gefäßgesunde kann diese Bewegungen ohne Beschwerden und ohne Abblassung der Fußsohle durchführen. Beim Gefäßkranken kommt es zu mehr oder weniger stark ziehenden Schmerzen und zu einer deutlichen Ischämie der Fußsohle der betroffenen

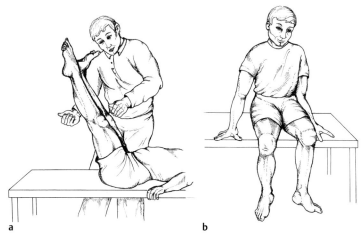

Abb. 10.**3a** u. **b**   Ratschow-Boerger-Test:
a Rückenlage mit angehobenen Beinen,
b sitzend mit herabhängenden Beinen.

Seite. Nach den 2 Minuten soll sich der Patient schnell aufsetzen und die Beine über die Liegenkante herunterhängen lassen. Beim Gefäßgesunden tritt innerhalb von 5–7 Sekunden die reaktive Hyperämie und Wiederauffüllung der Venen ein; beim Gefäßkranken ist dies umso verzögerter, je stärker die Einengung der Gefäße fortgeschritten ist.

Thoracic-Outlet-Syndrom (TOS)

Bei dem Thoracic-Outlet-Syndrom handelt es sich um ein Engpass-(Kompressions-)Syndrom im Bereich der oberen Thoraxapertur mit neurovaskulären Störungen. Das TOS kann kongenital bedingt sein durch eine Halsrippe, Hochstand der 1. Rippe, atypische Ligamente sowie Ausbildung eines M. scalenus minimus; erworben nach Kallusbildungen, Exostosen an der Klavikula und 1. Rippe sowie Veränderungen der Mm. scaleni (Fibrose, Hypertrophie des Muskels).

Je nach Ort der Kompression unterscheidet man das Hals-Rippen-Syndrom, Syndrom der 1. Rippe und Skalenussyndrom.

Kostoklavikulärer Test (Geisel-Handgriff)

Beurteilung eines Kompressionssyndroms des Nerven-Gefäß-Bündels im kostoklavikulären Bereich.

Vorgehen: Der Patient sitzt mit locker herabhängenden Armen. Der Untersucher tastet auf beiden Seiten die Radialispulse und achtet auf Amplitude und Frequenz. Nachfolgend abduziert der Patient beide Arme mit gleichzeitiger Außenrotation und Rückführung der Schultern (Geisel-Stellung). In dieser Stellung tastet und beurteilt der Untersucher nochmals beide Radialispulse.

Beurteilung: Eine Abschwächung oder Fehlen des Radialispulses auf einer Seite, ischämische Hautveränderungen oder Parästhesien sind deutliche Hinweise auf eine Kompression des Nerven- bzw. Gefäßbündels im kostoklavikulären Bereich (zwischen 1. Rippe und Schlüsselbein).

Hyperabduktionstest

Hinweis auf ein Skalenussyndrom.

Vorgehen: Der Patient steht und abduziert beide Arme über 90° hinaus bei gleichzeitiger Rückführung der Schultern. Nachfolgend öffnet und schließt er über 2 Minuten die Hände jeweils zur Faust.

10 Arterielle Durchblutungsstörungen (arterielle Verschlusskrankheit – AVK)

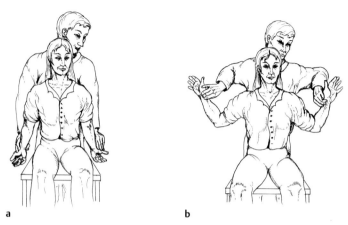

Abb. 10.**4a** u. **b** Kostoklavikulärer Test:
a Ausgangsstellung mit Tasten der Radialispulse,
b Tasten der Radialispulse bei Abduktion – Außenrotation der Arme und Rückführung der Schultern.

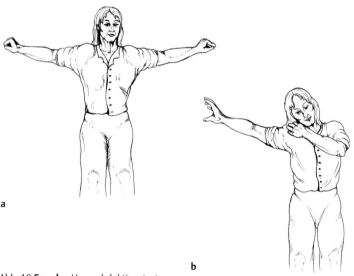

Abb. 10.**5a** u. **b** Hyperabduktionstest:
a Ausgangsstellung mit Abduktion beider Arme und Rückführung der Schultern,
b Schmerzauslösung rechte Schulter

Arterielle Durchblutungsstörungen (arterielle Verschlusskrankheit – AVK)

Beurteilung: Schmerzen im Schulter-/Armbereich eines Arms, ischämische Hautveränderungen und Parästhesien sind deutliche Hinweise auf eine Kompression des Nerven- bzw. Gefäßbündels, in erster Linie bedingt durch Veränderungen der Skalenusmuskulatur (Fibrose, Hypertrophie, Ausbildung eines M. scalenus minimus).

Claudicatio-intermittens-Test

Hinweis auf ein kostoklavikuläres Engpasssyndrom.
Vorgehen: Der Patient steht. Er abduziert beide Arme und rotiert sie gleichzeitig nach außen. Nachfolgend wird er angewiesen, die Finger beider Hände über 1 Minute schnell zu beugen und zu strecken.
Beurteilung: Sinkt der Arm auf einer Seite schon nach wenigen Fingerbewegungen ab und treten ischämische Hautveränderungen, Parästhesien und Schmerzen im Schulter-/Armbereich auf, so spricht dies für ein kostoklavikuläres Engpasssyndrom mit Einengung der neurovaskulären Strukturen.

Ursachen können Exostosen, Rippenveränderungen und anatomische Variationen im Bereich der Skalenusmuskulatur sein.

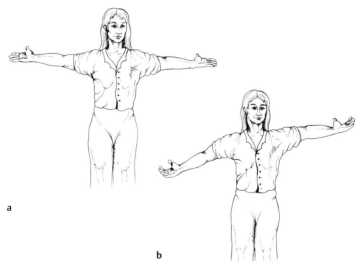

Abb. 10.**6a** u. **b** Claudicatio-intermittens-Test:
a Ausgangsstellung mit Abduktion und Außenrotation der Arme,
b Schmerzen rechts mit Absinken des Arms.

Allen-Handgriff

Hinweis auf ein Thoracic-Outlet-Syndrom.
Vorgehen: Der Patient sitzt. Der zu untersuchende Arm wird in Mittelstellung am Körper gehalten und im Ellenbogengelenk 90° gebeugt. Der Untersucher steht hinter dem Patienten und greift mit einer Hand das Handgelenk des Patienten bei gleichzeitigem Tasten des Radialispulses, die andere Hand des Untersuchers stützt den Patienten in Höhe der oberen Brustwirbelsäule. Nachfolgend führt der Untersucher den Arm deutlich zurück (in eine Überstreckung) und rotiert ihn gleichzeitig im Schultergelenk nach innen. Der Patient wird gebeten, den Kopf zur Gegenseite (von der zu testenden Seite weg) zu rotieren.
Beurteilung: Eine Abschwächung oder ein Verschwinden des Radialispulses, Schmerzen im Schulter-/Armbereich, ischämische Veränderungen und Parästhesien sind Hinweise auf ein kostoklavikuläres Engpasssyndrom (Kompression der A. subclavia zwischen der 1. Rippe und dem Schlüsselbein) oder ein Skalenussyndrom (Kompression des Nerven- und Gefäßbündels zwischen dem mittleren und vorderen Skalenusmuskel infolge einer Fibrose oder Hypertrophie).

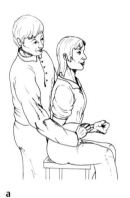
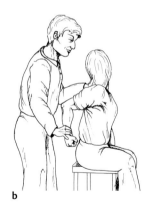

a
b

Abb. 10.**7a** u. **b** Allen-Handgriff:
a Ausgangsstellung bei gleichzeitigem Tasten des Radialispulses,
b Adduktionsstellung mit Überführen des Arms in eine Überstreckung und Innenrotation – Kopfrotation zur Gegenseite.

Armhaltetest

Vorgehen: Der Patient wird aufgefordert, beide Arme supiniert auf 90° vorzuheben und dabei die Augen zu schließen.

Beurteilung: Eine Pronation und anschließend einseitiges Absinken des Arms sprechen für eine latente zentrale Hemiparese. Kommt es bei geschlossenen Augen zuerst zu einem Absinken des Arms und erst danach zur Pronation der Hand, muss eine psychogene Beeinflussung in Betracht gezogen werden.

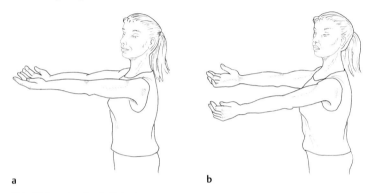

Abb. 10.8a u. b   Armhaltetest:
a Vorhalten beider Arme in Supination mit geschlossenen Augen,
b Pronationsbewegung mit einseitigem Absinken des linken Arms.

Beinhaltetest

Vorgehen: Bei einer latenten Parese der unteren Extremitäten in Rückenlage lässt man den Patienten die Augen schließen und die Hüft- und Kniegelenke je rechtwinklig beugen und achtet auf ein Absinken des Unterschenkels.

Beurteilung: Die neurologische Untersuchung der unteren Extremitäten beginnt beim steh- und gehfähigen Patienten mit der Inspektion des Gangbildes und der Aufforderung zur Demonstration des Zehen-/Spitzenstandes bzw. -ganges und des Fersenstandes bzw. -ganges. Dadurch gelingt meist schon der Ausschluss grober motorischer Ausfälle. In Rückenlage prüft man zunächst die grobe Kraft des M. quadrizeps durch Kniestreckung (L 3/L 4), des M. extensor digitorum und M. hallucis longus durch Dorsalextension der Zehen (L 5) sowie des M. trizeps surae durch Plantarflexion des Fußes (S 1) gegen den jeweiligen Wider-

10 Arterielle Durchblutungsstörungen (arterielle Verschlusskrankheit – AVK)

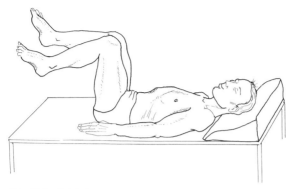

Abb. 10.8 Beinhaltetest

stand des Untersuchers. Kommt es beim Beinhaltetest zum Absinken eines der beiden Unterschenkel, kann dies als Zeichen einer zentralen Hemiparese gedeutet werden.

Literatur

1 Wirbelsäule

Bauer, R. (1975):Erkrankungen der Wirbelsäule. Diagnose und Therapie. Thieme, Stuttgart
Bradford, D. S. (1977): Juvenile Kyphosis. Clinical Orthopaedics and Related Research 128, 45-55
Brocher, J. E. W. (1946): Die Scheuermann'sche Krankheit und ihre Differentialdiagnose. Schwabe, Berlin
Brocher, J. E. W., H. G. Willert (1980): Differentialdiagnose der Wirbelsäulenerkrankungen. 6. Auflage. Thieme, Stuttgart
Debrunner, H. U., E. W. Ramseier (1990): Die Begutachtung von Rückenschäden. Huber, Bern
Delank, H.-W. (1995): Neurologie. Enke, Stuttgart
Dvorák, J., V. Dvorák (1991): Manuelle Medizin. 4. Auflage. Thieme, Stuttgart
Dvorák, J., D. Grob (1999): Halswirbelsäule. Thieme, Stuttgart
Eder, M., H. Tilscher (1991): Schmerzsyndrome der Wirbelsäule. 5. Auflage. Hippokrates, Stuttgart
Frisch, H. (1987): Programmierte Untersuchung des Bewegungsapparates, Chirodiagnostik. 2. Auflage. Springer, Berlin
Graf-Baumann, T., A. Möhrle, W. Weissauer (1996): Chirotherapie – Untersuchung und Behandlung. Manuelle Med. 34, 1-3
Grifka, J. (1995): Klinische Untersuchung bei Lumbalsyndromen in der gutachterlichen Praxis. In: Arbeitsmedizin aktuell, Sonderdruck 37/1995. Gustav Fischer, Stuttgart
Hauberg, G. (1958): Kyphose und Lordose. In: Hohmann, G., M. Hackenbroch, K. Lindemann: Handbuch der Orthopädie, Bd. II. Thieme, Stuttgart
Heipertz, W., E. Schmitt (1978): Wirbelsäulenerkrankungen. Diagnostik und Therapie. Springer, Berlin
Hohmann, D., B. Kügelgen, K. Liebig, M. Schirmer (1983): Neuroorthopädie I. Halswirbelsäulenerkrankungen mit Beteiligung des Nervensystems. Springer, Berlin
Hohmann, D., B. Kügelgen, K. Liebig, M. Schirmer (1984): Neuroorthopädie II. Lendenwirbelsäulenerkrankungen mit Beteiligung des Nervensystems. Springer, Berlin
Hoppenfeld, S. (1992): Klinische Untersuchung der Wirbelsäule und Extremitäten. Fischer, Stuttgart
Kissling, R. (1993): Die Kreuzdarmbeingelenke. Enke, Stuttgart
Krämer, J. (2001): Bandscheibenbedingte Erkrankungen. 3. Auflage. Thieme, Stuttgart
Lang, J. (1991): Klinische Anatomie der Halswirbelsäule. Thieme, Stuttgart
Mennell, J. (1952): Joint Manipulation. Churchill, London
Mumenthaler, M., H. Schliack (1993): Läsionen peripherer Nerven. Diagnostik und Therapie. 6. Auflage. Thieme, Stuttgart
Penning, L. (1976): Normale Bewegungen der Halswirbelsäule. In: Die Wirbelsäule in Forschung und Praxis, Bd. 62. Hippokrates, Stuttgart
Perret, C., S. Poiraudeau (2001): Validity, reliability and responsiveness of the finger-to-floor-test. Arch. Phys. Med. Rehabil. 11, 1566-1570
Scheuermann, H. W. (1977): The classic: Kyphosis dorsalis juvenilis. Clin. Orthop. 128, 5-7
Schirmer, M. (1985): Der thorakale Bandscheibenvorfall. Orthopäde 14, 112

Schmorl, G., H. Junghans (1968): Die gesunde und kranke Wirbelsäule in Röntgenbild und Klinik. 5. Auflage. Thieme, Stuttgart

Slatter, P. (1979): Sakroiliakaler Schmerz bei Instabilität. In: Neumann, H. D., H. D. Wolf (Hrsg.): Theoretische Fortschritte und praktische Erfahrungen der manuellen Medizin. Konkordia, Bühl/Baden

Strohal, R. (1976): Manuelle Therapie bei Wirbelsäulenerkrankungen. Urban & Schwarzenberg, München

2 Schultergelenk

Andrews, J. R., S. Gillogly (1985): Physical examination of the shoulder in throwing athletes. In: Zairns, B., J. Andrews, W. Carson (eds.): Injuries to the throwing arms. Saunders, Philadelphia, 51-65

Ballmer, F. T., S. M. Lambert, R. Hertel (1997): Napoleon's Sign: A Test to assess Subscapularis function. J. Shoulder Elbow Surg. 6 (2), 193

Codman, E. A. (1934): Rupture of the supraspinatus tendon. In: The shoulder ruptures of the supraspinatus tendon and other lesions in or about the subacromial bursa. Krieger, Malabar, 146-155

Gagey, O. J., N. Gagey (2001): The hyperabduction test. J. Bone Joint Surg. Br. 83, 69-74

Gerber, C., R. Ganz (1984): Clinical assessment of instability of the shoulder. With special reference to anterior and posterior drawer tests. J. Bone Joint Surg. 66, 551-556

Gross, M. L., M. C. Distefano (1997): Anterior release test. A new test for occult shoulder instability. Clin. Orthop 339, 105-108

Habermeyer, P. (2002): Schulterchirurgie. 3. Auflage. Urban und Fischer, München

Hawkins, R. J., J. B. Desmond (1998): Clinical evaluation of shoulder problems. In: Rockwood, C. A., F. A. Matsen (eds.): The shoulder. 2nd edition. Saunders, Philadelphia, 189 (64-97)

Hertel, R., F. T. Ballmer, S. M. Lambert, C. Gerber (1996): Lag signs in the diagnosis of rotator cuff rupture. J. Shoulder Elbow Surg. 5, 307-313

Jobe, F. W., C. M. Jobe (1983): Painful athletic injuries of the shoulder. Clin. Orthop. 173, 117-124

Kibler, W. B. (1995): Specifity and sensitivity of the anterior slide test in throwing athletes with superior glenoid labral tears. Arthroscopy 11, 296-300

Ludington, N. A. (1923): Rupture of the long head of the biceps cubiti muscle. Am. J. Surg. 77, 358

Neer, C. S. (1985): Involuntary inferior and multidirectional instability of the shoulder: etiology, recognition and treatment. Instr. Course Lect. 34, 232-238

O'Brien, S. J., M. J. Pagnani, S. Fealy, R. Scott (1998): The active compression test: a new and effective test for diagnosing labral tears and acromioclavicular joint abnormality. Am. J. Sports. Med. 26, 610-613

Rockwood, C. A., F. A. Matsen (1998): The Shoulder. 2nd edition, Vol. 1. Saunders, Philadelphia

Rowe, C. R., B. Zarins (1981): Recurrent transient subluxation of the shoulder. J. Bone Joint Surg. 63, 863-872

Walch, G., A. Boulahia, S. Calderone, A. H. N. Robinson (1998): The „dropping" and "hornblower's signs in evaluation of rotator-cuff tears. J. Bone Joint Surg. 80, 624-628

Yergason, R. M. (1931): Supination sign. J. Bone Joint Surg. 13, 106

3 Ellenbogengelenk

Benjamin, S. J., D. A. Williams, J. H. Kalbfleisch, P. W. Gormann, P. C. Panus (1999): Normalized forces and active range of motion in unilateral radial epicondylalgia (tennis elbow). J. Orthop. Sports Phys. Ther. 29, 668-676

Dejung, B., M. Strub (1994): Die Behandlung der lateralen Epikondylodynie. Physiotherapie 2/94, 4-7
Hannouche, D., T. Begue (1999): Functional anatomy of the lateral collateral ligament complex of the elbow. Surg. Radiol. Anat. 21, 187-191
Jobe, F. W., G. Nuber (1986): Throwing injuries of the elbow. Clin. Sports Med. 5, 621
Kalb. K., P. Gruber, B. Landsleitner (1999): Compression syndrome of the radial nerve in the area of the supinator groove. Experiences with 110 patients. Handchir. Mikrochir. Plast. Chir. 31, 303-310
Koebke, J. (1992): Funktionelle Anatomie und Biomechanik des Ellenbogengelenkes. In: Stahl, Zeitler, Koebke, Lorenz (Hrsg.): Klinische Arthrologie, 3. Erg. Lfg. 11, 1-9
London, J. T. (1981): Kinematics of the elbow. J. Bone Joint Surg. Am. 64 (4), 529-535
Moore, G., E. Wernet (1989): Bänderverletzungen und Luxationen des Ellenbogengelenkes. Orthopäde 18, 268-272
Morrey, B. F. (1985): The Elbow and its Disorders. Saunders, Philadelphia
Theriaolt, G., P. Lachance (1998): Golf injuries. An overview. Sports. Med. 26, 43-57
Yocum, L. A. (1989): The diagnosis and nonoperative treatment of elbow problems in the athlete. Clin. Sports Med. 8, 439

4 Handgelenk, Hand und Finger

Bunnell, S. (1938): Opposition of the thumb. J. Bone Joint Surg. 20, 269-284
Burke, F. D. (2000): Carpal tunnel syndrome: reconciling „demand management" with clinical need. J. Hand Surg. 25/B, 121-127
Finkelstein, H. (1930): Stenosing tendovaginitis at the radial styloid process. J. Bone Joint Surg. 12, 509
Hoffmann, R. (1997): Checkliste. Handchirurgie. Thieme, Stuttgart
Kalb, K., P. Gruber, P. Landsleitner (1999): Das Kompressionssyndrom des Nervus radialis im Bereich der Supinatorloge. Erfahrungen mit 110 Patienten. Handchir. Mikrochir. Plast. Chir., 303-310
Moberg, E. (1966): Methods of examining sensibility in the hand. In: Flynn, J. E.: Hand Surgery. Williams and Wilkins, Baltimore
Nigst, H. (Hrsg.; 1982): Frakturen, Luxationen und Dissoziationen der Karpalknochen (Bibliothek für Handchirurgie). Hippokrates, Stuttgart
Phalen, G. S. (1966): Carpal-tunnel-Syndrome. Seventeen years experience in diagnosis and treatment of six hundred fifty-four hands. J. Bone Joint Surg. Am. 48A, 211
Richter, M., P. Brüser (1999): Die Wertigkeit der klinischen Diagnostik beim Karpaltunnel-Syndrom. Handchir. Mikrochir. Plast. Chir. J., 373-376
Spinner, M. (1980): Management of nerve compression lesions of the upper extremity. In: Omer, G. E., M. Spinner: Management of peripheral nerve problems. Saunders, Philadelphia
Watson, H. K., D. Ashmead, M. V. Makhlouf (1988): Examination of the scaphoid. J. Hand Surg. 13/A, 657-660
Wilhelm, K. (1987): Kompressionssyndrome des Nervus ulnaris und Nervus medianus im Handbereich. Orthopäde 16, 465-471

5 Hüftgelenk

Fitzerald, R. H. J. (1995): Acetabular labrum tears. Diagnosis and treatment. Clin. Orthop. 311, 60-68
Hofmann, S., C. Tschauner, M. Urban, T. Eda, C. Czerny (1998): Klinische und bildgebende Diagnostik von Labrumläsionen. Der Orthopäde 27. Springer, Berlin, 681-689
Klaue, K., C. Durnin, Z. R. Ganz (1991): The acetabular rim syndrome. A clinical presentation of dysplasia of the hip. J. Bone Joint Surg. Br. 73, 423-429

Ortolani, M. (1937): Un segno poco noto es sua importanza per la diagnosi precoce de prelussazione congenital dell'anca. Pediatri 46, 129-134

Roser, W. (1864): Die Lehre von den Spontanluxationen. Arch. Heilk. 5, 542-545

Ruwe, P. A., J. R. Gage, M. B. Ozonoff, P. A. DeLuca (1992): Clinical determination of femural anteversion. A comparison with a test established techniques. J. Bone Joint Surg. Am. 74, 820-830

6 Kniegelenk

Baumgartl, F., G. Thiemel (1993): Untersuchung des Kniegelenks. Thieme, Stuttgart

Gaudernak, T. (1992): Die instabile Kniescheibe. Maudrich, Wien

Grood, E. S., F. R. Noyes (1988): Diagnosis of knee ligament injuries: Biomechanical precepts. In: Feagin, J. A. (ed.): The crucial ligaments. Diagnosis and treatment of ligamentous injuries about the knee. Churchill Livingstone, New York, 245-260

Hertel, P., L. Schweiberer (1975): Biomechanik und Pathophysiologie des Kniebandapparates. Hefte Unfallheilk. 125, 1-16

Hughston, J. C. (1969): The posterior cruciate ligament in knee joint stability. J. Bone Joint Surg. Am. 51, 1045-1046

Hughston, J. C., J. R. Andrews, M. J. Cross, A. Moschi (1976): Classification of knee ligament instabilities. Part I: The medial compartement and cruciate ligaments. Part II: The lateral compartement. J. Bone Joint Surg. Am., 159-179

Hughston, J. C. (1993): Extensor mechanism examination. In: Fox, J. M., W. Del Pizzo (eds.): The patellofemoral joint. McGraw Hill, New York, 63-74

Jäger, M., C. J. Wirth (1978): Kapselbandläsionen. Thieme, Stuttgart

Jäger, R., J. Hassenpflug (1981): Über die Mechanik des Pivot-Shift-Zeichens. In: Jäger, M., M. H. Hackenbroch, H. J. Refior (Hrsg.): Kapselbandläsionen des Kniegelenkes. Thieme, Stuttgart, 104-108

Jakob, R. P., H.-U. Stäubli, J. T. Deland (1987): Grading the pivor shift. J. Bone Joint Surg. Br. 69, 294-299

Jakob, R. P., H.-U. Stäubli (1990): Pathomechanische und klinische Konzepte des Pivot-Shift-Phänomens. In: Jakob, R. P., H.-U. Stäubli (Hrsg.): Kniegelenke und Kreuzbänder. Springer, Berlin, 160-171

Kaplan, E. B. (1958): The iliotibal tract. J. Bone Joint Surg. Am. 40, 817-832

Kohn, D. (2000): Das Knie. Thieme, Stuttgart

Losee, R. E. (1983): Concepts of the pivot shift. Clin Orthop. 172, 45-51

Martens, M. A., J. C. Mulier (1981): Anterior subluxation of the lateral tibial plateau. Arch. Orthop. Trauma Surg. 98, 109-111

Martens, M., P. Liebbrecht, A. Burssens (1989): Surgical treatment of the iliotibial band friction syndrome. Am. J. Sports Med. 17, 651-654

Müller, W. (1982): Das Knie. Funktion und ligamentäre Wiederherstellungschirurgie. Springer, Berlin

Noyes, F. R., E. S. Grood, P. A. Torzilli (1989): The definition of terms for motion and position of the knee and injuries of the ligaments. J. Bone Joint Surg. Am. 71, 465-472

Owens, T. C. (1994): Posteromedial pivot shift of the knee: A new test for rupture of the posterior cruciate ligament. J. Bone Joint Surg. Am. 76, 532-539

Shelbourne, D. K., F. Benedict, J. R. McCarroll, A. C. Rettig (1989): Dynamic posterior shift test. An adjuvant in evaluation of posterior tibial subluxation. Am J. Sports Med. 17, 275-277

Slocum, D. B., R. L. Larson (1968): Rotatory instability of the knee. J. Bone Joint Surg. Am. 50, 211-225

Strobel, M., H. W. Stedtfeld (1991): Diagnostik des Kniegelenkes. Springer, Berlin

7 Fuß

Alexander, I. J. (1990): The foot. Examination and diagnosis. Churchill Livingstone. London
Hermann, B., B. Ritter, D. Steiner, G. Eggers-Stroeder (1991): Ätiologie, Diagnostik und Therapie des Tarsaltunnelsyndroms – Ergebnis einer Retrospektivuntersuchung. Z. Orthop. 129, 332-335
Hohmann, G. (1922): Über Hallux valgus und Spreizfuß, ihre Entstehung und physiologische Behandlung. Arch. Orthop. Unfallchir. XI, 525
Jahss, M. H. (1991): Disorders of the Foot and Ankle. Saunders, Philadelphia
Mann, R. A., M. J. Coughlin (1995): Surgery of the Foot and Ankle. Sixth Edition, Volume 1. Mosby, St. Louis
Mumenthaler, M., C. H. Probst (1964): Das Tarsaltunnelsyndrom. Schweiz. Med. Wochenschr. 94, 373
Neale, D., I. M. Adams (1989): Common Foot Disorders. Churchill Livingstone, Edinburgh
Rabel, C. R. H., W. Nyga (1982): Orthopädie des Fußes. Enke, Stuttgart
Segesser, B., A. Goesle, P. Renggli (1995): Die Achillessehne beim Sportler. Orthopäde 24 (3), 252-267
Thermann, H., H. Zwipp (1988): Achillessehnenruptur. Orthopäde 18, 321-333

8 Haltungsstörung

Gutmann, G. F., G. Vehle (1978): Das aufrechte Stehen. Forschungsbericht des Landes Nordrhein-Westfalen
Klee, A. (1995): Zur Aussagefähigkeit des Armvorhaltetestes nach Matthiaß. Z. Orthop. Grenzgeb. 133, 207-213
Matthiaß, H. H. (1966): Probleme der Haltungsbeurteilung. Lohmann, Düren
Niethard, J. U. (1997): Orthopädische Untersuchung und Beurteilung der Haltung von Kindern und Jugendlichen. In: Bernau, A.: Wirbelsäule und Statik. Prakt. Orthop. Bd. 28. Thieme, Stuttgart

9, 10 Venenthrombose, arterielle Durchblutungsstörungen

Jäcker, H. C. (1992): Die Beurteilung des Hohlhandbogens durch den Allen-Test und den Doppler-Hohlhandtest nach Ruland im Spiegel seiner klinischen Bedeutung – 1991. Mikroreprod. E.M.s.: 110, Bl. 12, graph. Darst. Münster (Westfalen), Univ. Diss.
Kim, J., S. Richards, P. J. Kent (2000): Clinical examination of varicose veins – a validation study. Annals of the Royal College of Surgeons of England. Vol. 82 (3), 171-175
Partsch, H., W. Blättler (2000): Compression and walking versus bed rest in treatment of proximal deep venous thrombosis with low molecular weight heparin. J. of vascular Surg. North American Chapter, Vol. 32 (5), 861-869
Stober, R. (1989): Das Thoracic-outlet-Syndrom. Schweiz. Rundschau Med. 78(39), 1063-1070
Wenz, W., M. Rahmanzadeh, K. J. Husfeldt (1998): Das neurovaskuläre Kompressionssyndrom der oberen Thoraxapertur: Eine wichtige Differentialdiagnose für Beschwerden im Bereich der oberen Extremität. Deutsches Ärzteblatt 95, Ausgabe 13, S. A/736 – B/596 – C/561

Sachverzeichnis

Abduktions-Adduktions-Test 222 f
Abduktions-Außenrotations-Test 79 f
Abduktionsbelastungstest 47 f
Abduktionskontraktur 158
Abott-Saunders-Test 93
Achillessehnenklopftest 265 f
Achillessehnenreflex 49, 265 f
Achillessehnenruptur 58, 264 f
Achselzucken 71 f
Active-Compression-Test nach O'Brien 98 f
Adam-Zeichen 23
Adduktionskontraktur 158
Adduktionstest
– – forcierter am hängenden Arm 89 f
– – gekreuzter 91
Adduktorenkanal, Druckschmerz 282
Adduktorenmuskulatur 34 f
Affenhand 127, 148
Aggravation 11, 55
Akromioklavikulargelenk 62, 68, 87 f
– Instabilität 90
– Luxation 87
– Osteophyten 72
– Schmerz 89, 91, 96
– Sprengung 90
– Subluxation 87
Akromioklavikulargelenksaffektion 83
Akromioklavikulargelenksarthrose 83 f
– – Active-Compression-Test nach O'Brien 99
– Adduktionstest, gekreuzter 91
– Differenzialdiagnose 100
– Horizontalverschiebetest 90
– schmerzhafter Bogen 88
Akromioklavikulargelenk–Verletzung, Einteilung nach Tossy 87

Allen-Handgriff 294
Allen-Test 288
Anterior-Drawer-Test nach Gerber-Ganz 106 f
Anvil-Test 169 ff
Apleyscher
– Distraktionstest 204 f
– Kompressionstest 204 f
Appendizitis 27
Apprehensionphänomen 103
Apprehensiontest
– anteriorer 101 ff
– nach Fairbank 198 f
– – – hinterer 107 f
– – – im Stand 109 f
– inferiorer 111 f
– beim liegenden Patienten 103 f
Arm
– Abduktionsschwäche 73 f
– Adduktionsstest, forcierter 89 f
– Außenrotationsschwäche 79 f
– Elevation 72 f, 101
– – schmerzhafte 73
– Halteschwäche 82
– innenrotierter 81
– Pseudoparalyse 82
Armhaltetest 295
Armnerv, Kompressionssyndrom 140 ff
Armschmerz, Differenzierung 18
Arteria
– carotis communis, Strömungsgeräusch 289
– radialis 288
– subclavia 294
– ulnaris 288
– vertebralis 11 f, 289
Arteria-vertebralis-Test nach George 289 f
Arthrose 113
Atlantoaxialgelenk 13
Atlantooccipitalgelenk 13
Außenmeniskus 203, 212
– Hinterhornläsion 215

Außenmeniskusläsion 204, 206
– Bragard-Test 208
– Merke-Test 214
– Payr-Test 210
– Rotationskompressionstest nach Pässler 218
– Steinmann-Zeichen 211
Außenrotationsrekurvatumtest nach Hughston 252
AVK s. Verschlusskrankheit, arterielle

B

Baker-Zyste 188
Ballottement-Test
– lunotriquetraler 139
– skapholunarer 137 ff
Bändertest 32 ff
Bandlaxität 100, 249
Bandscheibe, Integritätsprüfung 22
Bandscheibenschaden 15, 25
Bandscheibenvorfall 17, 37
– beim Kind 181
– Lasègue-Zeichen 50
– Nervenwurzelkompressionssyndrom 48 ff
– posterolateraler 22
Barlow-Dislokationstest 176
Bauchmuskulatur, Leistungsfähigkeit 275 f
Bechterew-Krankheit 10
Becken, Fehlstellung 158
Beckenbandveränderung 25
Beckenligament, Prüfung 32 ff
Beckenligamentreizung 51
Beckenschiefstand 179 f
Beckenstellung 1, 157
Beckenvenensporn 281
Beinhaltetest 295 f
Beinlängendifferenz
– funktionelle 179
– Galeazzi-Ellis-Test 178 f
– variable 32, 42 f
Beinlängendifferenz-Test 179 ff

303

Sachverzeichnis

Beinlängenuntersuchung 158
Beinschmerz 48, 281
Beinstauchungsschmerz, axialer 171 f
Beinvenenthrombose 285
Beinverkürzung 158, 175 f
Beinverlängerung 175 f, 179 f
Belly-Off-Test 78
Belly-Press-Test 78
Beru-Zeichen 98
Beugesehnentest 132 ff
Bewegungsausmaß
– aktives 11
– passives 11
Bewegungseinschränkung 11
Bewegungsumfang
– Ellenbogengelenk 116
– Fuß 256 f
– Hand 128 f
– Hüftgelenk 159
– Kniegelenk 189
– Schultergelenk 63
– Sprunggelenk 256 f
– Wirbelsäule 2 ff
Bizepssehne, lange 91 ff
– – Dehnungstest 99
– – Dislokation 96
– – Funktionsprüfung 94
– – Luxation 67, 97 f
– – Reposition 97
– – Ruptur 72, 91
– – – Hueter-Zeichen 95
– – Subluxation 91, 93 f
– – Tendinitis 91, 96
Bizepssehnentest, unspezifischer 92
Blocktest 266
Böhler-Krömer-Test 211 ff
Bonnet-Zeichen 50 ff
Bowden-Test 119
Brachialgie 141
Bragard-Test 54 f, 206 ff
Bronchialasthma 10
Brustkyphose 278
Brustumfangsdifferenz 10
Brustumfangstest 9 f
Brustwirbelsäule 2, 6
– Funktionstest, segmentaler 24
Brustwirbelsäulentest 23 ff
Bruzinski-Zeichen 59
Bunnell-Littler-Test 136 f
Bursa
– subacromialis 68 ff, 93
– subcoracoidea 93
– subdeltoidea 68
– subscapularis 93

Bursitis 84
– olecrani 113
– subakromiale 70
Bursitistest 68 ff

C

Cabot-Test 215
Chair-Test 118 f
Childress-Zeichen 217
Chondropathia patellae 193 f, 196
Chopart-Gelenk 269
Claudicatio
– intermittens 287
– spinalis 287
Claudicatio-intermittens-Test 293
Codman-Griff 66 f
Coleman-Seitenblocktest 266 f
Computertomographie 1
Cozen-Test 121 f
– umgekehrter 122 f
Cross Body Action 91, 96
Cross-over-Test nach Arnold 243

D

Darmbeinschaufel, asymmetrische 179
Daumen
– Bewegungsumfang 128 f
– Intrinsic-plus-Stellung 136 f
– Oppositionsschwäche 148, 150
Daumenabduktion 144 f
– schmerzhafte 134
Daumenendgelenk 134
Daumengrundgelenk
– Kollateralbandruptur, ulnare 140
– Stabilitätstest 140
Daumensattelgelenk 128
Daumensattelgelenkarthrose 134 f
Daumenstrecktest 145 f
Dawbarn-Test 70
Dead-Arm-Sign 103
DeAnquin-Test 97
Dehnungstest 99
De-Klyn-Test 289 f
Derbolowsky-Zeichen 42 f
Dermatom 48 f
Differenzialtest nach Lasègue 55 f
Diskushernie 26 f
Dornfortsatz 6 f

Dornfortsatz-Klopftest 25 f
Dorsalflexion 270
Drehmann-Zeichen 169 f
Drei-Phasen-Test 36 f
Drei-Stufen-Hyperextenstionstest 36 f
Dreyer-Test 203
Drop arm sign 75, 81 f
Druckerhöhung
– intraspinale 17
– retropatellare 163 f
Duchenne-Hinken 158
Duchenne-Zeichen 172 f
Dugas-Zeichen 91, 98
Durasack, Adhärenz 19
Durchblutungsstörung, arterielle 287 ff
Durchhangtest, dorsaler 250

E

Einbeinstand 172
Ellenbogenbeugetest 125
Ellenbogengelenk 113 ff
– Bewegungsstresstest 121
– Bewegungsumfang 116
– Engpasssyndromtest 124 ff
– Funktionstest 116
– Hyperflexionstest 116 f
– Stabilitätsstest 117 f
– Supinationsstresstest 117
Ellenbogengelenkarthrose 113
Ellenbogengelenkerguss 113
Ellenbogengelenkschmerz 115
Emphysem 10
Empty-can-Test 74 f
Engpasssyndrom 113, 291
– kostoklavikuläres 293 f
Engpasssyndromtest 124 ff
Epicondylitis humeri
– – lateralis 113, 118 ff
– – – Bewegungsstresstest 121
– – – Cozen-Test 121 f
– – medialis 113, 122 f
Epikondylitistest 118 ff
Epiphysiolyse 169
Epiphysiolysis capitis femoris 157
Eversion 256
Exspiration, schmerzhafte 10
Extensionskompressionstest, Halswirbelsäule 22 f

Sachverzeichnis

F

Fabere-Patrick-Zeichen 174 f
Facettendruckschmerztest 196 f
Facettengelenk, Dysfunktion 20
Facettengelenkschmerz 17
Facettensyndrom 50 f
Fallhand 127, 145
Faustschluss 148
Faustschluss-Test 288
Federtest 28
Federungstest 34 f
– cum femore 40 f
Femoralis-Dehnungsschmerz 50
Femoralis-Lasègue-Test 59 f
Femoropatellargelenk
– Arthrose 193
– Dekompression 202
– Funktionsstörung 169
Femur, distales, Subluxa-tion 242, 244
Ferse, Varisierung 268
Fersendrucktest 272 f
Fersengang 49, 295
Fersengang-Zehengang-Test 58
Fersen-Gesäß-Abstand 189
Fersenschmerz 272
Finger 127 ff
– Bewegungsumfang 128 f
– Funktionstest 132 ff
– Intrinsic-plus-Stellung 136 f
– Störung, sensible 141 f
Fingerbeugung 143 f
Finger-Boden-Abstand 3
Fingergelenkschmerz 130 f
Fingerspitzen-Boden-Abstand-Test 6
Fingerspitzentest 162 f
Fingerzeichen-Test 68
Finkelstein-Test 134 f
Finoschietto-Zeichen 216 f
Flaschentest nach Lüthy 151
Flexionskompressionstest, Halswirbelsäule 21 f
Foramen intervertebrale
– – Druck 20
– – Verengung 18
Foramina-intervertebralia-Kompressionstest 21
– maximaler 19 f
Fouche-Zeichen 205 f
Fowler-Test 103
Froment-Zeichen 153
Frozen Shoulder 67, 71
Fukuda-Test 109 f

Fulcrum-Test 102, 112
Funktionstest, segmentaler 14, 24
Fuß 255 ff
– ägyptischer 257
– Bewegungsumfang 256 f
– Funktionstest 260 ff
– griechischer 257
– intermediärer 257
Fußbodenabstand 276
Fußdeformität 266 f
Fußflexibilitätstest 267 f
Fußschmerz 258 f
Fußsohle, Missempfindung 274
Fußsohlenschmerz 282
Fußsupination 56
Fußventralbewegung 271
Fußwölbung 257
– mediale, abgeflachte 267 f

G

Gaenslen-Test 43 f
Galeazzi-Ellis-Test 178 f
Galway-Test 232
Gangbild 158, 295
Gangrän 287
Gänsslen-Handgriff 262 f
Gefäßerkrankung 290
Gehstrecke 287 f
Gehtest 287
Geisel-Handgriff 291
Gelenkkörper, freier 113, 221
Genu valgum 194
Gilcrest-Test 97
Giving way 234
Giving-Way-Test nach Jakob 244 f
Glide-Test 194
Godfrey-Test 253
Golferellenbogen 113, 122 f
Golferellenbogen-Zeichen 123 f
Graded Pivot-Shift-Test nach Jakob 234 ff
Gravity-Sign-Rekurvatum-Test 250 ff
Griffstärke 143 f
Grinding-Test 204
Grind-Test 135 f
Grobgriff 143 f
Gürteltest 30 f

H

Hallux
– rigidus 255, 262 f
– valgus 255

Halsrippe 291
Halswirbelsäule
– Beweglichkeit 2
– Extensionskompressionstest 22 f
– Flexionskompressionstest 21 f
– Funktionstest, segmentaler 14
– Perkussionstest 15
Halswirbelsäulensyndrom 113
Halswirbelsäulentest 11 ff
Haltungsleistungstest nach Matthiaß 278 f
Haltungsschwäche 275, 278 f
Haltungsstörung 275 ff
Haltungsverfall 275, 279
Hammerzehe 255, 257
Hamstring-Dehnungstest 193
Hand 127 ff
– Bewegungsumfang 128 f
– Funktionstest 132 ff
– – motorischer 142 ff
Handbeugemuskulatur, Anspannungsschmerz 113
Hand-Beugesehnentest 132 ff
Handbinnenmuskulatur
– Ausfall 154
– Kontraktur 136
Handflächenzeichen-Test 68
Handgelenk 127 ff
– Knacken 139
– ulnoproximales 139
Handgelenkbeugetest 155 f
Handgelenkbeugezeichen 149
Handgelenkschmerz 130 f, 139
Handgelenkstreckung 144 f
Handstreckmuskulatur, Anspannungsschmerz 113
Handwurzel, Stabilitätstest 137, 139
Hautfaltentest 7 f
Hebetest 41
Hemiparese 296
Hinken 158
Hinterrand-Test 182 ff
Hoffa-Zeichen 265
Hoffmann-Tinel-Zeichen 147
Hohlfuß 257
Hohlhandgriff 143 f
Homans-Test 285
Homans-Zeichen 282
Hoover-Zeichen 31

305

Sachverzeichnis

Horizontaladdukionstest, forcierter 89
Horizontalflexionstest nach Thompson und Kopell 96 f
Horizontalverschiebetest der lateralen Klavikula 90
Hornblower-Zeichen nach Walch 82
Hueter-Zeichen 95
Hüftabduktor
– Belastungsschmerz 181
– Insuffizienz 158
Hüftarthrose 60
Hüftbeugekontraktur 158, 163 ff, 179
– Thomas-Handgriff 165 f
Hüftdysplasie 157
– Darmbeinschaufel, asymmetrische 179
– Trochanter-Irritationszeichen 181 f
Hüftdysplasie-Test nach Kalchschmidt 184 ff
Hüfte
– bewegliche 6
– subluxierbare 177
Hüftfunktion 6
Hüftgelenk 157 ff
– Abduktionskontraktur 179 f
– Abspreizbehinderung 175
– Adduktionskontraktur 179
– Arthrodese 158
– Bewegungseinschränkung 36
– Bewegungsumfang 159
– Dry Click 177
– Funktionstest 162 ff
– Labrumläsion 182 ff
– schmerzhaftes 35
Hüftgelenkerkrankung 157
– Anvil-Test 169 ff
– Beinstauchungsschmerz 172
– Differenzierung 34 ff, 55 f
– Drehmann-Zeichen 169 f
Hüftgelenkextensionstest 164 f
Hüftgelenkinstabilität 176 ff
– Gradeinteilung 176 f
Hüftkopfabrutsch 157
Hüftkopfepiphysenlösung 169
Hüftkopfnekrose, aseptische 157
Hüft-Lenden-Strecksteife 181 f

Hüftluxation 172, 177
– angeborene 157
– – Teleskopzeichen 174 ff
Hüftschmerz 157, 160 f
– – Infiltrationstest 183
– – Laguerre-Test 46
Humeruskopf
– – Dorsalisation 112
– – Luxationsmanöver 107 ff
– – Reposition 107 ff
– – Subluxation 103, 111
– – Ventralisation 104, 107, 112
– – Verschieblichkeit 105
Humeruskopfhochstand 73 f
HWS-Distraktionstest 18 f
HWS-Rotations-Screening 11
HWS-Syndrom, Differenzialdiagnose 100
Hypästhesie, palmare 153
Hyperabduktionstest 291 ff
– nach Gagey 111
Hyperalgesie 8
Hyperextensionstest, Lendenwirbelsäule 28 ff
Hyperflexionstest, Ellenbogengelenk 116 f

I

Ileum-Drucktest 44
Iliosakral-Dehntest 46 f
Iliosakralgelenk 26 f, 31 f
– – Funktionstest 32 ff, 38 f, 43
– – Hypermobilität 34
Iliosakralgelenkblockierung 34, 36 f, 39, 42 f
– – Ileum-Drucktest 44
– – Mennell-Zeichen 45
Iliosakralgelenkerkrankung 44 f
– Patrick-Test 34 ff
Iliosakralgelenks-Mobilisationstest 41 f
Iliosakralgelenksyndrom 30, 47
Iliosakralschmerz 25, 45 f
Impingement
– korakoidales 85
– subakromiales 83, 86, 89 ff
– vorderes 89, 91
Impingement-Injektionstest nach Neer 73, 86 f
Impingement-Symptomatik 70 ff
Impingementsyndrom 62, 67

– – chronisches 73
– – Differenzialdiagnose 100
– – primäres 72
– – sekundäres 72
– – subakromiales 72
– – subkorakoidales 72
– – Ursache 72 f, 84
Impingement-Test
– nach Hawkins und Kennedy 85 f
– nach Neer 85
Implantatlockerung 170, 172
Infraspinatus, Atrophie 73
Innenmeniskus 203
– Ablösung, hintere 217
– Prüfung 212
Innenmeniskushinterhorn 216 f
Innenmeniskusläsion 204, 206
– Bragard-Test 208
– Merke-Test 213
– Payr-Test 208 f
– Rotationskompressionstest nach Pässler 218
– Steinmann-Zeichen 211
– Turner-Zeichen 217 f
Inspiration, schmerzhafte 10
Instabilität, scapholunare 138 f
Interdigitalneurom 262, 272
Interkarpalgelenk 128
Interkostalgelenk 8
Interkostalneuralgie 9 f
Internal Rotation Resistance Strength Test 99
Interphalangealgelenk
– distales (DIP) 128 f
– proximales (PIP) 128 f
Intrinsic-Test 154
Inversion 256
IRRS-Test 99
Ischialgie 31, 48
– Differenzierung 50, 55 f
Ischiasschmerz 50, 53
Ischiokruralmuskulatur s. Muskulatur, ischiokrurale

J

Jackson-Kompressionstest 20 f
Jakob
– Giving-Way-Test 244 f
– Graded Pivot-Shift-Test 234 ff
– Reversed Pivot-Shift-Test 248 f
– Schubladentest, maximaler nach Jakob 231 f

Sachverzeichnis

Jerk-Test nach Hughston 246 f
Jumper's Knee 188, 196

K

Kalkaneusstressfraktur 272
Karpaltunnelsyndrom 141, 147, 149 f
– Phalen-Test, umgekehrter 151
Karpaltunnelzeichen 149
Karpometakarpalgelenk 128
Kennmuskel 49
Kernig-Test 57 f
Kernig-Zeichen 50
Kernspintomographie 1
Kibler-Hautfaltentest 7 f
Klaviertastenphänomen 88, 90
Klavikula, laterale
– – Dislokation 88, 90
– – Horizontalverschiebetest 90
Knick-Plattfuß 268
Knick-Senkfuß 267 f
Kniebänder-Stabilitätstest 222 f
Kniegelenk 187 ff
– Bewegungsumfang 189
– Durchhangtest, dorsaler 250
– Giving way 245
– Hämarthrose 226
– Kapsel-/Bandschaden 204
– Schmerzpalpationspunkt, wandernder 207 f
– Schnappen 206
– Schublade, extensionsnahe 224, 228
– Schubladenbewegung 222
– Schubladentest
– – hinterer 247 f
– – vorderer 229 ff
– Subluxation 239 f
– Valgusstress 211 f, 222 f
– Varusstress 208, 211 f, 222 f
Kniegelenkbeschwerden 187 f
Kniegelenkerguss 194
Kniegelenkverletzung 187, 204
Knieinstabilität 204, 222 f
– anteriore, Jerk-Test nach Hughston 246 f
– Graded Pivot-Shift-Test nach Jakob 234 ff
– Lachmann-Test
– – aktiver 227 ff
– – hinterer 247 f
– posterolaterale 248 ff, 252
– Schubladentest, vorderer 229 ff
Kniekehlenschmerz 188, 215
Knieschmerz 174, 187 f, 190 f, 206
– belastungsabhängiger 204
– Osteochondrosis dissecans 221
Knirschtest 197 f, 262 f
Kombinationsbewegungsschnelltest 66
Kompressionssyndrom 140 ff, 291
– der Loge de Guyon 141
Kompressionstest 204 f
– medialer/lateraler nach Anderson 218 f
– nach Noble 165, 167
Kopfrotationstest bei maximaler
– – – Extension 12
– – – Flexion 13
Kostoklavikulärer Test 291 f
Koxarthrose 157, 169
– Beinstauchungsschmerz 172
Krallenhand 127
Krallenzehe 255, 257, 262
Kraus-Weber-Test 276 ff
Kremasterreflex 49
Krepitationstest 197 f
Kreuzband
– hinteres, Funktionstest 247 ff
– vorderes
– – Cross-over-Test nach Arnold 243
– – Funktionstest 224 ff
– – Teilruptur 226
Kreuzbandinsuffizienz
– hintere 253
– vordere 217 f, 225
– – Losee-Test 241 f
– – Noyes-Test 244
– – Pivot-Shift-Test 232 ff, 236 ff
Kreuzbandläsion
– hintere 231
– – Durchhangtest, dorsaler 250
– – Pivot-Shift-Test, umgekehrter 248 f
– – Quadrizepskontraktionstest 249 f
– – Schubladentest, hinterer 247f
– vordere 216
– – Jerk-Test nach Hughston 246 f
– – No-Touch-Lachmann-Test 227 f
– – Slocum-Test 242
Kreuzbandruptur
– hintere
– – Gravity-Sign-Rekurvatum-Test 250 ff
– – Shift-Test, lateraler 239
– vordere
– – Graded Pivot-Shift-Test nach Jakob 234 ff
– – Lachmann-Test, aktiver 228
– – Lemaire-Test 245 f
– – Pivot-Shift-Test 233 f, 236
– – Shift-Test, medialer 239
Kreuzbandstabilität, vordere 229
Kreuzbein-Darmbein-Gelenk s. Iliosakralgelenk
Kreuzschmerz 28, 48
Kubitaltunnel 125
Kulissendruckschmerz 282
Kyphose, Rutschhaltetest 24

L

Labrum glenoidale, Ablösung 98
Lachmann-Test 224 f
– aktiver 227 ff
– hinterer 247 f
– stabiler 226 f
Laguerre-Test 46
Lasègue-Moutaud-Martin-Zeichen 53
Lasègue-Test im Sitzen 52 f
Lasègue-Zeichen 48, 50 f
– Differenzierung 54
– gekreuztes 50, 53
– umgekehrtes 50, 59 f
Lateral Release 202
Leffert-Test 104 f
Leistenschmerz 157, 172, 184
– Perthes-Erkrankung 174
– Thrombose 282
Lemaire-Test 245 f
Lendenkyphose 162
Lendenlordose 158, 164 ff, 278
Lendenwirbelsäule
– Beweglichkeit 2, 6 f
– Blockierung 36
– Funktionsstörung 28

307

Sachverzeichnis

- Hyperextensionstest 28 ff
- Veränderung 26
- Lendenwirbelsäulensyndrom 25
- Lendenwirbelsäulentest 23 ff
- Lift-off-Test nach Gerber 77 f
- Ligamentum
  - acromioclaviculare 87
  - calcaneofibulare 269 f
  - collaterale
    - – radiale 113
    - – unare 113
  - coracoclaviculare 87, 91
  - deltoideum 269 f
  - glenohumerale
    - – inferior 103
    - – mediale 103
  - iliolumbale 32 ff
  - iliosacrale 34
    - – anteriore 46 f
  - sacrospinale 33 f, 47
  - sacrotuberale 33 f, 47
  - talofibulare
    - – anterius 269 f
    - – posterius 269
  - transversum 95
    - – scapulae 96
- Ligamentum-transversum-humeri-Test 96
- Linburg-Test 135 f
- Lippman-Test 97
- Loge de Guyon 141
- Losee-Test 241 f
- Loslasstest nach Lasègue 26 f
- Lowenberg-Test 282
- Ludington-Test 97
- Ludington-Zeichen 82 f
- Ludloff-Hohmann–Test 178
- Lumbalskoliose 158
- Lumbalsyndrom 28
- Lumbosakraler Übergang 37

M

- Martens-Test 240 f
- Mausbett 221
- McConnell-Tape 200
- McConnell-Test 199 f
- McMurray-Test 205 f
  - modifizierter 206
- Medianuslähmung 127
- Medianus-Schnelltest 148
- Meniskus 203 ff
  - Einklemmung 217, 228
  - Hinterhornläsion 208, 210, 215, 217
  - Korbhenkelläsion 234
- Meniskusdegeneration 188
- Meniskusentfernung 218
- Meniskusläsion 188, 203 ff

- Bragard-Test 208
- Finoschietto-Zeichen 216
- Merke-Test 213 f
- Payr-Test 208 ff
- Rotationskompressionstest nach Pässler 218
- Rotationskompressionstest nach Pässler 218
- Steinmann-Zeichen 211
- Tschaklin-Zeichen 220
- Turner-Zeichen 217 f
- Meniskusruptur, Kompressionstest nach Anderson 218 f
- Meniskuszyste 204
- Mennell-Zeichen 37, 44 f
- Merke-Test 213 f
- Metakarpophalangealgelenk 128 f
- Metatarsalgie 255, 262
  - Provokationstest 260, 263
- Metatarsalköpfchen 260, 263
- Meyer-Druckpunkt 282
- Mill-Test 120
- Mittelfußklopftest 263 f
- Morbus s. Eigenname
- Morton-Neuralgie 255, 262, 264
- Mulder-Klicktest 272
- Muckard-Test 134 f
- Mulder-Klicktest 272 f
- Musculus
  - abductor pollicis
    - – – brevis 148, 151
    - – – longus 134, 144
  - adductor pollicis 153
  - extensor
    - – – digitorum 295
    - – – brevis 49, 126
    - – – hallucis longus et brevis 49
    - – pollicis
    - – – brevis 134, 145 f
    - – – longus 133, 145 f
  - flexor
    - – carpi radialis 155
    - – digitorum
    - – – profundus 132 f, 135, 148, 155
    - – – superficialis 132 f
    - – pollicis
    - – – brevis 148
    - – – longus 133, 135, 155
  - gastrocnemius 55
  - glutaeus medius 47 f, 172
  - hallucis longus 295
  - iliopsoas 26 f
    - – Kontraktur 46
    - – Parese 49

- – Verspannung 32
- infraspinatus 73, 82, 92
- interosseus 136, 142, 153
- latissimus dorsi 76
- longissimus
  - – lumborum 30
  - – thoracis 30
- longus colli 11
- lumbricalis 142
- opponens pollicis 148, 150
- pectoralis major 76
- peroneus 49, 56
  - – pronator
  - – quadratus 151
  - – teres 141, 151 f
- psoas 37, 60
- quadriceps 49, 196, 295
  - – Atrophie 220
- rectus femoris 37, 60
- sartorius 220
- calenus minimus 291, 293
- sternocleidomastoideus 19
- subscapularis 76 ff
- supinator 126, 146 f
- supraspinatus s. Supraspinatus
- tensor fasciae latae 165, 167
- teres
  - – major 81
  - – minor 82
- tibialis anterior 49
- trapezius 19, 71
- triceps surae 49, 295
- vastus medialis 220
- Musculus-infraspinatus-Test 79
- Musculus-rectus-Dehnungstest 192
- Musculus-rectus-femoris–Kontraktur-Test 163 f
- Musculus-subscapularis-Test 76 f
- Musculus-supraspinatus-Test nach Jobe 74 f
- Musculus-teres-Test 80 f
- Muskeldehnungstest 189
- Muskelparese 49
- Muskelverspannung 8
- Muskulatur
  - abdominale 276
  - ischiokrurale
    - – Dehnungsreiz 54 f
    - – Hamstring-Dehnungstest 193
    - – Kontraktur 162, 167
    - – Spannung, vermehrte 51
    - – Verkürzung 6, 39, 163, 193
  - pelvitrochantäre 172 f

Sachverzeichnis

N

Nachlasstest 25
Nachtschmerz 62
Nackengriff 66
Nackenmuskulatur, verkürzte 15
Nackenschmerz 15
– Differenzierung 18
– ligamentärer 15
– muskulärer 15
Nackenstrecker, langer 11
Nagelzeichen 150
Napoleon–Zeichen 78
Nekrose
– aseptisch-ischämische 174
– avaskuläre 255
Nervenaustrittsstelle 20 f
Nervendehnungszeichen 2
Nervenkompressionssyndrom 140 ff, 255
Nervenwurzel, Adhärenz 19
Nervenwurzelirritation 15, 17 f
Nervenwurzelkompression 18
Nervenwurzelkompressionssyndrom 48 ff
Nervenwurzelläsion 56
Nervenwurzelreizung
– – Kernig-Test 57 f
– – Lasègue-Zeichen 50, 52 f
– – gekreuztes 53
– – umgekehrtes 59 f
– Thomsen-Zeichen 57
Nervus
– femoralis 50
– ischiadicus 56 f
– medianus
– – Kompression 121, 140 f
– – Lähmung 148, 150 f
– – Läsion 147, 149, 155 f
– plantaris 274
– radialis
– – Lähmung 127, 144 f
– – Läsion 142, 145 f
– suprascapularis 96
– tibialis 273 f
– ulnaris 124 f
– – Kompression 141 f, 154
– – Lähmung 127, 153 f
– – Läsion 156
Nervus-interosseus-anterior-Syndrom 155
Neutral-0-Methode
– Ellenbogengelenk 116
– Fuß 256 f
– Hand 128 f
– Hüftgelenk 159
– Kniegelenk 189
– Schultergelenk 63
– Sprunggelenk 256 f
– Wirbelsäule 3
Non-outlet-Impingement 72
No-Touch-Lachmann-Test 227 f
Noyes-Test 243 f
Nudation 39
Null-Grad-Abduktionstest 74
Nystagmus 289 f

O

O'Donoghues-Test 15 f
Oberschenkelinnenseite, Druckschmerz 282
Oberschenkellänge 179
Oberschenkelmuskulatur 189
Ober-Test 168 f
Ochsner-Test 148 f
Ortolani-Schnapp-Phänomen 176
Os
– lunatum 139
– scaphoideum 137 f
– triquetrum 139
Osteochondrosis dissecans 221
O-Test 155
Ott-Zeichen 6
Outlet-Impingement 72

P

Painful Arc 88
Palm-up-Test 93
Parästhesie 48, 124 f, 141, 272, 287
Patella 193 ff
– Chondromalazie 198
– Lateralisation 202
– Medialisierung 199 f
– Stellungsfehler 193
– Verschieblichkeit, physiologische 196
Patellaanpressschmerz 194
Patellafraktur 203
Patellagleiten 202
Patellagleitlager 202
Patellahochstand 193 f
Patellakantenschmerz 194
Patellaluxation 194
– Apprehensiontest nach Fairbank 198 f
Patellarsehnenreflex 49
Patellaspitzensyndrom 188, 196
Patellasubluxation 201
Patella-Tilt 200
Patellaverschiebeschmerz 194
Patella-Verschiebetest 194 ff
Patrick-Test 34 ff
Payer-Zeichen 282
Payr-Test 208 ff
Payr-Zeichen 208 f
Perkussionsmethode nach Schwartz 284
Perkussionstest 15
Perthes-Erkrankung 157, 172
– Fabere-Patrick-Zeichen 174 f
Perthes-Test 283 f
Pes
– adductus 269
– valgus 257
– varus 257
Phalen-Test 149 f
– umgekehrter 151
Piriformis-Zeichen 50 ff
Pivot-Shift
– Grad I 234
– Grad II–IV 236
Pivot-Shift-Test 232 ff
– modifizierter 236 ff
– umgekehrter 248 f
Plantarflexion 256, 270
Plattfuß 257, 268
Pleuritis 10
Plexus
– lumbalis 48
– sacralis 48
Plexus-brachialis-Schädigung 81
Polyarthritis, chronische 188
Popliteuszeichen 215
Postdiskotomiesyndrom 50
Posteriorer-Drawer-Test nach Gerber-Ganz 108 f
Postthrombotisches Syndrom 284
Pratt-Warnvene 281 f
Processus
– coracoideus 72
– styloideus radii 134
Pronation 116, 256, 270
Pronationstest 151 f
Pronator-Logen-Syndrom 122, 140 f
Prone-Lachmann-Test 225 f
Pseudo-Lasègue-Zeichen 51, 54
Pseudoparalyse 73, 82
Psoasabszess 164
Psoaszeichen 26

Sachverzeichnis

Q

Quadrizeps-Dehnungstest 189, 192
Quadrizepskontraktionstest 249 f
Quadrizepssehnenabriss 203
Quervain-Krankheit 134

R

Radialislähmung 127, 144 f
Radialispuls, Abschwächung 291, 294
Radialis-Schnelltest 144 f
Radiusköpfchenfraktur 126
Ramus
– infrapatellaris nervi sapheni 217
– profundus nervi radialis 126
Ratschow-Boerger-Test 290 f
Reagen-Test 139
Reflexausfall 49
Reiben, retropatellares 196
Reizung, meningeale 59
Reklinationstest 52
Relokationstest 112
Repositionstest, aktiver 250
Retinaculum flexorum 141
Retinakulumspaltung 202
Retropatellararthrose 188, 193 f, 196
– Facettendruckschmerztest 197
Reversed Pivot-Shift-Test nach Jakob 248 f
Rhizarthrose 134 f
Rigiditätstest 189, 192
Rippenblockierung 9 f
Rippenfraktur 8 ff
Rippenkompressionstest 9
Roser-Ortolani-Barlow-Test 176 ff
Rotationskompressionstest nach Pässler 218, 220
Rotatorenmanschette 70 ff
– Abduktions-Außenrotations-Test 79 f
– Ansatz 69
– Ansatztendinose 112
– Apley's Scratch-Test 83
– Kompression 72
– Musculus-infraspinatus-Test 79
– Musculus-subscapularis-Test 76 f
– Musculus-supraspinatus-Test nach Jobe 74 f
– schmerzhafter Bogen 83 f
Rotatorenmanschettenruptur 61 f, 67, 72
– Bizepssehnenruptur, begleitende 91
– Differenzialdiagnose 100
– Drop-Arm-Zeichen 81 f
– Humeruskopfhochstand 74
– Injektionstest nach Neer 73
– Ludington-Zeichen 82
– Null-Grad-Abduktionstest 74
– Provokationstest 73
– Schwellung 84
Rotatorenmaschettenschwäche 81
Rowe-Test 104
Rückenmarkschädigung 181
Rückenmuskulatur 276
Rückenprofil 1
Rückfuß 257
Rückfußdeformität 266 f
Rückfußvalgus 266 f
Rückfußvarus 266 f
Ruhehaltung 275
Rumpfmuskulatur, Leistungsfähigkeit 275 f, 278
Rutschhaltetest 24
Rütteltest 41

S

Sakrum, Drehbewegung 39
Schaufensterkrankheit 287
Scheibenmeniskus 204
Schenkelhalsverkürzung 172
Schepelmann-Test 10
Schlatter-Erkrankung 187
Schlüsselgriff 142 f
Schmerz
– femoropatellarer 199 f
– Fuß 255
– glenohumeraler 68
– lumbaler 25 f
– pseudoradikulärer 50 f
– radikulärer 20, 49 f
– sakroiliakaler 25
– subakromialer 68, 70
– viszeraler 27
Schmerzaggravation 53
Schmerzhafter Bogen 83 f, 88
Schnappphänomen 204
Schnapptest 94
Schober-Zeichen 7
Schublade
– extensionsnahe 224, 228
– hintere
– – Schultergelenk 105 f, 108 ff
– – spontane 231
– untere, Schultergelenk 110 f
– vordere, Schultergelenk 105 ff
Schubladentest
– hinterer in 90°-Kniebeugung 247 f
– maximaler nach Jakob 231 f
– posterolateraler, weicher 250 f
– Sprunggelenk 271
– vorderer 216
– – in 90°-Kniebeugung 229 f
Schulter, knarrende 71
Schulterblatt s. Skapula
Schultergelenk 61 ff
– Arthrose 83
– Außenrotation
– – eingeschränkte 100 f
– – vermehrte 76 f
– Bewegungseinschränkung 66 f, 71
– Bewegungsprüfung, passive 66 f, 100 f
– Bewegungsumfang 63
– Hyperabduktionstest nach Gagey 111
– Hyperlaxität 111
– Instabilitätstest, multidirektionaler 110
– Kombinationsbewegungsschnelltest 66
– Luxation 100
– Nachtschmerz 62
– Orientierungstest 66 ff
– Pseudoversteifung 71
– Schubladentest 105 f
– Subluxation 100, 104
Schulterinstabilität 73, 100 ff
– Apprehensiontest
– – inferiorer 111 f
– – posteriorer 107 f
– – – im Stand 109 f
– Relokationstest 112
– Schublade
– – hintere 108 ff
– – untere 110 f
– Schubladentest, passiver 105 f
– vordere 102, 107
Schulterkaudalisierungstest 19
Schulterkopf s. Humeruskopf
Schultermuskulatur, Dysfunktion 71

Sachverzeichnis

Schulterschmerz 64 f, 68, 71
- Bursitiszeichen 69
- Differenzierung 18
- Schulterinstabilität 100
Schulterstellung 1
Schürzenbund-Griff 66
Schütteltest 41
Schwartz-Test 284
Schwielenbildung, plantare 255, 262
Schwindel 11 f, 289 f
Schwungbeinphase 158
Schwurhand 141, 148
Sehnenfehlbildung 135
Sehnenscheidenentzündung 127
Seitenband
- laterales 222
- mediales 222
- – – Sprunggelenk 269
Seitenbandruptur
- laterale 271
- mediale 234
- vordere 272
Seitenbandverletzung, hintere 272
Senkfuß 267 f
Sensibilitätsstörung 49, 287
Serratuslähmung 71
Shift-and-Load-Test, posteriorer 107 f
Shift-Test
- lateraler 239
- medialer 238 f
- posteriorer, dynamischer 254
Sichelfuß 268 f
Signo del Salto 216
Simmond-Test 265
Skalenussyndrom 291, 294
Skaphoid-Shift-Test 137
Skapula
- Bewegungsumfang 63
- Distalisierung 96
- fixierte 71
Skapula-Griff 66
Skapularand, oberer, Schmerz 96
Skidaumen 140
Skoliose 23
- fixierte 179
SLAP(superiore labrum anterior to posterior)-Läsion 98 f
Slocum-Test 242
Soft Pivot-Shift-Test 239 f
Soto-Hall-Test 14 f
Speed-Test 93
Spina iliaca posterior superior 38 f

Spine-Test 38 f
Spitzgriff 142 f, 153, 155
Spondylarthrose 11 f, 26 f
Spondylitis 26 f
Spondylolisthese 50, 181
Spondylose 11 f
Spreizfuß 255
- Gänsslen-Handgriff 262
- Grifka-Test 260
Springing Test 28
Sprunggelenk
- Bewegungsumfang 256 f
- oberes 269, 271
- unteres 269
Sprunggelenkschmerz 258 f
Sprunggelenkstabilitätstest, lateraler 269 f
Sprunggelenkverletzung 270
Spurling-Test 17 f
Standbeinphase 158
Standing-Flexion-Test 39 f
Steinmann-I-Zeichen 210 f
Steinmann-II-Zeichen 211 f
Sternoklavikulargelenk, Arthrose 71
Sternumblockierung 9
Sternumkompressionstest 8 f
Straitht-Leg-Raising-Test 50
Strunsky-Test 260 f
Styloiditis radii 134
Subakromialsyndrom 72
Subluxationssuppressionstest 201
Subskapularisruptur 76 ff
Subskapularissehne 103
Sulcus
- bicipitalis 96
- intertubercularis 92 f, 97
- – – Schmerzen 93, 95
- nervi ulnaris, Einengung 113
Sulcus–ulnaris-Syndrom 124 f, 142
- Froment-Zeichen 153
Sulkuszeichen 110 f
Supination 116, 256, 270
Supinationsstresstest, Ellenbogengelenk 117
Supinationstest 146 f
Supinatorkompressionstest 126
Supraspinatus 82 f
- Atrophie 73
- Ruptur 75
Supraspinatusfunktion 75
Supraspinatus-Outlet 72
Supraspinatussehne

- Einklemmen 85 f
- Läsion 83
Supraspinatussyndrom 112
Supraspinatus-Test, unspezifischer 81
Symptomatik, radikuläre, dermatombezogene 17
Syndrom der 1. Rippe 291
Synovialisverdickung 113

T

Talokruralgelenk 256
Tanzende-tella-Test 194 f
Tarsaltunnelsyndrom 255, 273 f
Teleskopzeichen 174 ff
Tendinitis calcaria 62
Tendosynovitis 132, 134
Tennisellenbogen 113
Tennisellenbogen-Zeichen 119 f
Tenosynovitis 141
- bicipitalis 91
Test, kostoklavikulärer 291 f
Thenarmuskulatur, Atrophie 141
Thomas-Handgriff 165
Thompson-Drucktest 264 f
Thomsen-Zeichen 57
Thomson-Test 119 f
Thoracic-Outlet-Syndrom 291, 294
Thoraxschmerz 10
Thoraxtest 8 ff
Thoraxumfang 9
Thrombose 281
Thrombosefrühzeichen 281 f
Tibia
- Außenrotation 252
- Drehfehler 194
- Shift-Test, medialer 238 f
- Subluxation, dorsale 248, 254
- Ventralverschiebung 216, 228 f
- Verschieblichkeit 224
Tibiakopf
- Reposition 239 ff
- Subluxation 234 ff, 245
- – Ausmaß 236 ff
- – Jerk–Test nach Hughston 246 f
- – Losee-Test 24 f
Tibialis-posterior-Reflex 49
Tibiaplateau
- laterales, Durchgang, dorsaler 249 f, 252 f

– mediales, Anteriorbewegung 236
Tilt-Test 202
Tinel-Test 124 f
Tinel-Zeichen 273 f
Tourniquet-Zeichen 274
Tractus iliotibialis 167 ff, 234
– – Spannungszustand 236 ff
– – Trendelenburg-Duchenne-Zeichen 172 ff
Trendelenburg-Hinken 158
Trendelenburg-Test 283
Trochanterhochstand 172
Trochanter-Irritationszeichen 181 f
Tschaklin-Zeichen 220
Tuberculum majus 72
Tuberositas tibiae
– – Schmerz 187
– – Ventralverschiebung 227
Turner-Zeichen 217 f
Turyn-Zeichen 50

U

Ulnarisparese 153
Ulnaris-Schnelltest 153 f
Unkarthrose 11 f
Unterarm, Nervenläsion 155 f
Unterarmstrecktest 123 f
Unterschenkelmuskulatur 189
Untersuchung, neurologische 2

V

Valgusstresstest 118
Valgus-Varus-Test 222 f
Valsalva-Test 17

Varikose 283
Varusstresstest 117 f
Vena
– perforans 283 f
– – Stromumkehr 284
– saphena
– – Klappeninsuffizienz 284
– – magna 282 f
– – parva 283
Venenklappeninsuffizienz 283 f
Venenthrombose 281 ff
Verkürzungshinken 158
Verschlusskrankheit, arterielle 287 ff
Versteifungshinken 158
Vertebralisinsuffizienz 290
Vorbeugetest, unterstützter 30 f
Vorfuß–Adduktionskorrekturtest 268 f
Vorfußschmerz 255, 262
Vorfußvalgus 266 f
Vorfußvarus 266 f
Vorlaufphänomen 39 f
– im Liegen 42 f

W

Wadenkneiftest 264 f
Wadenkompressionsschmerz 281 f
Wadenschmerz 282, 285, 287
Warze, plantare 255
Watschelgang 172
Watson-Test 137 f
Werferellenbogen 113
Werfertest 104 f
Wilson-Test 221
Wirbelblockierung 9 f

Wirbelbogengelenk 23
Wirbelgelenk 2
– kleines 8, 20 f
Wirbelgelenksyndrom 50
Wirbelkanalstenose 50, 287
Wirbelsäule 1 ff
– Beweglichkeitsstörung 28
– Bewegungsumfang 2 ff
– Dysfunktion
– – muskuläre 16
– – segmentale 11 ff
– Torsion 158
Wirbelsäulenfunktion 6
Wirbelsäulenschmerz 4 f

Y

Yeoman-Test 45 f
Yergason-Test 94 f

Z

Zehendeformität 257
Zehengang 49, 58, 265
Zehengrundgelenk
– Bewegungsumfang 256
– Instabilitätsprüfung 261
Zehenlänge 257
Zehenstand 265, 295
Zehenverschiebeschmerz 261 f
Zeichen
– nach Duchenne 56
– der Hüft-Lenden-Strecksteife 181 f
Zervikothorakaler Übergang 14
Zirkelzeichen 150
Zohlen-Zeichen 196 f